U0276892

临床病例精析丛书

主 审　田嘉禾　李亚明　张永学

PET/CT与SPECT
疑难病例集萃

Challenging Cases of PET/CT and SPECT in Clinical Practice

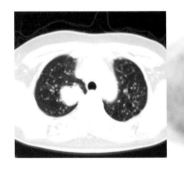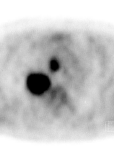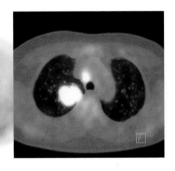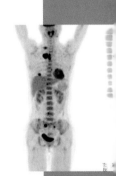

主 编　赵　葵　潘建虎　张联合

副主编　郑祥武　王祖飞

ZHEJIANG UNIVERSITY PRESS
浙江大学出版社

图书在版编目（CIP）数据

PET/CT与SPECT疑难病例集萃 / 赵葵，潘建虎，张联合主编. — 杭州：浙江大学出版社，2017.9
ISBN 978-7-308-17045-1

Ⅰ. ①P… Ⅱ. ①赵… ②潘… ③张… Ⅲ. ①疑难病－病案 Ⅳ. ①R442.9

中国版本图书馆CIP数据核字（2017）第150698号

PET/CT与SPECT疑难病例集萃

赵　葵　潘建虎　张联合　主编

策划编辑	张　鸽　冯其华
责任编辑	冯其华（zupfqh@zju.edu.cn）
责任校对	季　峥
封面设计	黄晓意
出版发行	浙江大学出版社
	（杭州市天目山路148号　邮政编码310007）
	（网址：http://www.zjupress.com）
排　　版	杭州兴邦电子印务有限公司
印　　刷	浙江省邮电印刷股份有限公司
开　　本	787mm×1092mm　1/16
印　　张	28.5
字　　数	500千
版 印 次	2017年9月第1版　2017年9月第1次印刷
书　　号	ISBN 978-7-308-17045-1
定　　价	228.00元

《PET/CT 与 SPECT 疑难病例集萃》
编委会

主　审　田嘉禾　李亚明　张永学

主　编　赵　葵　潘建虎　张联合

副主编　郑祥武　王祖飞

编　委　(按姓氏笔画排序)

于　军	浙江大学明州医院
王　玙	浙江省台州医院
王　静	浙江省宁波市第二医院
王祖飞	浙江省丽水市中心医院
左长京	第二军医大学附属长海医院
占宏伟	浙江大学医学院附属第二医院
田　梅	浙江大学医学院附属第二医院
权友琼	浙江大学医学院附属邵逸夫医院
任东栋	浙江大学明州医院
任胜男	第二军医大学附属长海医院
刘庆华	第二军医大学附属长海医院
刘侃峰	浙江大学医学院附属第一医院
牟　达	浙江大学医学院附属邵逸夫医院
孙　达	浙江大学医学院附属第二医院
孙高峰	第二军医大学附属长海医院
杨　岗	武警浙江总队杭州医院
杨　君	浙江大学医学院附属第一医院
李林法	浙江省肿瘤医院
豆晓锋	浙江大学医学院附属第二医院
肖扬锐	浙江省丽水市中心医院

吴国峥	中国人民解放军第一一三医院
沈小东	中国人民解放军第一一七医院
沈训泽	浙江省绍兴市人民医院
张　宏	浙江大学医学院附属第二医院
张　杰	浙江省台州医院
张丽霞	浙江省中医院
张宝燕	中国人民解放军第一一七医院
张春玲	中国人民解放军第一一三医院
张联合	武警浙江总队杭州医院
陈冬河	浙江大学医学院附属第一医院
陈泯涵	中国人民解放军第一一七医院
陈荣灿	武警浙江总队杭州医院
林　洁	温州医科大学附属第一医院
林丽莉	浙江大学医学院附属第一医院
郑　勇	浙江金华广福医院
郑思廉	浙江省宁波市鄞州人民医院
郑祥武	温州医科大学附属第一医院
赵　欣	浙江大学医学院附属第一医院
赵　葵	浙江大学医学院附属第一医院
赵天涯	浙江省金华市中心医院
赵振华	浙江省绍兴市人民医院
姜　婷	浙江省金华市中心医院
耿才正	浙江省台州医院
殷薇薇	温州医科大学附属第一医院
翁婉雯	浙江大学医学院附属第一医院
唐　坤	温州医科大学附属第一医院
黄　佳	浙江金华广福医院
黄中柯	浙江大学医学院附属邵逸夫医院
董　科	浙江省金华市中心医院
董孟杰	浙江大学医学院附属第一医院
程　超	第二军医大学附属长海医院
程木华	中山大学附属第三医院

程爱萍　　　浙江省人民医院
傅立平　　　浙江省人民医院
温广华　　　浙江省金华市中心医院
谢良骏　　　中山大学附属第三医院
靳　水　　　浙江省肿瘤医院
楼　岑　　　浙江大学医学院附属邵逸夫医院
楼菁菁　　　浙江省金华市中心医院
鲍艳芳　　　浙江大学医学院附属第一医院
褚　玉　　　浙江省宁波市第二医院
管一晖　　　复旦大学附属华山医院
谭海波　　　复旦大学附属华山医院
潘建虎　　　中国人民解放军第一一七医院

荟萃珍籍　博采所长

互为借鉴　促进发展

李学伟

PET/CT 病例荟萃，

集众人经验智慧

分子影像解疑难

协同交流表祝贺，

浙江省医学会核医学分会

王明伟

序

  PET/CT实现了PET和多层螺旋CT的同机检查并即时融合,是分子影像学的代表。近几年来,PET/CT设备发展迅猛,临床应用日趋广泛,全国范围内PET/CT设备配置渐渐增多,而浙江省是其中较为典型的代表,目前,大多数三级医院已经配置PET/CT设备或即将装机,一部分民营医院或独立医学影像中心也已经或即将装配PET/CT和PET/MRI核医学分子影像设备。

  随着核医学分子影像设备应用越来越广泛,从业人员也必将越来越多。这些从业人员部分来自核医学科,部分来自放射科,或者由上述两个科室抽调人员混编而成。因此,从业人员的专业基础、专业教育背景不尽相同。而PET/CT教育培训尚处于起步阶段,相应的专业书籍也较少。如何在这个新兴专业中做好实用型人才的培养工作是我们面临的一个新课题。

  浙江省医学会核医学分会正电子学组的PET/CT和SPECT影像读片会是一个很好的平台和媒介,从业人员可以从实际病例的讨论中掌握更多的PET/CT诊断知识,但读片会的开展毕竟会受到时间、人员、受众和空间等方面的限制。因此,为突破这些限制,在浙江省医学会领导和核医学分会领导的支持下,正电子学组领衔并组织编写了《PET/CT与SPECT疑难病例集萃》,以供同行参考和学习。

  该书集中了复旦大学附属华山医院、中山大学附属第三医院、第二军医大学附属长海医院及浙江省各大医院的精彩病例和疑难病例共106例,并对这些病例进行了深入浅出的讨论。广大同行因此可以不受时空限制分享到他们的宝贵经验。通过学习,相信大家一定会受益匪浅。

  我谨对该书的出版表示热烈的祝贺。相信该书能成为广大临床医师、核医学医师和放射科医师的良师益友,帮助大家拓宽视野并提高诊断水平。衷心祝愿PET/CT和SPECT能更好地为广大患者服务。

郑树森

中国工程院院士

前　言

PET/CT将PET的功能代谢显像与CT的解剖结构影像同机融合。PET从分子水平显示组织细胞的代谢、功能、细胞增殖及受体分布等，与CT的形态学特征相互印证、相互补充，发挥"1＋1＞2"的作用，并在肿瘤及神经系统、心血管系统病变的临床诊治中发挥着越来越重要的作用。PET/CT的临床价值得到了越来越广泛的认可，全国范围内的PET/CT设备配置也越来越多。

在浙江省，自21世纪初引进首台PET/CT扫描仪并投入临床使用以来，PET/CT的临床价值渐渐为广大临床医师和患者所了解，接受PET/CT检查的患者也越来越多。随之，临床对PET/CT设备配置的要求也变得越来越迫切。目前，浙江省除了在杭州配置有8台PET/CT设备外，几乎每个地区均已配置1～2台PET/CT设备，从业人员渐渐增多，大家也积累了越来越多的经验。并且，在浙江省医学会核医学分会内也专门成立了正电子学组。正电子学组的一项常规活动是PET/CT和SPECT影像读片会。读片会上的病例可以说是例例精彩，而活动也场场爆满。读片会深受省内同行欢迎，大家受益匪浅，一致认为这是一个学习交流的好平台。但受时间、地点、工作、交通、人员及组织安排等因素制约，读片会常无法定期按时举行，故受益人数有限，常常有所遗憾。因此，如何让大家更好地交流学习和分享经验就成为浙江省医学会核医学分会正电子学组的迫切愿望。

为了可以让更多的同行随时随地地互相学习，浙江省医学会核医学分会正电子学组决定选择部分精彩病例集结出版。这个想法得到了省内外广大同行的热烈响应，包括来自复旦大学附属华山医院、中山大学附属第三医院、第二军医大学附属长海医院等多名教授的鼎力支持。

本书共收集106例病例，包括全身各个系统的各种疾病，既有疑难病、少见病，也有常见病（不典型表现），我们将病例按发病主要部位——头颈部、胸部、腹部与盆腔、肌肉与骨骼等整理成篇，而其他疾病一篇则包括皮肤疾病、血液病、代谢疾病和累及多器官的系统性疾病等。每个病例的具体内容包括简要病史、实验室检查、其他影像检查资料、PET/CT（PET）或SPECT/CT（SPECT）或核医学影像、影像解读、最终诊断、鉴别诊断、教学要点等（按病例实际情况录入）。在本书中，"其他影像检查资料"是指除核医学影像以外的影像资料。

尽管所有编写人员怀着饱满的热情,努力准备详尽的临床资料、影像学资料,认真查阅资料以及最新的文献进展,尽可能使病例内容翔实,解读精准,并对每个病例进行了多轮的审稿和修订,但由于我们水平有限,加之时间仓促,因此书中难免存在错误和纰漏,恳请广大读者朋友大力斧正。

赵　葵　潘建虎　张联合

2017 年 4 月

目 录

第一篇 头颈部

第二篇 胸 部

第三篇　腹部与盆腔

第四篇　肌肉与骨骼

第五篇　其他疾病

第一篇

头颈部

Case 1　左额胶质母细胞瘤

简要病史 》》》-----

　　患者,女性,77岁。3个月前在无明显诱因下出现右下肢麻木,无疼痛感,并逐渐扩至右大腿,有头晕,无头痛,无胸闷、咳嗽,无大小便失禁,无饮水呛咳,无吞咽困难,无恶心、呕吐。既往甲状腺肿瘤术后20余年(具体不详),否认外伤史。

实验室检查 》》》-----

　　AFP、CEA水平正常,铁蛋白280.2ng/mL(↑);乙肝表面抗原阴性;血常规检查未见明显异常。

其他影像检查资料 》》》-----

　　脑部MR影像见图1-1。

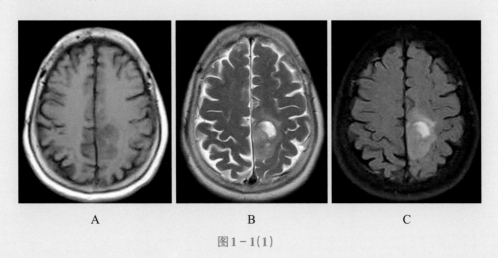

A　　　　　　　　B　　　　　　　　C

图1-1(1)

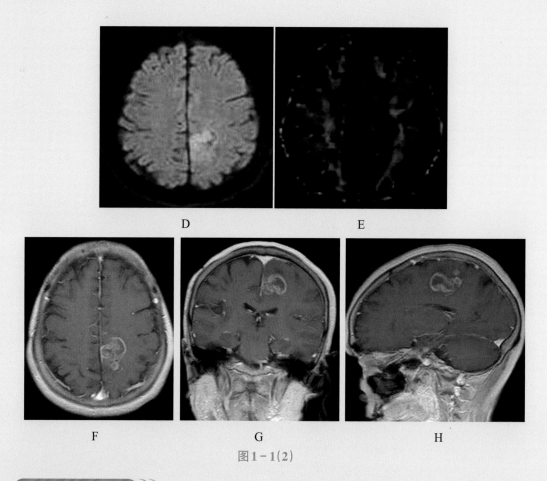

图 1 - 1(2)

PET/CT 影像

脑部PET/CT影像见图1-2和图1-3。

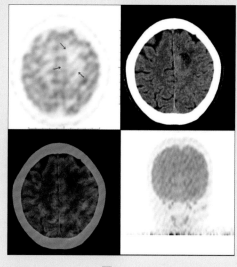

图 1 - 2

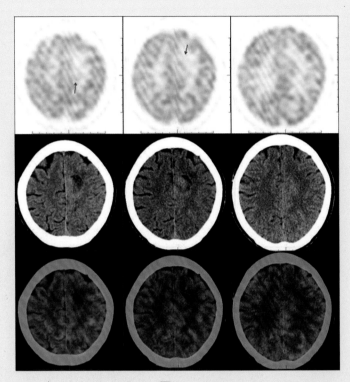

图1-3

影像解读

MR影像(见图1-1)示:左额叶大脑镰旁见团块状异常信号,T_1WI呈混杂稍低信号,T_2WI、FLAIR呈不均匀高信号,边缘尚清,DWI呈稍高信号,DTI示周围皮质脊髓束局部受压,未见明显中断、破坏。增强扫描呈明显不均匀环状强化,周围见少许水肿带。

PET/CT影像(见图1-2和图1-3)示:左额叶近大脑镰旁见团块状等低密度灶,边缘欠清,其内密度不均,局部见斑片状低密度区,未见钙化,周围见少量低密度水肿,放射性摄取未见明显增高。

最终诊断

术中见灰红色的鱼肉状肿瘤组织,质软,血供一般。切开肿瘤组织后,见淡黄色澄清液流出。

术后病理诊断:(左脑)胶质母细胞瘤(WHO Ⅳ级)。

免疫组化:S-100(+),GFAP(+),P53(+),Ki-67(约60%+),CD34示微血管增生。

鉴别诊断))

1. 转移瘤。
2. 炎性病变。

教学要点))

胶质瘤是颅内最常见的原发恶性肿瘤之一,其恶性程度、患者发病率及死亡率高,临床表现无特异性。其治疗的关键是早期诊断、良恶性判定、预测治疗反应、预后评估。影像学检查主要采用CT和MRI。常规MR扫描往往依据肿瘤的囊变、坏死、瘤周水肿范围和瘤灶的强化程度来诊断病灶。近年来,^{18}F-FDG PET/CT显像在临床上已被广泛应用于脑胶质瘤的分级诊断。大多数恶性肿瘤细胞对葡萄糖的消耗量明显增加,导致其对^{18}F-FDG的摄取上升,脑胶质瘤对^{18}F-FDG摄取的程度与肿瘤组织的分化程度密切相关。本病例颅内病灶PET显示基本无代谢,首先考虑低级别胶质瘤的可能,但结合MR影像特点,不能排除高级别胶质瘤的可能,此病例经病理检查最终证实为高级别胶质瘤。因此,^{18}F-FDG PET/CT显像对高级别胶质瘤存在假阴性。本例患者既往有甲状腺肿瘤病史,不能完全排除颅内转移。脑转移瘤的PET/CT表现形式多样,可以表现为等密度、低密度或稍高密度,^{18}F-FDG代谢可表现为增高、相等甚至相对减低区;结合MR环形强化特点,亦可出现部分炎性病变,但无发热,白细胞水平也无异常升高,可予以排除。

参考文献))

[1] 王婷婷,钱普东.高级别胶质瘤治疗后改变鉴别的影像学进展[J].临床神经外科杂志,2015,12(4):317-320.

[2] 张颖,陈曦,缪蔚冰.^{18}F-FDG PET/CT显像结合MR对颅内占位性病变的诊断价值[J].哈尔滨医药,2015,35(s1):61.

[3] 胡裕效,卢光明,朱虹.^{18}氟去氧葡萄糖PET显像在脑胶质瘤中的研究进展[J].医学研究生学报,2008,21(9):994-997.

[4] 孔艳艳,管一晖.胶质瘤PET分子影像的应用进展[J].肿瘤影像学,2016,25(3):196-208.

[5] 孙娜,赵晋华,乔文礼.PET、MRI和PET/MRI多模式分子显像在脑胶质瘤中的应用[J].世界临床药物,2012,33(10):634-639.

(肖扬锐　王祖飞)

Case 2　多形性胶质母细胞瘤

简要病史))

　　患者,男性,62岁。2周前在无明显诱因下出现头痛,以晨起时双眼胀痛为主,视物无模糊、无旋转,当时未予以重视,未就诊。1天前,头痛症状加重,疼痛难忍。头颅MRI示右额颞叶多发囊实性占位,首先考虑转移瘤。为进一步明确诊断,行PET/CT检查。

实验室检查))

　　血常规:中性粒细胞百分比85.40%,超敏CRP 34.98mg/L。血生化:血糖浓度7.17mmol/L。肿瘤系列:F-PSA/T-PSA＝0.11。输血三项、凝血功能、电解质、尿常规检查均正常。

其他影像检查资料))

　　头颅MRI检查:右侧额、顶、颞叶多发囊实性占位性病变,周围可见水肿区,右侧侧脑室及环池受压,中线左偏。

PET/CT影像))

　　PET/CT影像见图2-1和图2-2。

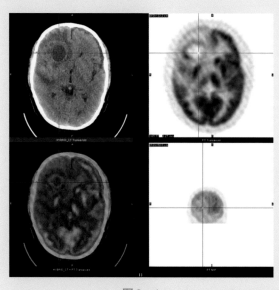

图2-1

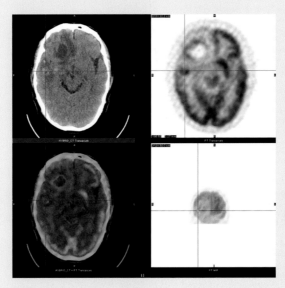

图 2－2

影像解读))))

CT 示右侧额叶囊实性占位,大小为 24mm×32mm,周围片状低密度水肿带;PET 示环形放射性浓聚,SUV_{max} 为 7.29(见图 2－1)。

CT 示右侧颞叶稍高密度结节影,大小为 16mm×14mm,密度不均匀,周围片状低密度水肿带;PET 示类结节状放射性浓聚,SUV_{max} 为 7.44(见图 2－2)。

最终诊断))))

免疫组化:CD34(血管＋),CK(pan)(－),GFAP(＋),P53(－),Vimentin(间质＋)。免疫组化结果符合"右额顶部"胶质母细胞瘤的诊断(见图 2－3)。

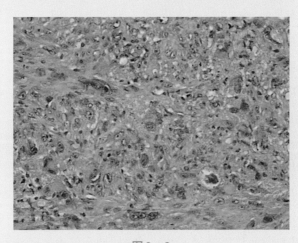

图 2－3

鉴别诊断 ▶▶▶ --

1. 脑转移。
2. 脑脓肿。
3. 脑胶质瘤。

教学要点 ▶▶▶ --

多形性胶质母细胞瘤(GBM)，又称胶质母细胞瘤，多发生于幕上，占颅内肿瘤的10%～15%，多见于中老年人。依据WHO(2000)神经系统肿瘤病理学和遗传学新分类，将其归入WHO Ⅳ级，是胶质瘤中分化最低者。

GBM是原始髓上皮来源的幼稚细胞肿瘤，可分为原发性和继发性两类。前者病史较短，既往无较低级别胶质瘤病史或组织学证据；后者是从较低级别的星形胶质细胞瘤发展演进而来，病史相对较长。

GBM好发于大脑半球白质区内，多为单发，偶有多发，一般为两三个病灶，呈浸润性生长，恶性程度高，生长迅速，常有瘤内坏死、出血、囊变等；同时，常有颅内压增高症状，如头痛、恶心、呕吐等。此外，根据肿瘤所在部位不同，可出现相应区域神经功能损伤表现，如偏瘫、偏身感觉障碍、偏盲、视力下降等。

^{18}F-FDG PET/CT显像对脑胶质瘤的诊断效果欠佳，在实际工作中甚至不如增强CT或MRI。因此，对脑胶质瘤的诊断多不需要^{18}F-FDG PET/CT显像，但当临床遇到脑内单发或多发占位性病灶时，尤其是多发病灶(如本病例)且病灶合并明显囊变坏死时，结合发热等感染性症状及实验室相关炎性指标，排除脑脓肿相对容易，但难以排除脑转移瘤的可能。对这些患者往往需要进行全身检查，寻找脑内转移瘤的原发灶。随着PET/CT临床应用的日益广泛，在对此类患者的检查中，^{18}F-FDG PET/CT扫描的全身性及在肿瘤显示时的高度敏感性优势得到了充分的体现。

在本病例中，无论是临床还是层面CT及MR诊断报告，均首先考虑脑转移瘤的可能性，但^{18}F-FDG PET/CT全身显像后未发现明显的原发肿瘤征象，提示临床医师需考虑脑原发恶性肿瘤的可能性，正因为有^{18}F-FDG PET/CT报告提示，才给予了临床医师敢于手术的信心。因此，在脑神经系统肿瘤性及肿瘤样病变定性方面，首先行层面CT、MR检查，必要时再进一步结合PET/CT甚至PET/MRI等进行多模式综合判断，以明显提高诊断符合率。

另外，^{18}F-FDG显像缺乏特异性，而新的PET显像剂如^{11}C-蛋氨酸在脑占位病变的鉴别诊断中发挥作用，或采取双核素显像、双时相显像的方式以进一步提高PET/CT的诊断符合率,而且 PET/MRI 还可弥补 PET/CT 在脑病变诊断方面的不足,这也必将使神经系统核医学的诊断水平提高到一个新的台阶。

参考文献))))

[1] Glaudemans A W, Enting R H, Heesters M A, et al. Value of ^{11}C-methionine PET in imaging brain tumours and metastases[J]. Eur J Nucl Med Mol Imaging, 2013, 40 (4):615 – 635.

[2] Gulyá B, Halldin C. New PET radiopharmaceuticals beyond FDG for brain tumor imaging[J]. Q J Nucl Med Mol Imaging, 2012, 56(2):173 – 190.

[3] 赵倩,李娟,王荣福. PET/MRI 显像技术与其他分子影像技术的比较[J]. 中国医学装备,2013,10(1):4 – 8.

[4] Garibotto V, Heinzer S, Vulliemoz S, et al. Clinical applications of hybrid PET/MRI in neuroimaging[J]. Clin Nucl Med, 2013,38(1):13 – 18.

(潘建虎　沈小东　陈泯涵　张宝燕)

Case 3 星形细胞瘤

简要病史

患者,男性,51岁。2个月余前,在无明显诱因下出现步态不稳、四肢无力,伴有记忆力减退,偶有头痛,无畏寒、发热,无胸闷、咯血,无咳嗽、咳痰,无头晕。头颅CT提示:右侧基底节区、胼胝体体部及压部、扣带回、双侧额叶散在异常信号影,考虑淋巴瘤。脑电图提示:基本节律漫化,各区慢波活动增多,以前头部显著。肿瘤指标未查。自诉近半年体重增加约10 kg。无高血压、糖尿病、肺结核、病毒性肝炎病史,无手术史,无外伤史。无饮酒习惯。有吸烟习惯30年。育有一子,体健。无家族肿瘤史。

实验室检查

AFP、CEA、CA125、CA19-9、CA15-3、铁蛋白水平均在正常范围内;血常规未见明显异常。

其他影像检查资料

MR检查:右侧基底节区、胼胝体体部、扣带回、双侧额叶见多发类圆形异常信号灶,周围可见长T_1长T_2脑水肿带,增强扫描多个病灶环状强化,右侧基底节区病灶呈不均质强化。右侧脑室受压变形。脑沟未见明显增宽。中线结构局部向左移位。

PET/CT影像

PET/CT影像见图3-1和图3-2。

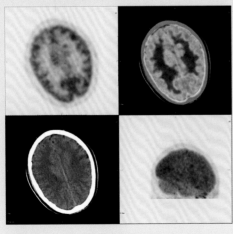 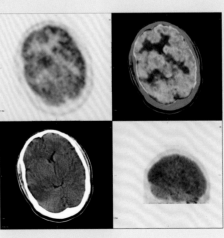

图3-1   图3-2

影像解读 》》》------------------------------

PET/CT影像(见图3-1和图3-2)示：右侧基底节区、胼胝体体部、扣带回、双侧额顶叶多发结节影及团片影，大小不大，边界欠清，等密度或稍高密度，较大者位于右侧基底节区，直径为22mm，放射性摄取异常增高，SUV_{max}约为12。

最终诊断 》》》------------------------------

免疫组化：GFAP(＋)，S-100(部分＋)，Ki-67(6%＋)，CD3(－)，CD20(－)，Cyclin D1(部分＋)，ALK(－)，CK(－)，CD34(血管＋)，MUM1(－)，EMA(－)，CD30(－)，CD79a(－)，CD10(－)，CD5(－)，Bcl-6(－)，Pax-5(－)。

结合免疫组化诊断为(颅内)星形细胞瘤(WHO Ⅱ～Ⅲ级)。

鉴别诊断 》》》------------------------------

1. 其他类型的胶质细胞瘤、脑膜瘤、转移瘤及淋巴瘤。
2. 脑软化灶、脑脓肿、脑穿通畸形囊肿。
3. 脑梗死急性期和脱髓鞘性疾病的急性期。

教学要点 》》》------------------------------

星形细胞瘤是最常见的胶质瘤，由星形胶质细胞构成，占颅内肿瘤的13%～26%，占胶质瘤的21.2%～51.6%，男性多发。在成人，星形细胞瘤多见于额叶和颞叶，可发生在脑实质的任何部位，如视神经、丘脑和第三脑室旁；在儿童，多见于幕下，于幕下者则多位于小脑半球、第四脑室、小脑蚓部和脑干。

星形细胞瘤通常按恶性程度进行分级。其通用的WHO分级是根据非典型性、核分裂指数、内皮细胞增殖及坏死程度分为四级：Ⅰ级毛细胞型星形细胞瘤，Ⅱ级低度弥漫型星形细胞瘤，Ⅲ级间变型星形细胞瘤，Ⅳ级多形性胶质母细胞瘤。Ⅰ、Ⅱ级星形细胞瘤CT表现以低密度为主，坏死囊变较少，占位征象轻，强化少见。Ⅲ、Ⅳ级星形细胞瘤CT表现以混杂密度为主，呈花环状改变，坏死囊变多见，占位征象重，均有强化。小脑星形细胞瘤囊中有瘤，瘤中有囊，实质部分强化明显。MRI检查结果T_1W呈低信号，T_2W呈高信号；MR增强后，星形细胞瘤一般不强化，少数肿瘤有周边斑点状轻度强化影。Ⅰ级星形细胞瘤表现为^{18}F-FDG摄取减低灶，Ⅱ级以上的星形细胞瘤为^{18}F-FDG摄取增高。因此，需对胶质瘤良恶性进行仔细判别。本例病变^{18}F-FDG代谢摄取轻度增高，符合WHO Ⅱ和Ⅲ级星形细胞瘤的代谢表现。

由于不同级别的星形细胞瘤对 ^{18}F-FDG 的摄取程度不同,因此在对星形细胞瘤术后复发与放射坏死进行鉴别时,必须考虑星形细胞瘤级别对 ^{18}F-FDG 摄取程度的影响,级别不同摄取水平也不同,故不应采用同一判断标准。对于术前 ^{18}F-FDG 高摄取的星形细胞瘤,术后放疗后,如病灶仍呈 ^{18}F-FDG 摄取增高,则可判断为肿瘤复发;如病灶呈 ^{18}F-FDG 摄取减低,则可判断为放射坏死。但对于 I 级星形细胞瘤,若出现术前 ^{18}F-FDG 摄取减低,术后及放疗后病灶对 ^{18}F-FDG 摄取减低的情况,则有可能是肿瘤坏死所致,也有可能是肿瘤本身不摄取 ^{18}F-FDG 所致的。因此,对于术前 ^{18}F-FDG 低摄取的星形细胞瘤, ^{18}F-FDG PET 有时对其术后病灶的复发与放射坏死难以作出明确鉴别诊断。为了弥补这一缺点,可采用氨基酸正电子核素显像剂(如蛋氨酸),通过氨基酸代谢来显示 ^{18}F-FDG 低代谢的星形细胞瘤表现,可提高对 ^{18}F-FDG 低代谢星形细胞瘤诊断和术后复发与放射坏死鉴别诊断的准确率。尽管 ^{18}F-FDG PET 显像并不作为颅内肿瘤的首选检查方法,但作为能反映体内代谢状况的功能影像技术, ^{18}F-FDG PET 可提供颅内肿瘤类型、级别、预后和治疗效果评估等重要信息,为其他影像技术及临床随访的重要补充手段。

参考文献

[1] 段国升.脑胶质瘤临床治疗的进展[J].中华神经外科杂志,2004,20(2):85-87.

[2] Pirotte B, Goldman S, Massager N, et al. Comparision of ^{18}F-FDG and ^{11}C-methionine for PET-guided stereotactic brain biopsy of gliomas[J]. J Nucl Med, 2004,45(8):1293-1298.

[3] 孙爱君,孙启银,赵军,等. ^{18}F-FDG PET 显像半定量分析法鉴别恶性胶质瘤程度[J].中华核医学杂志,1997,17(2):113.

[4] 李立伟,刘京璇,金泉.16例颅内胶质瘤术后并放射治疗后的 ^{18}F-FDG PET 显像[J].中华核医学杂志,2001,21(1):14-16.

(刘侃峰 赵葵)

Case 4 室管膜型淋巴瘤

简要病史

患者,女性,61岁。在无明显诱因下恶心1周,呕吐1天。脑部MRI提示右侧脑室旁异常信号灶,两侧侧脑室内散在异常信号灶,右侧桥小脑角区异常信号灶。为进一步明确诊断,申请行PET/CT检查。

实验室检查

血钠121.4mmol/L(↓),血氯85.7mmol/L(↓)。大便隐血试验弱阳性。总T_3 0.86ng/mL(↓)。肿瘤标志物CA72-4 22.49U/mL(↑)。

其他影像检查资料

脑部MR影像见图4-1。

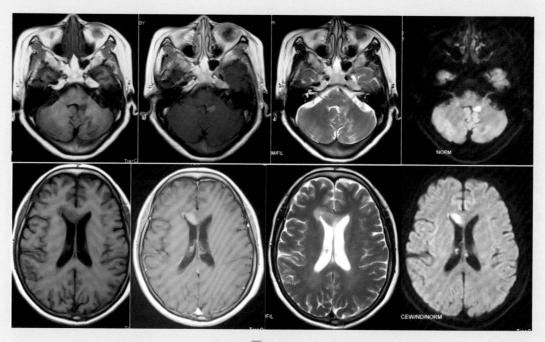

图4-1

PET/CT 影像

脑部 PET/CT 影像见图 4-2。

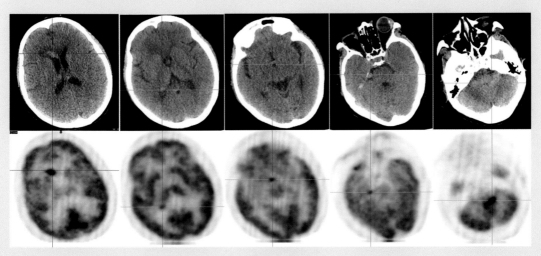

图 4-2

影像解读

脑部 MR 影像（见图 4-1）示：右侧侧脑室前角、右桥小脑角区、小脑延髓池多发结节状长 T_1 长 T_2 信号结节影，弥散受限，增强后均匀强化。

脑部 PET/CT 影像（见图 4-2）示：右侧侧脑室前角及后角、第三脑室区、环池（右侧）、小脑延髓池多发结节状异常放射性浓聚影，SUV_{max} 为 11.35；CT 对应处见等高密度结节影，大者直径为 7mm，位于第三脑室前部，周围轻度水肿，结节密度均匀，边界清。

最终诊断

免疫组化：Bcl-2（+），Bcl-6（+），CD10（-），CD20（+），MUM1（+），CD3（-），CD43（-），CD79a（+），Ki-67（>90%+），c-myc（-）。

结合免疫组化诊断为（右侧侧脑室旁）弥漫大 B 细胞淋巴瘤，非生发中心亚型。

鉴别诊断

1. 室管膜瘤。

2. 生殖细胞瘤。

3. 脉络丛乳头状瘤。

4. 结核性脑膜炎。

5. 原发性中枢神经系统淋巴瘤。

教学要点 》》

原发性中枢神经系统淋巴瘤（PCNSL）约占原发性脑肿瘤的5%。由于中枢神经系统内并无内源性淋巴组织，因此PCNSL病因尚未完全明确，可能与EB病毒及巨细胞病毒感染有关。90%的PCNSL病理类型为弥漫大B细胞型，通常为高级别，较少见的病理类型还有Burkitt淋巴瘤和T细胞淋巴瘤。与系统性淋巴瘤不同，PCNSL首诊常表现为神经系统症状，如颅内压升高、局部神经功能缺损、癫痫发作、眼科或精神症状等。该病与获得性免疫缺陷综合征（AIDS）相关。但近年来，免疫正常人群中PCNSL的发病率呈上升趋势。PCNSL的治疗方法及预后不同于其他脑恶性肿瘤，因此寻找可靠的非创伤性影像学方法来准确评估PCNSL就显得十分重要。据中枢神经系统病变部位的不同，PCNSL一般可分为以下4种类型。①实质型：最为常见，表现为幕上白质单发或多发病灶，亦可累及脑干和小脑。②脑膜型：淋巴瘤细胞仅浸润脑膜，而无系统性淋巴瘤或脑和脊髓实质受累。③室管膜型：室管膜下多发结节，累及脉络丛、胼胝体、垂体、松果体等。④眼型。其中，多发室管膜型较为少见，且临床及影像学表现有其特点。

本例患者因头痛、呕吐，行脑部MRI检查显示室管膜内多发散在异常信号结节灶，其淋巴瘤相对特征性的MRI表现包括以下几个方面。①T_1WI呈等或低信号影，T_2WI呈高、稍高或等信号影，与脑灰质皮层信号接近或稍低。②Gd-DTPA增强后多呈明显均匀结节状或点状强化，偶见病灶内小囊性变，部分病灶可出现具有特征性诊断意义的"缺口征"或"尖突征"，在其他类型的脑肿瘤中很少见。③瘤周水肿较轻，一般为轻至中度，占位效应亦有轻有重。④瘤细胞密度高，细胞核/细胞质比值大，含水量低，水分子弥散运动能力减低，故DWI呈高信号影。⑤PWI呈低灌注肿块，脑血容量、脑血流量下降，平均通过时间、高峰时间延长，与高级别胶质瘤的高灌注明显不同。⑥^{1}H-MRS主要表现为肿瘤实质部分NAA峰降低，胆碱峰升高，出现高耸的Lip峰。因此，根据以上淋巴瘤相对特征性的MRI表现，再综合相关实验室检查及病程中的临床表现，基本排除好发于室管膜内的其他肿瘤或肿瘤样病变，如室管膜瘤、脉络丛乳头状瘤、生殖细胞瘤、结核性脑膜炎等病变合并室管膜内播散；后进一步结合全身^{18}F-FDG PET/CT显像，排除中枢神经系统以外的淋巴瘤病灶，帮助明确PCNSL的诊断。

因为90%的PCNSL病理类型为弥漫大B细胞型，肿瘤侵袭性强、恶性程度高，所以其在^{18}F-FDG PET/CT显像中主要表现为异常高代谢,而且半定量单位标准摄取值(SUV)有助于鉴别诊断PCNSL与具有淋巴瘤相似糖代谢特点的脑肿瘤(如高级别胶质瘤)。PCNSL的SUV通常要明显高于其他脑肿瘤或肿瘤样病变,同时也为肿瘤活性区脑立体定位穿刺提供了精确部位,提高了活检的成功率,避免了不必要的外科治疗。

总之,多模态影像检查在临床的综合运用,尤其是目前PET/MRI一体机技术的引进,可一次扫描获得PET代谢、MRI解剖及其他功能MRI序列信息,有助于反映病灶不同生物学特性,提供互补功能影像学信息,以极大地提高对PCNSL的诊断水平。

参考文献 〉〉〉

[1] Ricard D, Idbaih A, Ducray F, et al. Primary brain tumours in adults[J]. Lancet, 2012, 379(9830):1984 − 1996.

[2] Mcnamara S. Treatment of primary brain tumours in adults[J]. Nurs Stand, 2012, 27(14):42 − 47.

[3] Olson J E, Janney C A, Rao R D, et al. The continuing increase in the incidence of primary centra nervous system non - Hodgkin lymphoma: a surveillance, epidemiology, and end results analysis[J]. Cancer, 2002, 95(7):1504 − 1510.

[4] Lai R, Rosenblum M K, DeAngelis L M. Primary CNS lymphoma: a whole-brain disease?[J]. Neurology, 2002, 59(10):1557 − 1562.

(潘建虎　沈小东　陈泯涵)

Case 5　颅内囊性转移瘤

简要病史))

　　患者,女性,45岁。乳腺癌术后3年,头痛、头晕半个月,加重伴恶心、呕吐1周。

　　3年前,行左乳腺癌切除术;3个月前,行左下肺腺癌术,术后予以化疗等对症治疗,末次化疗时间为2015年3月16日;半个月前,在无诱因下出现头痛、头晕,1周加重,并出现恶心、呕吐,前来就诊。

实验室检查))

　　血常规、尿常规、大便常规、肿瘤标志物、血生化、CRP、红细胞沉降率、凝血功能检查均在正常范围内。

其他影像检查资料))

　　头颅MR平扫＋增强影像见图5－1。

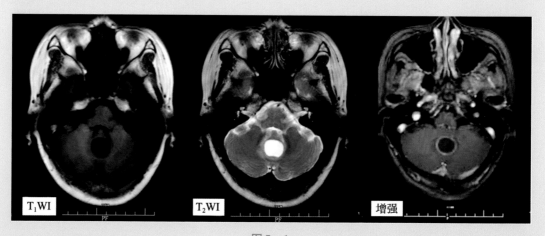

图5－1

PET/CT影像))

　　PET/CT影像见图5－2。

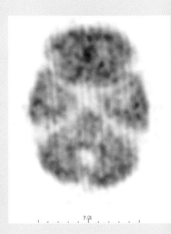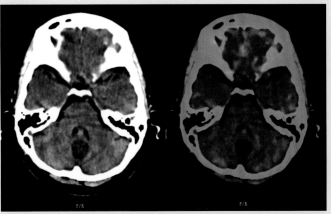

图5-2

影像解读

头颅MR平扫＋增强影像(见图5-1)示:小脑下蚓部内可见团块状长T_1长T_2信号灶,边界清晰,直径为19mm;增强扫描可见壁呈环形强化,强化较均匀,周围伴少许水肿;脑室和脑池系统的形态、大小及位置未见异常改变。

脑部^{18}F-FDG PET/CT影像(见图5-2)示:小脑蚓部囊性病灶,边界清晰,大小为22mm×20mm,放射性摄取减低,周围似见放射性摄取少许增高,SUV_{max}为5.77,病灶周围无明显水肿带形成,邻近第四脑室未见明显扩张及狭窄,余脑实质内未见明显类似病灶。

PET/CT躯干显像显示左侧乳腺癌术后,左乳腺缺如,术区未见明显占位及放射性摄取增高;左肺下叶转移瘤术后,左肺下叶散在慢性炎症灶。(注:未提供影像资料。)

最终诊断

免疫组化:ER(－),PR(－),MMG(部分＋),GCDFP-15(＋),Napsin A(－),TTF-1(－),CK7(＋),Hepatocyte(－),CK20(－),C-erbB-2(＋＋＋)。

对患者行"小脑下蚓部肿瘤切除术",术中见肿瘤位于小脑下蚓部深部,直径为15mm,呈囊性,血供较丰富。

术后病理:(小脑蚓部)转移性腺癌,结合病史及免疫组化,符合乳腺癌转移。

鉴别诊断

1. 血管母细胞瘤

血管母细胞瘤常见于30～40岁,好发于小脑半球,是成人小脑第四脑室区最常见的肿瘤,表现为圆形或椭圆形肿块,呈局限性生长,伴有附壁结节,增强扫描时附壁结节呈显著强化,强化程度较囊性转移瘤壁结节高。该病可并发脊髓病变或视网膜病变,因此,注意检查脊髓及眼部对鉴别诊断很重要。

2. 囊性星形细胞瘤

囊性星形细胞瘤多见于儿童小脑,其周围常伴有水肿,罕见钙化形成,可完全囊变或伴有附壁结节,增强扫描时仅附壁结节明显强化。而囊壁结节型脑转移瘤的囊壁与壁结节均强化。

3. 脑脓肿

脑脓肿常有急性感染症状、颅内高压症状、脑局灶症状,白细胞水平增高,增强扫描时也呈环形强化,但内壁通常光整,环壁薄且比较均匀。而囊性脑转移瘤常显示囊壁某一部分不均型或呈结节样。因此,进行 MRI DWI＋ADC 成像对鉴别诊断很有帮助。

教学要点))

脑转移瘤在临床上较常见,乳腺癌脑转移仅次于肺癌。近年来,随着肿瘤患者生存期的延长和影像诊断技术的发展,乳腺癌脑转移在临床上越来越常见,发生率为 $10\%\sim15\%$。

临床上脑转移瘤诊断技术以 MRI 为主。随着 ^{18}F-FDG PET/CT 的广泛应用,掌握脑转移瘤的 PET/CT 影像特点,对提高脑转移瘤的诊断率及对原发肿瘤进行准确分期具有十分重要的意义。

乳腺癌脑转移瘤在 MRI 或 CT 上表现多种多样,大部分发生于幕上,且多数位于皮质及皮质下区。典型 CT 表现为多发圆形或类圆形结节影,少部分为单发,可表现为高、等、低及混杂密度;当病灶生长迅速而血供不足时,易发生坏死、囊变,形成囊性转移瘤;当瘤结节较小而水肿明显时,甚至仅见水肿区而不见瘤结节,出现"小病灶大水肿"的表现;当脑转移瘤合并出血时,可表现为高密度结节。

本例患者为中年女性,左乳腺癌术后3年,1年前左肺下叶结节切除,病理确诊肺转移,相关肿瘤标志物水平不高;增强 MR 提示小脑蚓部囊性占位性病变,环形薄壁,较均匀的强化,水肿不明显;^{18}F-FDG PET/CT 提示小脑蚓部类圆形囊性病变,边界清,边缘似见少许放射性摄取增高,余全身(包括大脑、肺、骨骼、肝脏)未见明显可疑转移灶。上述鉴别诊断在 ^{18}F-FDG PET/CT 上形态及代谢表现类似,均表现为低代谢的囊性病变,又缺乏病灶之间的对比,诊断定性仍较为困难。因此,结合 MR 增强鉴别诊断囊性脑转移瘤与颅内原发的囊性病变具有非常重要的意义。

囊性脑转移瘤在临床上并不十分少见,部位以幕上多见。因脑转移瘤生长迅速,中心部位血供较差,常发生坏死囊变。当坏死液化严重而仅剩一薄壁时,即为囊性脑转移瘤。部分脑转移瘤无明显的壁结节,极易被误诊。该病例囊性脑转移瘤发生于小脑第四脑室区域,在临床上较为少见。临床上,囊性脑转移瘤需与血管母细胞瘤、囊性星形细胞瘤以及脑脓肿相鉴别。

^{18}F-FDG PET/CT是一种非侵袭性检查方法,能较精确显示肿瘤的大小、形态、数目等形态及代谢信息,提高对乳腺癌转移病灶的诊断准确性,更多地显示肿瘤本身的生物学特性,可提供乳腺癌在活体情况下的多种诊断信息,在乳腺癌诊断、临床分期以及术前估计、复发再评估等方面起到了重要的作用。但在脑转移瘤的检查方面,^{18}F-FDG PET/CT的病灶检出率及诊断具有一定的局限性,可能是因为大脑皮层基础代谢高,从而导致^{18}F-FDG在正常脑组织中本底较高。而脑转移瘤病灶多位于大脑半球的皮质及皮质下区,因此对于一些体积较小且没有出现明显瘤周水肿的脑转移瘤病灶,会因为大脑皮层的高代谢本底而被掩盖,使得^{18}F-FDG PET/CT检查极易混淆并漏诊,导致病灶检出率降低。有文献报道,PET/CT能发现直径为5mm左右的肿瘤;但在大脑皮质及皮质下区这一高代谢本底区域,PET/CT的分辨力必然会有所下降,甚至会出现假阴性的结果。因此,对于容易发生脑转移的肿瘤或怀疑有脑转移的患者,在^{18}F-FDG PET/CT检查头颅阴性时,建议行MR增强扫描,相互印证发现转移灶而防止遗漏。

参考文献

[1] Weil R I, Palmieri D C, Bronder J L, et al. Breast cancer metastasis to the central nervous system[J]. Am J Pathol, 2005, 167(4): 913 - 920.

[2] 张小玲, 鱼博浪. 囊性脑转移瘤的CT和MRI诊断[J]. 实用放射学杂志, 2006, 22(4): 402 - 404.

[3] 易亚辉, 李刚, 周建胜. 囊性脑转移瘤的CT和MRI表现[J]. 中国医学影像学杂志, 2008, 16(4): 286 - 288.

[4] 李奕钊, 肖勇, 郭晓君. ^{18}F-FDG PET/CT在脑转移瘤诊断中的局限性[J]. 海南医学, 2009, 20(6): 11 - 13.

(赵　葵　陈冬河)

Case 6　获得性免疫缺陷综合征继发弓形体脑病

简要病史

患者,男性,54岁。1个月前,在无明显诱因下出现头胀、嗜睡,伴记忆力下降;近期反复感冒,咳嗽、咳痰;1个月来,体重减轻近10kg。4个月前,患者体检发现白细胞减少症,白细胞计数$2.0×10^9$/L。行骨髓穿刺活检提示"骨髓象无典型血液病表现"。

查体:面容消瘦,精神较萎靡,体温正常;双肺呼吸音粗,右肺可闻及啰音;神经系统查体未见明显阳性体征。

实验室检查

血常规示:白细胞计数$2.7×10^9$/L,红细胞计数$3.69×10^{12}$/L。肿瘤标志物未见明显异常,HIV抗体阳性。

其他影像检查资料

胸部CT示:右肺中叶炎症。胸片示:右下肺野内带炎性渗出。肝、胆、胰、脾及泌尿系B超示:肝血管瘤,前列腺增生伴钙化。头颅MRI检查见图6-1。

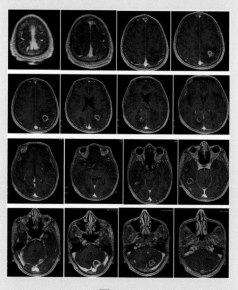

图6-1

PET/CT影像

PET/CT影像见图6-2。

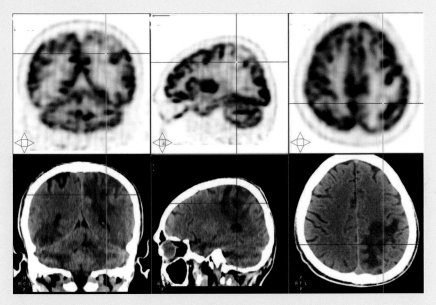

图6-2

影像解读

头颅MR影像(见图6-1)示:两侧大脑、小脑半球多发占位,环形强化,伴周围水肿,考虑转移性肿瘤。

PET/CT影像(见图6-2)示:颅内多发病灶,左侧顶叶可见囊性灶,周围水肿效应明显,病灶中心及水肿带糖代谢减低,囊壁糖代谢稍增高(囊壁SUV_{max}为3.7,正常脑皮质SUV_{max}为15.1),右侧颞叶、顶叶、双侧小脑可见低密度灶,放射性摄取不高。

最终诊断

结合既往病史,基本明确患者HIV感染。据颅内多发占位病灶性质,考虑中枢神经系统感染性病灶的可能性大,转传染病医院,诊断考虑"弓形体脑病",行血和脑脊液弓形虫抗体检查,结果呈阳性。

经磺胺类药物治疗2周后,外院头颅增强MRI复查提示大部分病灶消失,左侧顶叶和小脑病灶明显缩小,患者症状也有明显好转。最终诊断考虑为"AIDS继发弓形体脑病"。

鉴别诊断

1. 颅内淋巴瘤。
2. 颅内转移瘤。
3. 脑脓肿。
4. 脑结核。

教学要点

获得性免疫缺陷综合征(AIDS),是一种因感染 HIV 病毒导致人体免疫系统功能逐步衰退,从而罹患各种感染性疾病及恶性肿瘤,最终可导致患者死亡的疾病。10%~20%的 AIDS 以神经系统症状为首发表现,而高达39%~70%的患者最终出现各种神经系统并发症。其中,以中枢神经系统(CNS)机会性感染最为常见,病原学鉴别诊断包括弓形虫、结核分枝杆菌、新型隐球菌和梅毒螺旋体。肿瘤性病变亦不少见,以原发 CNS 淋巴瘤为主。这些疾病症状相似,影像学上往往难以鉴别,容易误诊,从而延误治疗。

Raymond 等人分享了他们的检查流程和诊断经验,包括:胸片,CD4+淋巴细胞数,血弓形体 IgG 水平,腰穿脑脊液墨汁染色、隐球菌抗原、细胞学、ADA、结核分枝杆菌 PCR、细菌/真菌/分枝杆菌涂片和培养,血清、脑脊液梅毒螺旋体筛查,以及 SPECT或 PET 检查。CD4+淋巴细胞数<200/mL 者以弓形虫、隐球菌等机会性感染和恶性肿瘤多见,而 CD4+淋巴细胞数≥200/mL 者则以结核、细菌等非机会性感染为主。如影像学提示多发占位,则首先考虑弓形虫病,结合抗体阳性,可启动抗弓形虫病治疗。如影像学提示为孤立性病灶,则需结合胸片和 ADA 测定:结果均为阳性,则启动抗结核治疗;若胸片为阴性,则进一步行 ^{18}F-FDG PET/CT 检查。若病灶代谢明显增高,则需考虑淋巴瘤,活检并行放疗;若代谢减低,结合各病原学血清、脑脊液检查结果,如全为阴性,则考虑行活检以明确诊断。

弓形体脑病(TE)是 AIDS 患者最常见的脑内占位性病变。在美国 HIV 感染的患者中,10%~40%弓形体血清学检查阳性,其中高达25%~50%的患者出现神经系统症状。在亚洲,这个比例可能相对低一些。随着抗反转录病毒治疗的普及,TE 的发病率在逐渐下降。

弓形虫是专性细胞内寄生虫,主要包括卵囊、组织囊和速殖子三种形态,猫科动物为其最终宿主。弓形虫由粪便排出卵囊后,通过受感染的猪肉、羊肉等传染给人,在肠道内释放出速殖子,通过血流播散,并在有核细胞内增殖。存活的虫体主要藏身于脑、心肌、肺、骨骼肌和视网膜中,一般处于休眠状态直至宿主死亡。据报道,全球约有1/3的人群存在弓形虫慢性感染。随着AIDS患者细胞免疫功能的不断衰退,尤其当CD4＋T淋巴细胞数＜100/mL时,弓形虫潜伏感染被激活,转而攻击宿主,导致TE的发生。TE的神经病理特征是多发坏死性脑炎。额叶和顶叶是最常受累的脑区,尤其是皮髓交界区和基底节区,颞叶、枕叶、小脑或丘脑亦可受累。头痛和发热是TE最常见的临床表现,发生率高达90%;意识模糊、嗜睡亦很常见;也有以癫痫为首发症状者,50%～60%的患者伴有神经系统阳性体征。

大多数TE患者血清抗弓形体抗体阳性,亦有血清学阴性的弓形虫感染报道。TE在影像学上特征性地表现为多发环状强化病灶,周围伴有水肿和占位效应,且MRI检查较CT更为敏感。DWI/ADC序列可能在鉴别TE与脑脓肿、原发淋巴瘤方面具有一定的价值。研究发现,TE病灶核心部分未见弥散受限,ADC值较淋巴瘤高。在^{18}F-FDG PET/CT,则表现为低代谢病灶,可与肿瘤性疾病相鉴别。在本病例中,^{18}F-FDG PET/CT检查可见左侧顶叶病灶中心低代谢,囊壁稍高代谢。颅内炎性病变糖代谢可呈不同程度增高:急性期,代谢一般不高;如进入慢性期,转为肉芽肿性病变,代谢可明显增高,此时与恶性肿瘤不易区分。因此,在解读^{18}F-FDG PET/CT检查结果时,需结合患者具体病情进行个体化分析。在多数情况下,依据CD4＋T淋巴细胞数、血清学检查、临床表现以及特征性的影像学表现,即可拟诊TE并启动治疗。如果经验性治疗有效,那么便可确定诊断。仅仅在上述证据不足而致诊断困难时,才考虑开颅活检。

参考文献 〉〉〉

[1] Mamidi A, DeSimone J A, Pomerantz R J. Central nervous system infections in individuals with HIV-1 infection[J]. J Neurovirol, 2002, 8(3):158 - 167.

[2] Nogui F L, Mattas S, Turcato Júnior G, et al. Neurotoxoplasmosis diagnosis for HIV-1 patients by real-time PCR of cerebrospinal fluid[J]. Braz J Infect Dis, 2009, 13(1):18 - 23.

[3] Maschke M, Kastrup O, Forsting M, et al. Update on neuroimaging in infectious central nervous system disease[J]. Curr Opin Neurol, 2004, 17(4):475 - 480.

[4] Smego R A Jr, Orlovic D, Wadula J. An algorithmic approach to intracranial mass lesions in HIV/AIDS[J]. Int J STD AIDS, 2006, 17(4):271 - 276.

[5] Cohen B A. Neurologic manifestations of toxoplasmosis in AIDS[J]. Semin Neurol, 1999, 19(2):201 - 211.

［6］Choe P G, Park W B, Song J S, et al. Spectrum of intracranial parenchymal lesions in patients with human immunodeficiency virus infection in the Republic of Korea［J］. J Korean Med Sci, 2010, 25(7):1005 – 1010.

［7］Luma H N, Tchaleu B C, Mapoure Y N, et al. Toxoplasma encephalitis in HIV/AIDS patients admitted to the Douala general hospital between 2004 and 2009: a cross sectional study［J］. BMC Res Notes, 2013, 6:146.

［8］Renold C, Sugar A, Chave J P, et al. Toxoplasma encephalitis in patients with the acquired immunodeficiency syndrome ［J］. Medicine (Baltimore), 1992, 71 (4): 224 – 239.

（占宏伟）

Case 7　脑转移性肿瘤(腺癌,肺部来源)

简要病史)))

患者,男性,64岁。2004年11月行右下肺结节手术,病理低分化腺癌,含神经内分泌癌成分,肿瘤分期$T_2N_2M_0$。2006年11月,发现左小脑转移,行放疗。

其他影像检查资料)))

2008年2月,MRI显示左小脑半球病灶伴水肿,增强后大小为10mm×13mm;MRS未见胆碱峰,考虑放疗后改变。2008年5月,复查MRI,左小脑半球病变增大。

PET/CT影像)))

^{11}C-胆碱PET影像见图7-1。

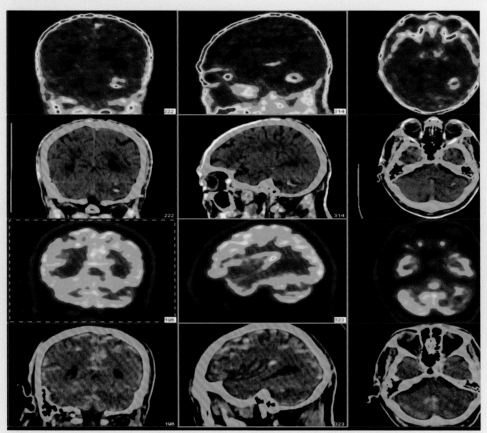

图7-1

影像解读))) --

^{11}C-胆碱PET影像(见图7-1)示:左侧小脑病灶胆碱代谢增高,考虑肿瘤复发。

最终诊断))) --

手术病理提示转移性腺癌(肺部来源)。

教学要点))) --

在体内,绝大部分胆碱在胆碱激酶的作用下,利用ATP提供的磷酸而磷酸化,合成磷酸胆碱;然后在胞苷酸转移酶作用下,与CTP合成CDP-胆碱;最后在磷酸胆碱转移酶催化下,与甘油二酯(DAG)合成磷脂酰胆碱,即卵磷脂。

肿瘤组织细胞复制、增生活跃,细胞膜的生物合成加速,胆碱的需求量增加以提供合成细胞膜所需的卵磷脂。因此,胆碱的摄取量多少,在一定的程度上代表了肿瘤的增长速率。

(管一晖　谭海波)

Case 8　胶质瘤复发

简要病史

　　患者于2015年5月11日行右额颞叶胶质瘤手术,术后放疗1次,放疗结束时间为2015年7月31日。(注:本例患者为外院转入,故资料不完整。)

其他影像检查资料

　　2016年8月30日,头颅MRI增强复查右额颞叶胶质瘤术后放疗后,结果与2016年6月14日检查相比,右额叶强化灶增大,周围水肿加重,余相仿。脑室大小相仿。

PET/CT影像

　　PET/CT影像见图8-1。

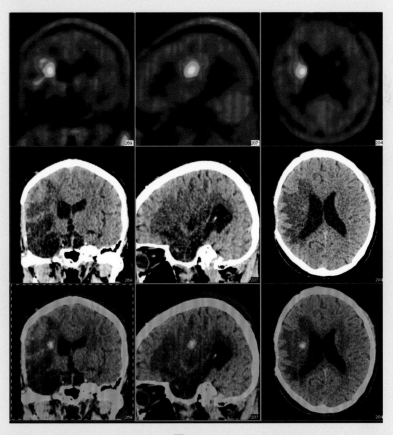

图8-1

影像解读)))

^{11}C-蛋氨酸 PET/CT 影像示：右侧额颞叶术后改变，右侧额颞叶大片低密度影，边界不清；PET 示其局灶放射性摄取异常增高，SUV_{max} 为 3.2，摄取范围为 23mm×19mm，考虑胶质瘤复发（见图 8-1）。

最终诊断)))

手术病理提示胶质瘤Ⅲ级。

教学要点)))

^{11}C-蛋氨酸在体内显示氨基酸的转运、代谢和蛋白质的合成情况，可用于肿瘤的诊断、肿瘤复发和坏死的鉴别等。与 ^{18}F-FDG 相比，其优点是肿瘤/正常组织比较 ^{18}F-FDG 高，图像清晰，易于诊断；该显像剂在炎症部位不浓聚，易于区别肿瘤和炎症。

（管一晖　谭海波）

Case 9　阿尔茨海默病

简要病史

患者,男性,74岁。简易智能状态检查(MMSE)23分,临床考虑阿尔茨海默病(AD)。(注:本例患者为外院转入,故资料不完整。)

PET/CT影像

^{18}F-FDG PET/CT和^{11}C-PIB PET/CT影像分别见图9-1和图9-2。

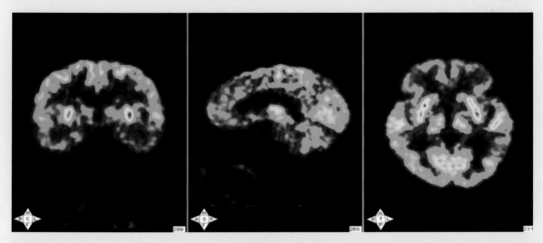

图9-1

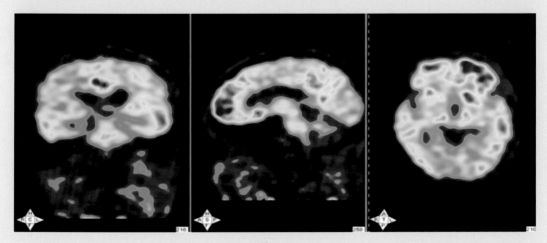

图9-2

影像解读 〉〉 --

　　^{18}F-FDG PET/CT影像（见图9-1）可见双侧额叶及左侧颞叶代谢减低。

　　^{11}C-PIB PET/CT影像（见图9-2）可见皮质内弥漫放射性分布。

最终诊断 〉〉 --

　　最终诊断为阿尔茨海默病。

教学要点 〉〉 --

　　AD是一种常见的中枢神经变性疾病,也是最常见的老年痴呆类型,严重影响着老年人的生活质量,被称为"没有尽头的葬礼"。据2010年数据显示,全世界老年痴呆患者人数为3560万,并且以每20年翻一番的速度增长。预计到2050年,全球老年痴呆患者人数将过亿。

　　AD的病理改变有神经纤维缠结、老年斑脂褐质积聚等。β-淀粉样蛋白作为AD老年斑的主要核心成分,是神经退行性变的原因及重要的病理特征。脑β-淀粉样蛋白的^{11}C-PIB PET/CT显像有助于早期诊断AD、评价认知功能损害程度、评价疗效和筛查危险人群。

（管一晖　谭海波）

Case 10 帕金森病

简要病史)))

患者,男性,52岁。2005年11月,患者出现双手抖动伴行动迟缓,后进行性加重。(注:本例患者为外院转入,故资料不完整。)

PET/CT影像)))

¹¹C-CFT PET/CT影像见图10-1。

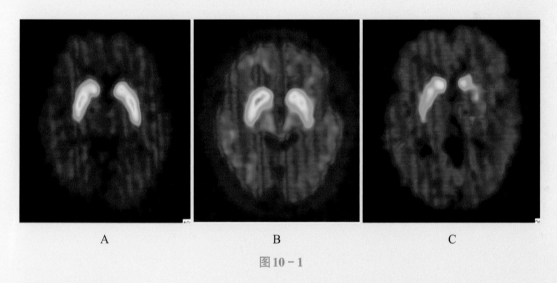

A   B   C

图10-1

影像解读)))

2005年,¹¹C-CFT PET/CT影像(见图10-1A)示:双侧壳核后部多巴胺转运体(DAT)分布减少。2012年,¹¹C-CFT PET/CT影像(见图10-1B)示:双侧壳核前部及后部DAT分布减少,左侧明显。2015年,¹¹C-CFT PET/CT影像(见图10-1C)示:双侧尾状核及壳核DAT分布明显减少,左侧明显。

最终诊断)))

最终诊断为帕金森病(PD)。

教学要点 》》》

PD是一种由多巴胺能神经元损伤引起的神经退行性疾病。仅依据临床症状不易与帕金森综合征[多系统萎缩(MSA)、进行性核上性麻痹(PSP)、皮质基底节变性(CBD)等]相鉴别。有研究表明,生前被诊断为PD的患者,经病理证实,约25%为弥漫性路易(Lewy)体病(DLBD),10%为纹状体黑质变性(SND),5%为进行性核上性麻痹(PSP),甚至是多发性脑梗死或阿尔茨海默病(AD)。当根据临床症状诊断为帕金森病时,已有60%～70%的黑质神经元变性,80%的纹状体多巴胺减少。若能早期确诊帕金森病,并给予保护性治疗,如应用保护黑质神经元的药物等,则有可能减缓病程进展。因此,对PD的早期诊断就变得尤为重要。

^{11}C-CFT PET/CT显像显示,随着病情的进展,基底节区多巴胺转运体分布呈进行性减少。通过^{11}C-CFT PET/CT显像,可区分早、晚期PD。早期PD基底节(尾状核、前壳核和后壳核)DAT分布降低,晚期PD降低更明显。早期偏侧PD临床表现与基底节DAT损害程度的符合率为100%。

（管一晖　谭海波）

Case 11 原发性进行性失语症

简要病史 》

　　患者,女性,65岁。2年前逐渐出现言语障碍,表现为说话缓慢,断断续续,找词困难,反应迟钝,不愿与他人交流,性格变内向,固执,易激动,能从事日常家务活动,无精神异常,无头痛、头晕,无耳聋、耳鸣,无意识障碍,无肢体瘫痪,无恶心、呕吐,当时未予以重视。1个月前,家属发现患者上述症状加重,出现说话中断,不能说长句,复述困难。患者自发病以来神志清,精神可,食欲正常,睡眠可,大小便如常,体重未见明显增减。既往有糖尿病病史5年,血糖水平控制可;患有高脂血症,但未服用过药物。

实验室检查 》

　　血脂高,其余无殊。

　　2013年1月11日,应用老年认知功能量表对患者进行评估:在本次测试过程中,患者领悟及沟通能力欠佳,注意力尚集中,提示认知功能水平在1%。

　　2013年1月11日,患者Hamilton抑郁量表评分19分,可能有抑郁症状;Hamilton焦虑量表评分7分,可能有焦虑症状。

　　汉语失语症检查量表提示非流利型,复述50%,词命名、反应命名及列名障碍。

　　韦氏记忆量表评分33分,对应MQ 53。根据韦氏记忆测验,患者记忆尚正常。

其他影像检查资料 》

　　脑部MR影像见图11-1。

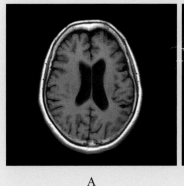 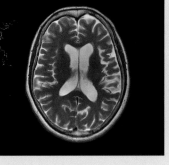 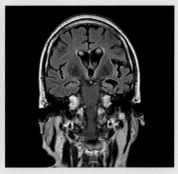

A　　　　　　　　　　B　　　　　　　　　　C

图 11-1

PET/CT影像))))--

PET/CT影像见图11-2～图11-4。

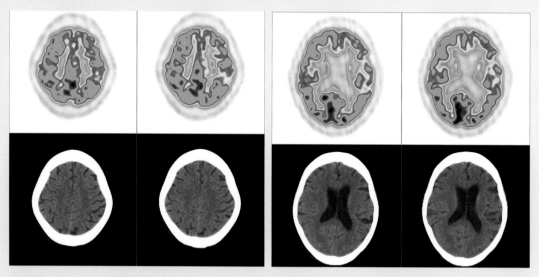

图11-2   图11-3

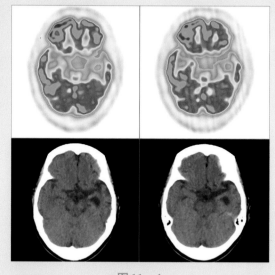

图11-4

影像解读))))--

MR影像(见图11-1)示:左侧额叶脑沟池显示增宽、加深,左侧海马萎缩,相邻侧脑室颞角扩大。

^{18}F-FDG PET/CT影像(见图11-2～图11-4)示:左侧额、顶、颞叶部分皮质代谢

较对侧明显减低,以颞顶叶为著,左额脑沟显示略增宽、加深;左侧海马明显萎缩,相应区域代谢明显减低。

最终诊断)))) ---

最终诊断为原发性进行性失语症。

鉴别诊断)))) ---

1. AD。
2. 边缘性脑炎。

教学要点)))) ---

原发性进行性失语症(PPA)是以语言功能进行性减退为唯一或突出特征的痴呆综合征。晚期患者可出现认知功能障碍、日常生活能力丧失,但记忆功能可相对保留,可进展为额颞叶痴呆。PPA有3个亚型:词义性痴呆、进行性非流利性失语(PNFA)和非流利性/语音失语。对PPA的报道较少,且影像学特征少有。目前,仍依据Mesulam提出的诊断标准对PPA进行诊断:①隐袭起病,自发口语表达或神经心理学检查呈逐渐进展的找词困难、命名不能和语言理解障碍;②发病2年内,只出现与语言障碍相关的日常生活行为问题;③发病前,语言功能正常;④病史、日常生活能力检查或神经心理检查显示,起病2年内,无神情淡漠、脱抑制、近事遗忘、视空间功能障碍、视觉辨认缺陷或感觉运动功能障碍;⑤起病初2年内,可有失算、观念运用性失用,可有轻度结构性障碍和持续症,但视空间功能障碍及脱抑制不影响日常生活;⑥其他认知功能障碍可在发病2年后出现,语言功能障碍在整个病程中最突出且进展最快;⑦影像学检查无脑卒中及脑肿瘤等特殊表现。

^{18}F-FDG PET/CT以^{18}F-FDG在脑内的分布来判断脑代谢异常部位,被认为是诊断PPA的最灵敏检查手段。例如,本例患者脑PET显示代谢减低范围较CT、MRI形态异常范围明显增加,说明PET对该病进展的程度、范围判断更为灵敏、准确。通常,PPA的病变部位主要在优势半球的颞叶、额叶,当病情发展到一定阶段时,与对侧相应区域对比,患侧可呈现低代谢状态。随着病情的进展,低代谢区域可逐渐向同侧发展,尤以左侧半球多见。目前,对PPA和额颞叶痴呆尚无有效的治疗方法。

参考文献))) --

[1] Kempler D, Metter E J, Riege W H, et al. Slowly progressive aphasia: three cases with language, memory, CT and PET data[J]. Journal of Neurology Neurosurgery and Psychiatry, 1990,53(11):987 − 993.

[2] Gorno- Tempini M L, Hillis A E, Weintraub S, et al. Classification of primary progressive aphasia and its variants[J]. Neurology, 2011,76(11):1006 − 1014.

[3] Mesulam M. Primary progressive aphasia[J]. Annals of Neurology, 2001,49(4): 425 − 432.

[4] 戴东方,李旭,姚稚明. 以原发性进行性非流利性失语症起病的额颞叶痴呆 ^{18}F-FDG PET/CT 显像一例[J]. 中华核医学与分子影像杂志,2012,32(6):469 − 470.

（唐　坤　郑祥武　林　洁　殷薇薇）

Case 12　左眼眶低分化腺癌

简要病史

　　患者,女性,48岁。以"左眼眼球突出半年"为主诉来院就诊。半年前,患者在无明显诱因下发现左眼球向外突出,伴左眼溢泪,偶有双影,无眼分泌物增多,无眼痒,无眼红、眼痛,无虹视,无视物变形等,未予以重视,未做特殊治疗。之后,患者发觉左眼眶周肿块,有压痛,肿块渐增大,症状持续。

　　余体格检查未见明显异常。

实验室检查

　　肿瘤标志物CEA 8.4ng/mL。

　　余实验室检查未见异常。

PET/CT影像

　　PET/CT影像见图12-1。

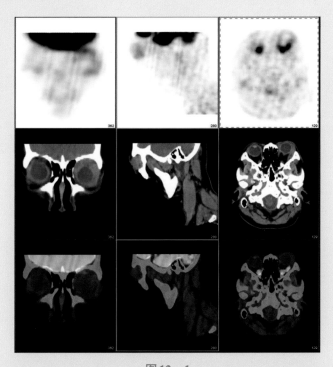

图12-1

影像解读))

^{18}F-FDG PET/CT扫描显像(见图12-1)示:左侧眼眶内见不规则软组织肿块影,边界欠清晰,轻度放射性摄取增高,SUV$_{max}$为3.1;该病灶沿眼球外侧间隙内生长,侵及上直肌、外直肌、下斜肌及内直肌,邻近皮肤增厚,眶壁未见明显骨质破坏。考虑恶性病变。

最终诊断))

免疫组化:CK18(+),P63(-),Calponin(-),CD117(-),GCDFP-15(+),MMG(-),ER(-),PR(-),C-erbB-2(+++,约20%)。

对患者行"左眼眶肿瘤+眶内容物切除术",术后病理检查所见:肿物呈巢状,浸润性生长,胞质丰富,嗜酸性,核仁明显,肿瘤侵犯眼球壁、神经、横纹肌组织及周围泪腺组织。

病理诊断:(左眼眶)低分化腺癌。

鉴别诊断))

1. 眼眶淋巴瘤。
2. 脉络膜黑色素瘤。
3. 腺样囊性癌。

教学要点))

与眼附属器和眼球相比,眼眶肿瘤(特别是眼眶恶性肿瘤)的发生率相对较高,其发病率呈逐年上升趋势。因为种族和地域差别,眼眶肿瘤病变具有多样性,所以国内外文献报道的发病率亦不同。其中,发病率较高的恶性肿瘤有淋巴瘤、脉络膜黑色素瘤、腺样囊性癌、泪腺腺癌及继发性肿瘤。本例患者最后经病理证实为腺癌,其临床表现比较单一,为左眼眶周肿块,左眼球突出。肿瘤性质不同,其术前准备及治疗方案的拟定可能完全不同,因此对于术前准确,眼眶肿瘤良恶性的鉴别非常重要。本病例PET/CT表现为病灶形态不规则、边界欠清晰,沿眼球外侧间隙内分布,并侵袭邻近肌肉,虽然未见骨质被明显破坏,但其形态学上提示为恶性肿瘤的可能性很高。而本病例的病变部位放射性摄取为轻度增高,提示肿瘤存在一定的生物学活性。本病例的PET/CT检查未发现病变邻近淋巴结及其他脏器异常,没有相关提示,增加了诊断的难度,但也帮助排除了眼部转移癌的一定可能性。有学者研究发现,在眼眶肿瘤影像检查的过程中,若发现肿瘤累及眼前区域,则提示为恶性肿瘤的可能性极高,本病例肿瘤即累及眼前区域。

　　既往 PET/CT 在眼科中应用较少,但随着 PET/CT 的不断发展,其在眼部病变中的应用逐渐增加、广泛。与其他影像检查相比,PET/CT 能帮助眼眶肿瘤定位,对病变大小及与周围邻近组织的关系作出准确诊断,且对于提供功能与形态的综合信息方面优势更大。随着 PET/CT 临床病例的不断积累,其在眼部肿瘤病变的诊断、分期、生物学评价、疗效及预后评估中有望发挥更大更广的作用。

参考文献)))　--

[1] Chen H H, Lee L Y, Chin S C, et al. Carcinoma ex pleomorphic adenoma of soft palate with cavernous sinus invasion[J]. World J Surg Oncol, 2010,8(1):24.

[2] Koopman J H, van der Heiden-van der Loo M, van Dijk M R, et al. Incidence of primary malignant orbital tumours in the Netherlands[J]. Eye(lond),2011,25(4): 461-465.

[3] Shields J A, Shields C L, Scartozzi R. Survey of 1264 patients with orbital tumors and simulating lesions: the 2002 Montgomery Lecture, part 1 [J]. Ophthalmology, 2004,111(5):997-1008.

[4] 项晓琳,李彬,史季桐,等. 1492 例眼眶占位性病变临床病理学分析[J]. 眼科, 2007,16(6):398-402.

[5] 许晓泉,吴飞云,张廉良,等. CT 及 MR 图像特征在鉴别眼眶良恶性肿瘤中的诊断价值[J]. 南京医科大学学报(自然科学版),2013(10):1464-1468.

[6] Schöder H, Yeung H W, Larson S M. CT in PET/CT: essential features of interpretation[J]. J Nucl Med, 2005,46(8):1249-1251.

[7] Reddy S,Kudi L B,Tena M,et al. PET/CT imaging:detection of choroidal melanotna [J]. Br J Ophthalmol, 2005,89(10):1265-1269.

(赵　葵　赵　欣)

Case 13 甲状腺高功能腺瘤(碘131治疗前后)

简要病史

患者,男性,61岁。2个月前,体检发现甲状腺右叶结节,近期体重下降,偶感乏力,活动后心悸,无恶心、呕吐,无发热。体格检查:颈部甲状腺右侧可触及较大结节,活动度好,无眼症,无震颤;既往史无殊。

实验室检查

三碘甲状腺原氨酸2.56ng/mL(0.58~1.59ng/mL),甲状腺素9.57μg/dL(4.87~11.72μg/dL),游离三碘甲状腺原氨酸2.56pg/mL(0.58~1.59pg/mL),游离甲状腺素1.22ng/dL(0.70~1.48ng/dL),促甲状腺素<0.01μU/mL(0.35~4.94μU/mL)。

24小时吸碘率:2小时为15.08%(15%~25%),6小时为24.17%(20%~30%),24小时为32.78%(30%~50%)。

血常规、肝肾功能及肿瘤标志物未见明显异常。

其他影像检查资料

颈部B超检查:右侧甲状腺多发低回声结节,较大者为32mm×15mm,边界清晰,CDFI亦可见结节内丰富血流信号;左侧甲状腺未见明显异常回声。

诊断:右甲状腺多发结节(较大腺瘤TI-RADS 3级)。

核医学影像)))

甲状腺显像见图 13-1～图 13-3。

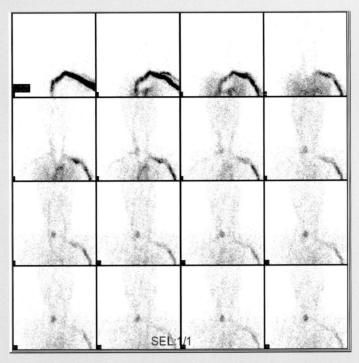

图 13-1

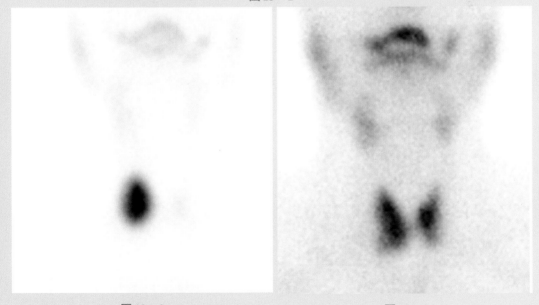

图 13-2　　　　　　　　　　　　　图 13-3

影像解读)))

甲状腺血流显像(见图13-1)示:颈动脉显影后,结节立即显影,提示结节血流灌注增加。

甲状腺静态扫描(见图13-2)示:结节处的显像剂分布高于正常甲状腺组织,周围正常甲状腺受抑制未显影,唾液腺显影不清,提示高功能"热"结节。

治疗3个月后复查,行甲状腺静态扫描(见图13-3)示:双侧甲状腺显影,"热"结节消失。

最终诊断)))

临床诊断为甲状腺高功能腺瘤。

在明确甲状腺高功能腺瘤诊断后,行^{131}I治疗。治疗3个月后复查,患者自觉状态良好,临床无明显阳性体征;触诊甲状腺结节未及,甲状腺功能恢复正常。甲状腺静态扫描"热"结节消失,周围甲状腺组织脱离抑制状态,原受抑制的甲状腺组织重新显影。

教学要点)))

功能自主性甲状腺结节可为单发或多发性结节。本病例中,较大的结节直径为32mm×15mm。甲状腺分泌过量的甲状腺激素,抑制垂体TSH分泌,当甲状腺显像时,"热"结节周围被抑制的甲状腺组织显影很淡,几乎完全不显影,因此在治疗时不需要采取外源性抑制措施。若抑制不完全,则需应用甲状腺素片40mg(每日2次,服用2周)或T_3 25μg(每日3次,服用1周)等方法,以保护结节外甲状腺组织。治疗采用一次性口服^{131}I 740~1110MBq(20~30mCi),本病例根据甲状腺功能及吸碘率,综合考虑给予患者^{131}I 25mCi。治疗3个月后,结节缩小,临床触诊未及,甲状腺功能亢进症状和体征改善,甲状腺功能恢复正常。甲状腺扫描"热"结节消失,周围甲状腺组织重新显影。

甲状腺结节可并发于各种甲状腺疾病,如单纯性甲状腺肿、甲状腺炎、甲状腺肿瘤等,其结节有单发或多发,临床上有良恶之分。良性的甲状腺结节主要包括结节性甲状腺肿、甲状腺腺瘤等;恶性的甲状腺结节则以甲状腺癌为主,另外还包括甲状腺淋巴瘤、转移瘤等。

甲状腺疾病的诊断方法如下。

甲状腺B超检查:可显示结节为实性、囊性或混合性病变。单个的实性结节恶性的可能性较高,混合性结节也有恶性的可能,而单纯的囊性结节恶性的概率较低。

甲状腺核素扫描:根据结节对放射性核素的摄取能力,将甲状腺结节分为"热"结节和"冷"结节。"热"结节是功能自主性甲状腺结节,多为良性。"冷"结节有癌变的可能,但多个"冷"结节多为良性腺瘤或结节。此外,若结节内有出血或囊性变,则也可表现为"冷"结节。

颈部X线检查:结节上有细小或砂粒样钙化者,可能为乳头状癌的砂粒体。大且不规则的钙化可见于退行性变的结节性甲状腺肿或甲状腺癌。若气管有浸润或变形,则提示有恶性病变。

甲状腺细针穿刺细胞学检查:该检查操作简单、安全,对鉴别良恶性结节帮助很大。

甲状腺功能测定:功能自主的毒性结节多发生甲状腺功能亢进,亚急性甲状腺炎的早期患者也可有功能亢进,慢性淋巴细胞性甲状腺炎患者的甲状腺功能可以是正常、亢进或减低。其余病变引起的甲状腺结节功能大多数正常。

(黄　佳　郑　勇)

Case 14　分化型甲状腺癌皮肤转移

简要病史)))

　　患者,男性,82岁。8年前,患者发现左侧甲状腺结节,甲状腺超声检查示:甲状腺左叶囊实性包块,不排除癌变的可能。后行双侧甲状腺切除＋颈部淋巴结清扫术,术后病理示:(左)甲状腺乳头状癌,伴淋巴结转移(＋＋＋＋＋/24)。术后行^{131}I清除DTC术后残留的甲状腺组织治疗一次(剂量不详)。1年前,右颈部出现肿胀;4个月前,加重。颈部超声检查示:①甲状腺左叶床区低回声结节,考虑转移灶的可能;②左颈部Ⅱb、Ⅳ区及锁骨上区,右颈部Ⅲ、Ⅳ区及锁骨上区多发异常回声结节,考虑转移灶的可能。1个月前,给予核素治疗,停用左甲状腺素钠片;停药10天后,右侧颈部及右侧前胸壁出现多个红色的类圆形皮下结节,大小不等,最大者约为花生米大小,最小者约为花椒大小,质地均较硬,活动度差,偶有压痛,部分结节逐渐增大。颈部超声检查提示:①甲状腺左叶床区低回声结节,考虑转移灶的可能;②左颈部Ⅱb、Ⅳ区及锁骨上区,右颈部Ⅲ、Ⅳ区及锁骨上区多发异常回声结节,考虑转移灶的可能;③右颈部肌层回声改变伴血供丰富,考虑癌肿侵犯。右侧腋下多发淋巴结肿大,考虑病灶转移的可能。右下颈部结节细针穿刺活检病理示:(胸部皮肤)低分化癌,结合病史及免疫组化,考虑为转移性甲状腺癌。

实验室检查)))

　　停用左甲状腺素钠片前:促甲状腺激素5.21mU/L,甲状腺球蛋白50.48ng/mL,甲状腺球蛋白抗体1.17U/mL。停用左甲状腺素钠片后:促甲状腺激素45.24mU/L,甲状腺球蛋白200.36ng/mL,甲状腺球蛋白抗体1.21U/mL。

其他影像检查资料)))

　　胸部CT检查影像见图14－1和图14－2。

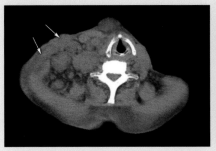
图 14 - 1

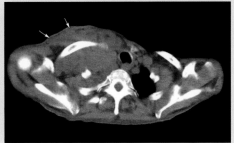
图 14 - 2

SPECT符合线路影像

SPECT符合线路影像见图14-3~图14-8。

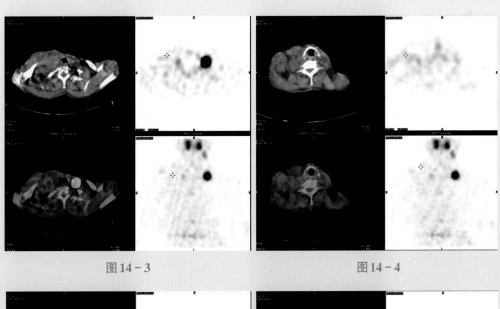

图 14 - 3

图 14 - 4

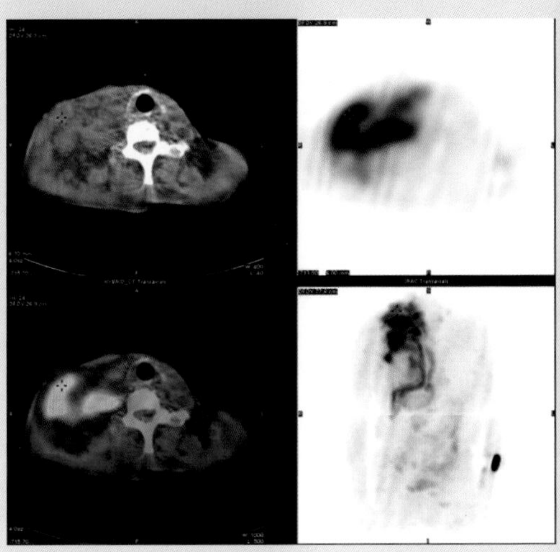

图 14 - 5

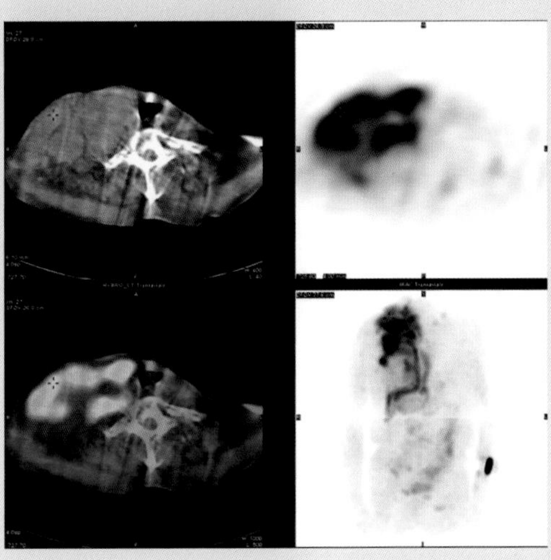

图 14 - 6

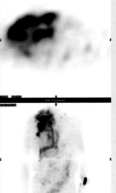

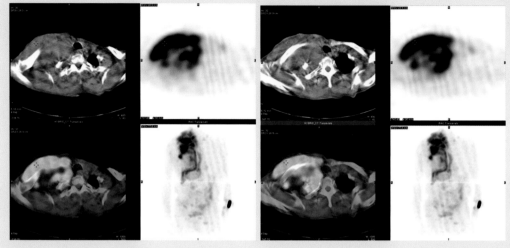

图 14 - 7   图 14 - 8

影像解读 》》》

胸部CT影像(见图14-1和图14-2)示:双侧颈根部(以右侧为主)、右侧腋窝及邻近皮肤多发软组织灶,结合病史多考虑转移的可能。

碘断层(见图14-3和图14-4)示:左侧颈区及双侧锁骨上区摄^{131}I组织影,考虑淋巴结摄取。

^{18}F-FDG代谢显像(见图14-5～图14-8)示:在双侧颈根部(以右侧为著)、右侧腋窝、右侧上胸部皮肤及软组织可见大片状葡萄糖代谢增高影,同机CT可见双侧颈根部(以右侧为著)、右侧腋窝及右侧上胸部增厚伴多发结节,其内葡萄糖代谢增高,首先考虑转移的可能。

最终诊断 》》》

右下颈部结节细针穿刺活检病理(见图14-9和图14-10)示:(胸部皮肤)低分化癌,结合病史及免疫组化,考虑为转移性甲状腺癌。图14-9为TTF-1(+),图14-10为Pax-8(+)。

免疫组化:TTF-1(+),CK(pan)(+),VM(+),Pax-8(+),CK7(部分+),TG(-),WT-1(-),Calretinin(-),CK5/6(-),EA(-),SP-A(-),Napsin A(-),Calcitonin(-)。

甲状腺术后病理:(左)甲状腺乳头状癌,伴淋巴结转移(+++++/24)。

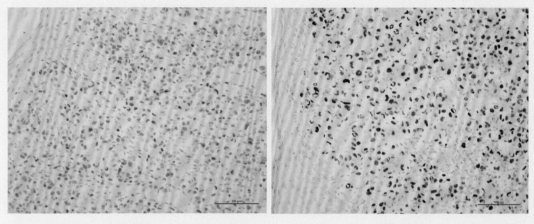

图 14 - 9　　　　　　　　　　　　　　　　图 14 - 10

鉴别诊断)))))

原发性皮肤肿瘤。

教学要点)))))

分化型甲状腺癌(DTC)起源于甲状腺滤泡细胞,它包括乳头状癌、滤泡状癌及Hürthle细胞癌。DTC进展缓慢,大多数局限于甲状腺内,仅有少部分(4%~15%)发生远处转移。最常见的远处转移部位为肺和骨,其他部位的远处转移比较少见,包括脑、皮肤、肝脏、软组织、腮腺、乳腺、肾及胰腺等。

Madani等回顾了所有关于DTC远处转移的文献发现,除肺转移和骨转移外,在DTC的少见转移中,脑转移居首位(44%),其次为皮肤转移(17%)和肝转移(8%)。DTC皮肤转移的组织学表现各不相同,乳头状癌在其中占一定优势(约为43%)。皮肤转移的平均发病年龄为63岁,男女发病率均等。皮肤转移可以是隐匿性DTC的首发症状,典型表现为缓慢生长的红斑或红色结节,常发生于头皮、面部及颈部,其中近2/3的病例为头皮转移。皮肤病变可以是孤立的或多发的,通常没有症状,少数可发生溃疡。Varma等报道了3例乳头状癌皮肤转移出现溃疡的病例。

DTC发生皮肤转移常预后不良,临床一般采取姑息治疗。识别与明确DTC皮肤转移是监测病情的关键。当临床发现红色皮肤结节,特别是头皮上的结节时,应考虑DTC转移的可能,这对有DTC病史的患者尤为重要。^{131}I全身显像有助于诊断,对可疑病例应行细针穿刺活检,而甲状腺球蛋白(TG)免疫组化染色是明确诊断的有力依据。

参考文献

[1] Clark J R, Lai P, Hall F, et al. Variables predicting distant metastases in thyroid cancer [J]. Laryngoscope, 2005, 115(4): 661 – 667.

[2] Aggarwal V, Bhargav P R, Mishra A, et al. Clinico-pathological characteristics and long-term outcome in patients with distant metastases from differentiated thyroid carcinoma[J]. World J Surg, 2007, 31(1): 246 – 247.

[3] Mazzaferri E L, Massoll N. Management of papillary and follicular (differentiated) thyroid cancer: new paradigms using recombinant human thyrotropin[J]. Endocrine Related Cancer, 2002, 9(4): 227 – 247.

[4] Madani A, Jozaghi Y, Tabah R, et al. Rare metastases of well-differentiated thyroid cancers: a systematic review[J]. Ann Surg Oncol, 2015, 22(2): 460 – 466.

[5] Koller E A, Tourtelot J B, Pak H S, et al. Papillary and follicular thyroid carcinoma metastatic to the skin: a case report and review of the literature[J]. Thyroid, 1998, 8 (11): 1045 – 1050.

[6] Camacho V, Rodríguez-Revuelto A, Flotats A, et al. Skin metastasis of follicular thyroid carcinoma[J]. Eur J Nucl Med Mol Imaging, 2010, 37(6): 1237.

[7] Karabekir H, Polat C, Aktepe F, et al. Unusual scalp metastasis from follicular thyroid carcinoma[J]. Saudi Med J, 2011, 32(8): 849 – 851.

[8] Dahl P R, Brodland D G, Goellner J R, et al. Thyroid carcinoma metastatic to the skin: a cutaneous manifestation of a widely disseminated malignancy[J]. J Am Acad Dermatol, 1997, 36(4): 531 – 537.

[9] Varma D, Jain S, Khurana N. Papillary carcinoma of thyroid presenting with skin ulceration[J]. Cytopathology, 2007, 18(4): 260 – 271.

（牟 达 权友琼 楼 岑）

Case 15　颈部神经母细胞瘤

简要病史

患者,女性,4岁。家属发现患儿在无明显诱因下右颈部肿块2个月余,初为蚕豆大小,无明显疼痛,无红肿,偶有咳嗽,无发热,无呼吸困难,无呕吐等;神志清,精神可,生命体征平稳;心脏听诊未及杂音;双肺呼吸音清,未及啰音;腹平软,无压痛及反跳痛。当地医院予以抗感染治疗后未见明显好转。为进一步明确诊断,来院行PET/CT检查。

实验室检查

肿瘤指标:神经元特异性烯醇化酶(NSE) 18.69ng/mL(↑),CEA 1.63ng/mL,CA19-9 4.36U/mL,CA125 10.28U/mL,AFP 1.13ng/mL。血常规、生化、红细胞沉降率及其他常规检查指标均无明显异常。

其他影像检查资料

CT影像见图15-1和图15-2。

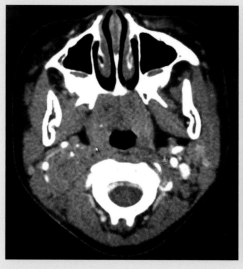
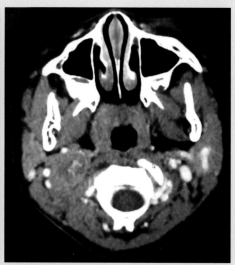

图15-1　　　　　　　　　　　　　　　　图15-2

PET/CT影像)))

PET/CT影像见图15-3和图15-4。

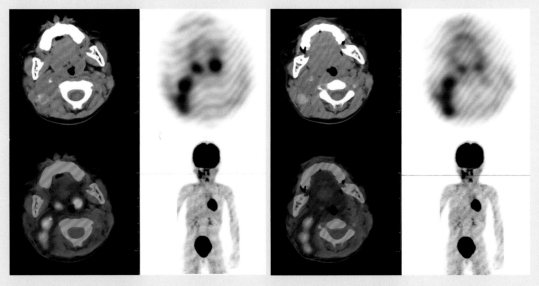

图15-3   图15-4

影像解读)))

CT影像(见图15-1和图15-2)示:右颈鞘内软组织密度影,内伴不规则小片状钙化,增强后中度强化。

CT影像示右颈部多发大小不等的软组织密度结节影及肿块影,内伴小片状钙化影;PET显像对应处放射性摄取均异常浓聚,SUV_{max}为5.46(见图15-3和图15-4)。

最终诊断)))

最终诊断为神经母细胞瘤。

鉴别诊断)))

1. 转移瘤。
2. 淋巴瘤。
3. 结核。
4. 神经母细胞瘤。

　　神经母细胞瘤(NB)是儿童最常见的颅外实体性恶性肿瘤,来源于神经脊的原始神经外胚层移行细胞或多潜能交感干细胞,发生于肾上腺髓质、腹膜后、后纵隔、下颈部及盆腔后壁交感神经系统,其年发病率为0.003‰～0.01‰。约50%的患儿在2岁之前发病,90%的患儿发病时年龄小于5岁。NB转归差异很大,预后与发病年龄和肿瘤分期密切相关,1岁以内的患儿即使病灶有转移,其预后也比1岁以上的患儿好。NB的临床症状和体征变化多端且缺乏特异性。多数患儿较消瘦,表现为发热、体重下降、腹泻、贫血、高血压及局部肿块等,发生于颈部的病例由于肿瘤压迫或破坏颈交感神经,可伴有Horner综合征。实验室检查显示,80%～90%的患者尿内儿茶酚胺及其代谢产物水平有升高。NSE是神经内分泌细胞的糖酵解酶的同工酶,存在于神经元、神经内分泌细胞中,而起源于这类细胞的肿瘤也常有异常表达。NSE是NB最敏感的指标之一,对于NB的诊断、鉴别诊断具有重要意义。

　　本例患儿病变发生于颈部,相对少见,仅表现为颈部局部肿大,但实验室检查发现多项肿瘤标志物中仅血NSE水平升高,这对诊断具有很好的指导意义。

　　NB影像学表现相对具有特征性,肿瘤大小不一,一般较大,易越过中线生长,不仅压迫而且包绕周围血管,与其他肿瘤多表现为压迫血管的生长方式有所不同。NB易发生钙化及囊变,肿瘤的钙化发生率为76.5%,囊变率为52.9%。NB钙化的特点为散在或弥漫分布的沙粒状,也可有弧形或斑块状钙化,这些征象都有助于鉴别转移瘤、淋巴瘤及结核等。

　　近年来,^{18}F-FDG PET/CT检查作为一种能够实现功能代谢与解剖形态同机融合的新型影像诊断技术,在对肿瘤的良恶性鉴别,尤其是对恶性肿瘤的诊断和全身分期方面具有明显的优越性。对于NB原发灶的检出,^{18}F-FDG PET/CT显像的阳性率较高,即使肿瘤代谢程度不高,但大部分肿瘤合并有较为特征性的钙化,客观上也有助于在同机CT图像上对病灶进行识别。^{18}F-FDG PET/CT显像的优势并不仅仅体现在对原发灶的定位和诊断,更重要的是体现在对转移灶的全面检出,即对疾病分期的准确判断上,包括对淋巴结、骨骼、骨髓、脑膜和椎管转移灶的识别,尤其是对胸腹部隐匿部位的淋巴结转移灶,PET/CT较常规SPECT、CT扫描有更高的灵敏度与特异度。总之,儿童NB的特征性^{18}F-FDG PET/CT表现为体积常较大,密度混杂影合并钙化,易包绕大血管,多合并淋巴结及远处器官转移,肿瘤的^{18}F-FDG摄取程度与肿瘤内钙化成分的多少、大小、肿瘤的分化程度均有关,放射性分布多不均匀,这与肿瘤中心出现坏死囊性变有关。高代谢区常常集中于肿瘤周边部位,中心囊性变区域多为放射性分布稀疏减低,这可以为儿童NB的术前诊断和准确分期提供客观的影像学依据。

参考文献 》》

[1] Urayama K Y, Von Behren J, Reynolds P. Birth characteristics and risk of neuroblastoma in young children[J]. Am J Epidemiol, 2007,165(5):486 - 495.

[2] Boubaker A, Bishof Delaloye A. Nuclear medicine procedures and neuroblastoma in childhood: their value in the diagnosis, staging and assessment of response to therapy [J]. Q J Nucl Med, 2003,47(1):31 - 40.

[3] Evans A E, D'Angio G J. Age at diagnosis and prognosis in children with neuroblastoma[J]. J Clin Oncol, 2005,23(27):6443 - 6444.

[4] 梁贵友,刘唐彬. CD44在神经母细胞瘤预后评价中的意义[J]. 中华小儿外科杂志,1998,19(1):23 - 25.

(潘建虎　沈小东　陈泯涵　张宝燕)

Case 16　颈部外周T细胞淋巴瘤伴大片坏死

简要病史 》》》

　　患者,男性,47岁。因"发现左侧颈部肿块2个月,术后1个月再发"入院。

　　2个多月前,患者在无明显诱因下发现左侧颈部上方有一较大肿块,约鸡蛋大小,伴压痛,偶有咳嗽、咳痰(白痰),伴左侧咽部异物感,无声音嘶哑,行PET/CT检查。给予口咽部肿块切除活检术。

　　术后1个月,患者再次发现左侧颈部肿块,并逐渐增大而来就诊,无发热、畏寒。体格检查:左侧颈部下颌角周围可及一大小为50mm×60mm的肿块,边界不清,轻压痛,无活动,无红热表现。

实验室检查 》》》

　　血常规:白细胞计数$3.4×10^9$/L(中性粒细胞百分比为88.7%),CRP 10mg/L,余指标正常。尿常规、大便常规、肿瘤标志物、血生化、凝血功能均在正常范围内。

其他影像检查资料 》》》

　　颈部MR平扫+增强影像见图16-1。

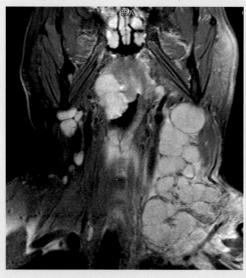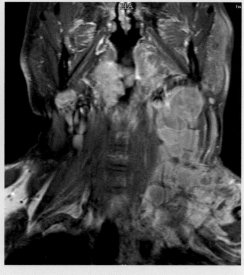

A　　　　　　　　　　　　B

图16-1

PET/CT 影像))) --

PET/CT 影像见图 16 - 2。

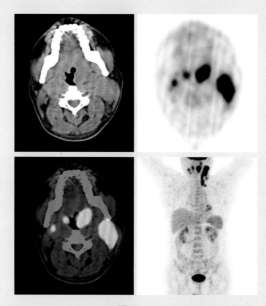

图 16 - 2

影像解读))) --

颈部 MR 平扫＋增强影像(见图 16 - 1)示:两侧咽旁间隙、两侧颌下及两侧颈部见多发肿大淋巴结影,尤以左侧为甚;病灶 T_1WI 呈等或稍低信号,T_2WI 呈高信号,DWI 呈高信号,增强扫描大部分病灶可见强化,部分囊变病灶边缘强化,考虑炎性病变坏死脓肿。

PET/CT 影像(见图 16 - 2)示:双侧口咽侧壁软组织密度肿块影,SUV_{max} 为 10.8;双侧颈部及锁骨区多发淋巴结肿大,^{18}F-FDG 代谢异常增高,SUV_{max} 为 13.8。PET/CT 诊断考虑淋巴瘤。

最终诊断))) --

第一次颈部术后病理提示:(左侧扁桃体)淋巴组织活跃增生伴肉芽肿性炎,CD3、CD20、CD21(示正常免疫结构尚存),Bcl-2(－),Ki-67(35％＋),PAS(－),六胺银(－),抗酸(－)。

第二次颈部术后病理提示:(左颈部)淋巴组织异常增生伴肉芽肿性炎,并见大片坏死,CD3(＋),CD15(－),CD20(残留细胞＋),CD30(个别＋),Ki-67(50％＋),

CD21(－),Bcl-6(散在＋),ALK(－),Bcl-2(散在＋),EBER(散在＋),PAS(－),AB(－),六胺银(－),抗酸(－)。

结合免疫组化,考虑外周T细胞性淋巴瘤(注:可能与EB病毒感染相关)。

鉴别诊断

1. 颈部脓肿

此例患者术后1个月再发颈部肿块,虽然MR影像提示肿块伴坏死,需要考虑脓肿,但是患者无发热、畏寒,无明显局部红肿热痛,血常规血象升高不明显。

2. 组织细胞性坏死性淋巴结炎

组织细胞性坏死性淋巴结炎与恶性淋巴瘤有相似的临床症状,发热、淋巴结肿大,临床及影像学鉴别诊断较为困难,依赖于病理。组织细胞性坏死性淋巴结炎镜下在凝固性坏死基础上可见大量核碎片和吞噬有核碎片的吞噬细胞,坏死周边淋巴组织增生活跃,并可见增生的淋巴滤泡;而恶性淋巴瘤内坏死为贫血性,无核碎片,淋巴细胞为单一型弥漫增生,细胞有异型性。

3. 猫抓性淋巴结炎

猫抓性淋巴结炎早期淋巴组织增生活跃,并可见坏死灶,可与恶性淋巴瘤混淆,但只要注意患者有无猫抓史,并是否伴随皮肤病变,一般不难识别。

教学要点

该病例系中年男性患者,PET/CT扫描显示左侧扁桃体肿大以及左侧颈部明显肿大团块影,伴^{18}F-FDG代谢异常增高。虽然首先考虑淋巴瘤的可能性高,但也需要鉴别诊断以排除其他原因引起的相同表现,如应与坏死增生淋巴结良性病变或脓肿及组织细胞性坏死性淋巴结炎相鉴别。

第一次病理结果:淋巴组织活跃增生伴肉芽肿性炎。但病变进展迅速,再行MR检查见坏死出现。最终病理结果和免疫组化提示:T细胞性恶性淋巴瘤。该淋巴瘤在临床上不少见,侵袭性较高,肿瘤生长迅速,淋巴结异常肿大,局部缺血而形成大片坏死。

参考文献

[1] 莫居容.伴大片坏死T细胞性淋巴瘤一例[J].海南医学,2001,12(6):100.

(赵　葵　陈冬河)

第二篇

胸 部

Case 17　纵隔内异位甲状旁腺腺瘤

简要病史 ▶▶

患者,男性,53岁。因"反应迟钝2周,行走困难10天,加重4天"入院。

2周前,因"急性胰腺炎"在当地医院治疗好转后出院;10天前,在无明显诱因下出现行走困难,抬脚乏力,并逐渐加重;4天前,出现不能行走,伴胃纳差,无恶心、呕吐,无腹痛、腹泻,无发热、寒战等。否认有外伤、手术史;否认有高血压、糖尿病、肝炎及肺结核病史;否认有吸烟、饮酒史。

实验室检查 ▶▶

总血清钙3.81mmol/L(2.03~2.54mmol/L),血清磷0.79mmol/L(0.87~1.45mmol/L),血清镁0.63mmol/L(0.70~1.10mmol/L),甲状旁腺素757.7pg/mL(15.0~65.0pg/mL)。

血常规、肝肾功能及肿瘤标志物正常。

其他影像检查资料 ▶▶

甲状腺、甲状旁腺及泌尿系B超检查正常。

胸部增强CT检查见图17-1。

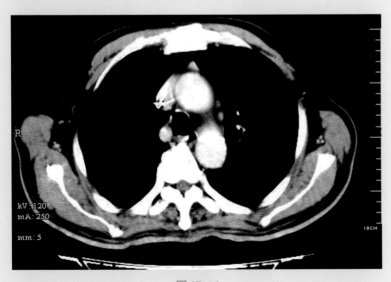

图17-1

SPECT/CT 影像

SPECT/CT 影像见图 17 - 2 和图 17 - 3。

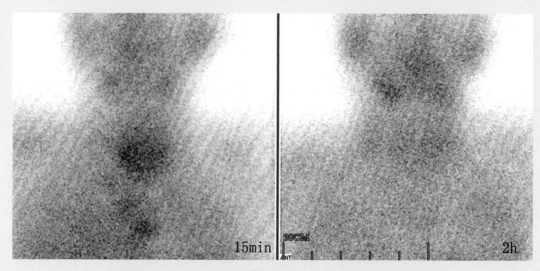

图 17 - 2

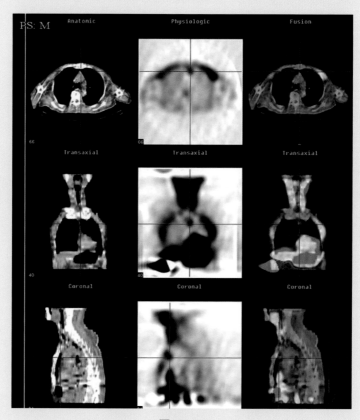

图 17 - 3

影像解读))))

胸部增强CT影像(见图17-1)示:前上纵隔小结节灶,边界清,密度尚均,未见明显强化。

静脉注射^{99m}Tc-MIBI 25mCi后,15min及2h行颈前显像(见图17-2)。初始相:甲状腺显像清晰,位于颈前正中,形态、大小正常,放射性分布均匀,甲状腺下方胸骨后部位可见类圆形放射性分布浓聚影。延迟相:甲状腺及胸骨后浓聚影基本消失,2h后SPECT/CT融合影像提示前纵隔结节影摄取显像剂(见图17-3)。

最终诊断))))

胸外科行胸腔镜前上纵隔肿瘤摘除术,术中及术后病理均提示:瘤体内间质血供丰富,间质将瘤体分隔成片状,主细胞呈类圆形,大小一致;染色深瘤体内间质血供丰富,间质将瘤体分隔成片状,主细胞呈类圆形,大小一致,染色深,符合甲状旁腺腺瘤[见图17-4,HE染色(200×)]。患者术后PTH水平逐渐下降,术后第4天,PTH 37.5pg/mL,血钙、血磷水平均正常。出院后,回当地医院进行康复治疗。随访4年,PTH水平正常。

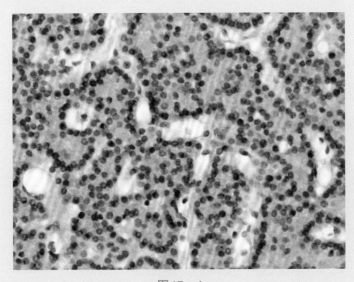

图17-4

鉴别诊断))))

1. 纵隔胸腺瘤。

2. 淋巴瘤。

教学要点)))

相关文献报道,6.0%~26.2%的患者甲状旁腺瘤为异位性(多位于胸腺、甲状腺、心包膜或食管后)。在胚胎发育过程中,上甲状旁腺由第四咽囊的背翼上皮发生,下甲状旁腺由第三咽囊的背翼上皮分化而来,与胸腺一起下降,在下降过程中发生停顿形成异位甲状旁腺。异位位置可为纵隔、颈动脉鞘、气管旁沟、锁骨上窝、胸腺内等。若异位甲状旁腺瘤合成和释放过多的PTH,可导致钙、磷及骨代谢紊乱的全身性疾病,包括反复发作的肾结石、消化性溃疡、精神改变以及广泛的骨吸收。

该例患者以急性胰腺炎起病,经治疗好转后出现精神症状,发现甲状旁腺激素水平增高,高血钙,低血磷,且无慢性肾病、骨转移瘤、骨髓瘤等病史,原发性甲状旁腺功能亢进诊断明确,常规甲状旁腺B超检查及核素 ^{99m}Tc-MIBI 双时相显像在甲状腺床区未发现异常,增强CT发现前纵隔小结节, ^{99m}Tc-MIBI 在初始相发现纵隔局限性显像剂存在,SPECT/CT定位此次结节摄取 ^{99m}Tc-MIBI,异位甲状旁腺瘤诊断明确。

^{99m}Tc-MIBI进入甲状旁腺的机制主要是主动运输与被动扩散,而功能亢进的腺瘤细胞增大的膜电位可促进上述转运过程,其在早期相即可显示,与文献报道一致。甲状旁腺瘤对 ^{99m}Tc-MIBI 的摄取不仅与病灶的体积、功能状态有关,而且与 ^{99m}Tc-MIBI 在甲状旁腺瘤中的清除速率有关。本病例病灶较小,摄取程度较低,在瘤体内清除速率较快及胸骨的放射性衰减是造成病灶在延迟平面显像中显示欠佳的可能原因。而SPECT/CT既减低了胸骨放射性衰减对病灶显示的影响,又显示了摄取病灶的解剖定位,为异位甲状旁腺瘤的手术治疗提供了准确的依据。

参考文献)))

[1] Noussios G, Anagnostis P, Natsis K. Ectopic parathyroid glands and their anatomical, clinical and surgical implications[J]. Exp Clin Endocrinol Diabetes, 2012, 120(10): 604-610.

[2] Mendoza V, Ramírez C, Espinoza A E, et al. Characteristics of ectopic parathyroid glands in 145 cases of primary hyperparathyroidism[J]. Endocr Pract, 2010: 16(6): 977-981.

[3] Zerizer I, Parsaï A, Win Z, et al. Anatomical and functional localization of ectopic parathyroid adenomas: 6-year institutional experience[J]. Nucl Med Commun, 2011, 32(6): 496-502.

[4] Elaraj D M, Sippel R S, Lindsay S, et al. Are additional localization studies and

referral indicated for patients with primary hyperparathyroidism who have negative sestamibi scan results?[J]. Arch Surg, 2010,145(6):578 - 581.

[5] Yutaka Y, Omasa M, Shikuma K, et al. Video-assisted mediastinoscopic resection of ectopic parathyroid adenoma[J]. Asian Cardiovascular & Thoracic Annals, 2012,20 (6):731 - 733.

[6] Kumar K V, Jha S, Shaikh A, et al. Single photon emission computed tomography-CT in ectopic parathyroid adenoma [J]. Indian Journal of Endocrinology and Metabolism, 2011,15(4):335 - 336.

（杨　君）

Case 18　粟粒性肺结核

简要病史

　　患者,男性,73岁。5个月前,受凉后出现咳嗽、咳痰,病初以干咳为主,偶有少量黏痰,能咳出,无痰血,无畏寒、发热,无低热、盗汗,夜间无阵发性呼吸困难,至当地医院就诊(具体诊治经过不详)后,上述症状略改善。3个月前,咳嗽、咳痰较前加重,伴少量黄白痰,部分能咳出,夜间咳嗽明显,平躺时伴胸闷,无胸痛、咯血,无胸闷、心悸,无黑矇晕厥,至当地医院诊治,考虑"肺部占位:结核可能性大",予以抗感染等对症支持治疗(具体诊治经过不详)后,上述症状改善不明显。半个月前,咳嗽、咳痰较前加重,以干咳为主,痰不易咳出,伴乏力明显,无头晕、头痛,无恶心、呕吐,无腹胀、腹泻;神志清,精神稍软,近4个月体重下降10多千克。患者为泥水工人,既往有"血吸虫肝硬化",自诉恢复尚可。否认有烟酒嗜好,余既往史无殊。

实验室检查

　　肺炎支原体IgM(胶体金)弱阳性。

　　血常规示:白细胞计数$4.5×10^9$/L,中性粒细胞百分比79.4%,CRP 20.1mg/L。

　　ESR 16mm/h,T-SPOT. TB阴性。

　　生化系列检查:总蛋白48.0g/L,白蛋白26.5g/L,前白蛋白84mg/L。

　　细菌内毒素检查:细菌内毒素0.645EU/mL。

　　2016年5月5日,行血常规+超敏CRP:白细胞计数$2.2×10^9$/L,嗜中性粒细胞百分比78.1%,淋巴细胞百分比6.8%,嗜中性粒细胞计数$1.7×10^9$/L,红细胞计数$3.46×10^{12}$/L,血红蛋白98g/L,血小板计数$55×10^9$/L,超敏CRP 31.0mg/L。

　　肿瘤标志物检验(男性):CA19-9 41.7U/mL,CYFRA21-1 3.9ng/mL。

PET/CT 影像

PET/CT影像见图18-1～图18-6。

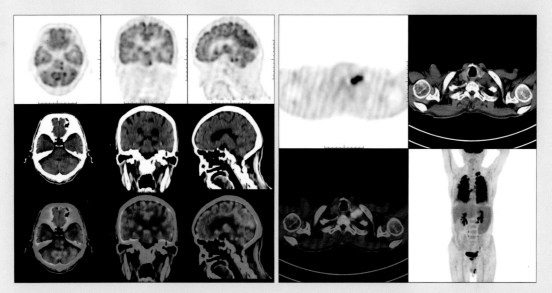

图18-1   图18-2

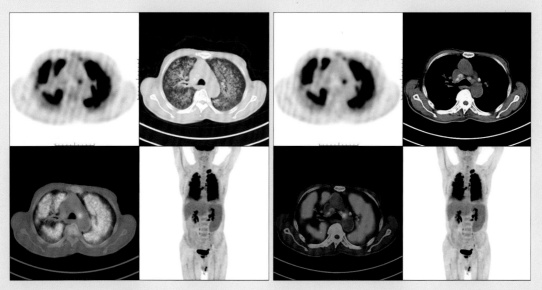

图18-3   图18-4

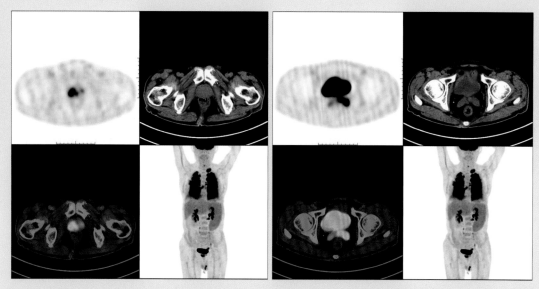

图 18 - 5 　　　　　　　　　　　　　　　　图 18 - 6

影像解读

　　PET/CT影像示:脑干、小脑及右侧颞叶多发结节状放射性摄取增高,SUV$_{max}$为6.6(见图18-1)。左侧锁骨区多发肿大淋巴结,部分有融合趋势,放射性摄取增高,SUV$_{max}$为6.4(见图18-2)。两肺多发大小均匀、肺野分布均匀、阴影密度均匀的粟粒状密度增高影,边缘模糊,放射性摄取增高,SUV$_{max}$为10.5(见图18-3)。纵隔多发淋巴结肿大,放射性摄取增高,SUV$_{max}$为4.2(见图18-4)。前列腺右侧见结节状放射性摄取增高,SUV$_{max}$为9.1(见图18-5)。精囊腺弥漫性放射性摄取增高,SUV$_{max}$为11(见图18-6)。

最终诊断

　　左颈淋巴结穿刺涂片:见成片干酪样坏死,符合淋巴结结核的诊断。
　　最终诊断为粟粒性肺结核。

鉴别诊断

　　1. 淋巴瘤。
　　2. 前列腺癌。

教学要点))) --

粟粒性肺结核是由大量结核杆菌一次性侵入机体,经由血液循环进入肺内形成的。其影像表现为肺内多发的大小均匀、肺叶分布均匀、阴影密度均匀的粟粒状高密度结节及"三均匀综合征"。因其通过血液循环进入体内,故常出现全身的结核表现。该病的治疗为抗结核治疗,对于有严重中毒症状及呼吸困难者,可应用糖皮质激素。

(赵天涯　温广华)

Case 19　获得性免疫缺陷综合征并卡氏肺囊虫肺炎

简要病史 ▶▶▶ --------

　　患者,男性,39岁。胸闷、气促伴乏力20余天,活动后症状加重,自觉呼吸费力,伴全身乏力,以双下肢明显,偶有少许咳嗽、咳痰,咳少许白痰,以晨间明显,口腔有黏膜白斑,无咯血,无胸痛,无头晕、头痛,无咽痛,无鼻塞、流涕,无恶心、呕吐,无腹痛、腹泻,无尿频、尿急、尿痛,无盗汗。

实验室检查 ▶▶▶ --------

　　入院体温最高达39℃。

　　血常规示:白细胞计数$2.6×10^9$/L(↓),淋巴细胞百分比15.7%(↓),红细胞计数$2.99×10^{12}$/L(↓),血红蛋白93g/L(↓),血小板计数$119×10^9$/L(↓)。

　　血气分析:氧分压56mmHg,氧饱和度88.2%。

　　结核DNA阴性。

　　梅毒螺旋体特异抗体(酶免法)阳性,不加热血清反应素试验阳性,TRUST滴度1:1,HIV抗原/抗体初筛(↑↑↑)。

　　T淋巴细胞亚群:辅助性T细胞百分比(CD3+,CD4+)2.0%(↓),辅助性T细胞数(CD3+,CD4+)6/μL(↓),细胞毒T细胞百分比(CD3+,CD8+)54.5%(↑),细胞毒T细胞数(CD3+,CD8+)164/μL(↓),CD4/CD8比值为0.04(↓),总T淋巴细胞百分比(CD3+)68.3%,总T淋巴细胞数(CD3+)205/μL(↓),淋巴细胞总数300/μL(↓)。

　　痰液中未发现抗酸杆菌。

　　乙肝表面抗原阴性。

其他影像检查资料 ▶▶▶ --------

　　CT复查影像见图19-1。

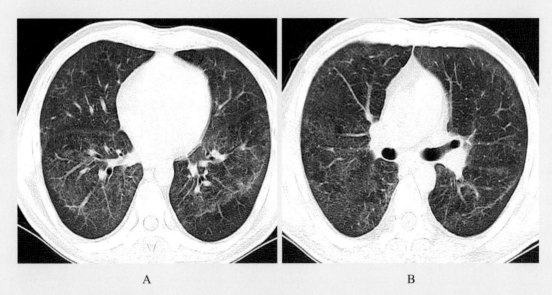

A   B

图 19 - 1

PET/CT影像)))

PET/CT影像见图19-2和图19-3。

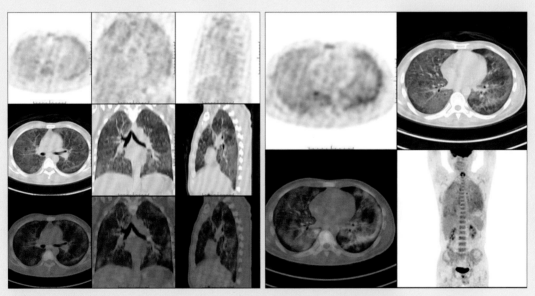

图 19 - 2   图 19 - 3

影像解读)))

　　入院后,抗卡氏肺囊虫肺炎(PCP)治疗半个月后复查CT(见图19-1)示:两肺内磨玻璃影明显吸收好转,遗留少量斑痕条索影及气囊影。

PET/CT影像(见图19-2和图19-3)示:两肺见弥漫磨玻璃样、片絮状密度增高影,边缘模糊,局部呈地图样分布,间杂少量间质性改变,放射性摄取增高,SUV_{max}为3.0;周围肺组织通气不良,见散在薄壁透亮影;肺内未见异常结节或团块影。纵隔及两侧肺门见多发轻度增大淋巴结,放射性摄取稍增高,SUV_{max}为3.9。余全身未见肿大或异常浓聚淋巴结影。综合考虑肺部机会性感染。

最终诊断)))

在该患者病理标本中发现卡氏肺囊虫(见图19-4)。

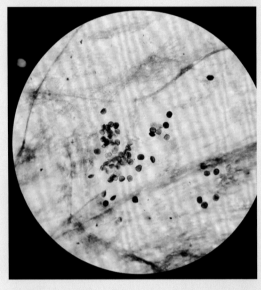

图19-4

综合临床相关血液检验,HIV、梅毒阳性,白细胞进行性减低以及T淋巴细胞亚群等,提示HIV肺部感染。

鉴别诊断)))

真菌或细菌感染。

教学要点)))

HIV主要攻击人体T淋巴细胞,使人体丧失免疫功能,从而诱发各种机会性感染和(或)恶性肿瘤。由于在其发病的不同阶段,机体处于不同的免疫抑制状态,可诱发不同的继发病变,且多种并发症可同时存在,因此其影像学表现复杂多样。HIV主要经性接触、血液和母婴传播。HIV潜伏期较长,一般为2~10年。AIDS的主要临床表现有不明原因的发热,乏力,畏食,体重下降,慢性腹泻,易感冒,咽、喉部出现白斑。除全身淋巴结肿大外,患者还可有肝大、脾大。当患者发生肺部机会性感染时,主要表现为慢性咳嗽及短期发热,呼吸短促和发绀,动脉血氧分压低。另外,患者还会出现神经系统症状,如头痛、癫痫等;胃肠道症状,如咽痛和胸骨后烧灼感等;以及有皮肤黏膜、眼部等部位的症状。

PCP早期影像可表现正常,随着病情的进展,在大部分患者可见肺门周围和双侧中下肺野间质性或磨玻璃样浸润,并可快速进展累及全肺。本例患者在同机CT片上的典型表现为磨玻璃样阴影从肺门区伸向周围肺野,部分病灶呈局限分布,周围散在薄壁空洞;PET/CT显示肺内弥漫性病灶^{18}F-FDG代谢增高。治疗后,复查CT显示肺内病灶明显吸收,仅遗留少量斑痕条索影或气囊影;晚期PCP患者可出现气胸,甚至出现广泛性纵隔气肿。

若临床表现为咳嗽无痰、胸痛、气促、无热或短期低热,且肺部体征轻微,影像检查可见上述典型表现,则应结合患者的个人生活史及实验室抗HIV抗体检查,考虑PCP的可能。

参考文献

[1] 王东,李智传,刁胜林. 艾滋病胸部病变的影像学表现[J]. 实用医技杂志,2005,12(1a):14 – 16.

[2] 张有彬,李银官. AIDS病患者常见的胸部影像表现及其病理机制初步探讨[J]. 福建医药杂志,2001,23(4):7 – 8.

[3] 杨根东,党勇,陈志刚. 艾滋病合并卡氏肺孢子虫肺炎的影像分析[J]. 实用放射学杂志,2001,17(6):411 – 412.

（肖扬锐　王祖飞）

Case 20　局灶性机化性肺炎

简要病史))

　　患者,男性,49岁。因"反复咳嗽1年余,加重伴咯血3天"入院。无发热,无胸痛、胸闷,无呼吸困难,无午后低热,无盗汗、乏力,症状可自行缓解。饮酒后咳嗽加重,咯鲜血,少量。既往身体健康,有吸烟史(900支/年),有饮酒史30余年。

实验室检查))

　　白细胞计数4.38×10⁹/L,中性粒细胞百分比67.9%,红细胞计数3.6×10¹²/L,血红蛋白117g/L。血浆D-二聚体浓度>16.0μg/mL;CEA 1.98ng/mL,CA19-9 3.18U/mL,铁蛋白248.46μg/L,NSE 6.25μg/L。

其他影像检查资料))

　　胸部CT平扫＋增强影像见图20－1。

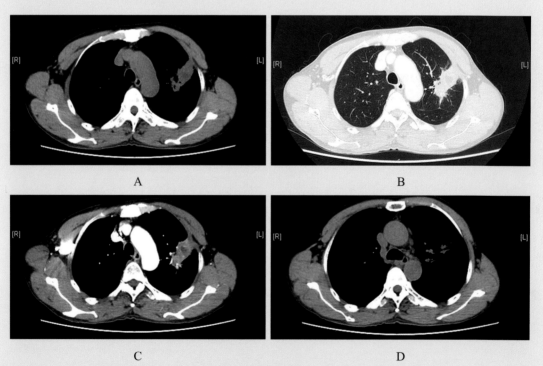

图20－1

PET/CT影像)))

肺PET/CT影像见图20-2。

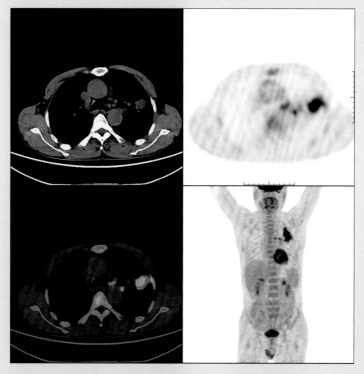

图20-2

影像解读)))

胸部CT平扫＋增强影像(见图20-1)示:左肺上叶前段见不规则软组织肿块影,长为37mm,密度欠均匀,中央密度稍低,可见分叶及毛刺,邻近胸膜受牵拉,增强后明显强化。气管及主要支气管通畅。纵隔居中,纵隔、肺门未见明显肿大淋巴结影。图A为胸部CT;图B为胸部CT(胸膜牵拉);图C为胸部CT增强;图D为胸部CT(纵隔淋巴结)。

PET/CT影像(见图20-2)示:左上肺不规则高代谢肿块(41mm×22mm,SUV_{max}=13.7),边界欠清晰,可见胸膜牵拉;纵隔淋巴结显影(SUV_{max}=4.0)。

最终诊断)))

肺泡萎缩,间质纤维及淋巴组织明显增生,未见明确肿瘤性病变,考虑左上肺机化性肺炎。

穿刺活检病理见图 20 - 3。

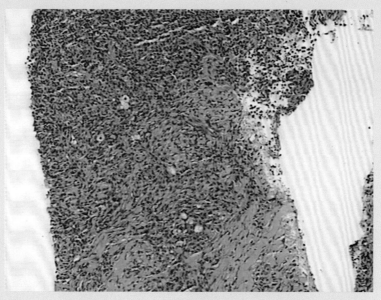

图 20 - 3

鉴别诊断 〉〉〉--

1. 肺癌。
2. 肺结核。

教学要点 〉〉〉--

　　局灶性机化性肺炎(FOP)是机化性肺炎(OP)的一种亚型,表现为肺部孤立性结节或肿块,常被误诊为肺癌。FOP 好发于中老年人,临床缺乏特异性,大多亚急性起病,常见症状为咳嗽、咳痰、痰中带血、低热和胸痛等,部分患者无任何临床症状或仅有轻微临床表现。FOP 的 CT 表现为病灶多位于胸膜下,形态不规则,边界模糊,邻近胸膜反应性肥厚,空气支气管征,弓形凹陷征及反晕征等。FOP 大病灶可以有纵隔淋巴结肿大,但与周围型肺癌鉴别缺乏足够依据。两期增强扫描,FOP 组在动脉期 CT 净增值及总 CT 净增值均大于肺癌组。局灶性机化性肺炎 ^{18}F-FDG PET/CT 糖代谢水平升高可能与病灶炎症细胞浸润及纤维化相关,但仅从糖代谢水平鉴别 FOP 与肿瘤仍存在一定难度,只有对本病有充分认识,结合实验室检查,必要时依靠支气管镜或穿刺活检,才能作出鉴别诊断。

参考文献 》》》

［1］聂晓,李海军,聂思,等.局灶性机化性肺炎CT表现［J］.实用放射学杂志,2015,
31(10):1620－1623.

［2］高红,吴建伟,卢海波,等.局灶性机化性肺炎的PET-CT表现［J］.功能与分子医学
影像学(电子版),2013,2(2):4－6.

［3］Erdoğan Y, Özmen Özlem, Demirci N Y, et al. The evaluation of FDG PET/CT scan
findings in patients with organizing pneumonia mimicking lung cancer［J］. Mol
Imaging Radionucl Ther, 2015,24(2):60－65.

（程　超　左长京）

Case 21　肺内良性转移性平滑肌瘤

简要病史)))）--

　　患者,女性,55岁。因"胸闷、胸痛、呼吸困难半年,加重1周"入院。10年前,有子宫肌瘤手术史(于当地妇幼保健院诊治,具体手术方式不详)。

实验室检查)))）--

　　睾酮0.087nmol/L(0~8.000nmol/L)。

　　黄体酮、血清促黄体生成素、血清卵泡刺激素、血清催乳素、雌二醇、HCG、AFP、CEA、CA125、CA19-9、CA15-3、铁蛋白水平均在正常范围内。

　　血常规未见明显异常。T-SPOT阴性。

其他影像检查资料)))）--

　　胸部平片见图21-1。

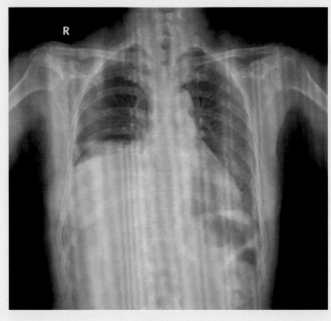

图21-1

PET/CT 影像

PET/CT影像见图21－2～图21－6。

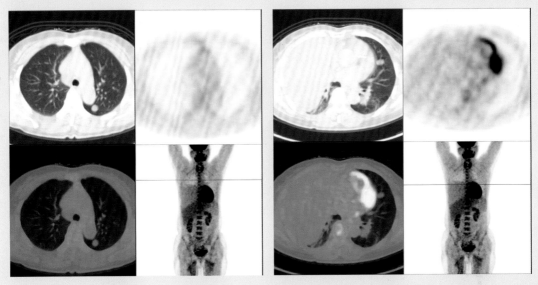

图21－2　　　　　　　　　　　　　　　图21－3

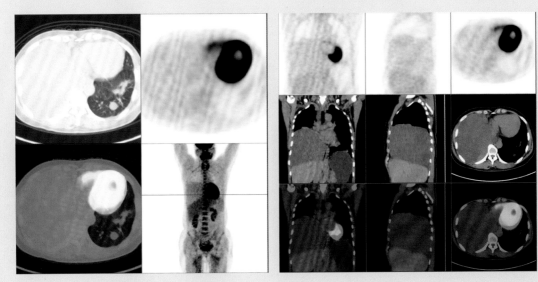

图21－4　　　　　　　　　　　　　　　图21－5

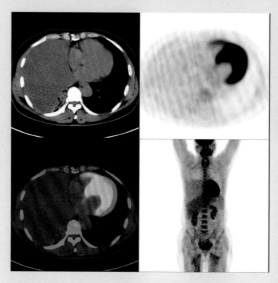

图21-6

影像解读)))

胸部平片(见图21-1)示:右侧胸腔内较大肿块影,右侧膈面及肋膈角消失,纵隔心影向左侧偏移。

PET/CT影像示:左肺多发圆形或类圆形结节影,边缘光滑,未见放射性摄取(见图21-2~图21-4)。右侧胸腔内巨大软组织肿块,密度均匀,占据大部分胸腔,未见放射性摄取增高;右肺下叶被压缩至右侧肺底,胸椎右侧旁可见被压缩的肺组织的支气管影像(见图21-3~图21-6)。

最终诊断)))

病理:见平滑肌样组织增生,倾向于平滑肌源性肿瘤。

免疫组化:SMA(+),h-Caldesmon(+),ER(+),PR(-),Ki-67(约1%+)。

结合病理和免疫组化诊断为(右侧胸腔肿瘤手术切除)良性转移性平滑肌瘤。

鉴别诊断)))

1. 原因或来源不明的多发转移瘤。

2. 肺内原发性纤维平滑肌瘤性错构瘤。

3. 胸膜来源的纤维瘤。

教学要点

良性转移性平滑肌瘤(BML)是一种罕见的疾病,大多发生于性成熟女性,有子宫肌瘤切除手术病史。子宫外转移以肺最多见,其次是淋巴结、皮肤、骨盆、腹部、大网膜、下腔静脉等,偶见骨骼转移。肺内转移性平滑肌瘤与子宫平滑肌瘤一样,均能表达雌激素、孕激素受体,激素水平也相似,是一种激素依赖性肿瘤,绝经后可停止生长。BML的发病原因尚不明,大部分学者倾向于子宫肌瘤手术后增加了良性平滑肌瘤的蔓延、转移能力,造成其后播散的可能性;或者为低度恶性的平滑肌肉瘤,或者起源于两个部位的平滑肌组织。病变进展缓慢,约在术后3个月至20年不等。多数无临床症状,部分患者有咳嗽、胸闷、胸痛等。肿瘤标志物检测均正常。

CT表现:肺内单发或多发、大小不一的圆形或类圆形肿块,密度一般均匀,边缘清晰,较大者也有囊性变,或形成空洞样病变;一般不累及支气管内膜和胸膜,无肺门和纵隔淋巴结肿大。增强扫描:病变均匀强化,较大肿块内可见粗大的供血动脉。

PET/CT表现:病变单发或多发,形态为圆形或类圆形,大小不一,放射性摄取均不增高。

需要与肺内原发性纤维平滑肌瘤性错构瘤、转移性平滑肌肉瘤及淋巴管血管平滑肌瘤相鉴别。

治疗:①以手术切除为主,一是切除肿瘤本身,二是切除卵巢;②对于不能手术者,进行抗雌激素治疗。

参考文献

[1] 谭国强,龙晚生,马雁秀,等. 良性转移的平滑肌瘤的CT表现[J]. 放射学实践,2012,27(5):532-535.

[2] 冯键,叶波,杨熠,等. 肺良性转移性平滑肌瘤5例报道[J]. 中国肺癌杂志,2014,17(7):550-552.

[3] 江茂情,孙龙,赵龙,等. ^{18}F-FDG PET/CT显像诊断子宫良性转移性平滑肌瘤肺转移一例[J]. 中华核医学与分子影像杂志,2013,33(6):503-504.

[4] 冯敏,应建明,刘秀云,等. 良性转移性平滑肌瘤6例临床病理分析[J]. 诊断病理学杂志,2010,17(2):100-103.

[5] 徐晓娟,陈雁. 子宫体外平滑肌瘤的CT、MRI影像表现(附57例分析)[J]. 医学影像学杂志,2015,25(9):1644-1648.

(张联合　杨　岗　陈荣灿)

Case 22　肺硬化性肺细胞瘤(肺硬化性血管瘤)

简要病史)))

　　患者,女性,44岁。检查发现盆腔肿块半个月。2周前,夜间睡眠中突发阵发性下腹痛,伴大汗淋漓,无放射痛,持续10余分钟后自行缓解,疼痛共出现两次。无阴道流血,无咳嗽、发热等。既往史无殊。月经规律,末次月经时间为2016年8月7日,无痛经。体格检查:子宫前位,增大如孕4个月大小,质地中,活动可,无压痛。宫颈常大,多发囊肿,质地中,表面光滑,无触血,无举痛。余无阳性体征。

实验室检查)))

　　超敏CRP 8.7mg/L(↑);D-二聚体3820ng/mL(↑);血常规、大小便常规、β-HCG、甲状腺功能常规检查、生殖激素常规检查、异常糖链糖蛋白检测、HPV-DNA分型、肿瘤标志物常规均无异常。TCT示:(宫颈)未见上皮内病变或恶性肿瘤细胞。

其他影像检查资料)))

　　妇科超声检查:子宫不均质团(考虑肌瘤的可能),肌壁间见大小为99mm×95mm×97mm的不均质团;宫颈多发囊肿,较大,大小为12mm×9mm。

　　胸部平片见图22-1,胸部CT平扫见图22-2~图22-7,胸部MRI平扫见图22-8~图22-16。

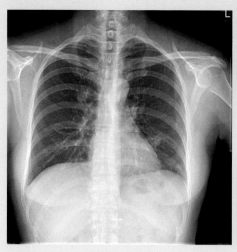

图22-1　　　　　　　　　　　　　　图22-2

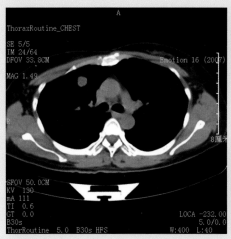

图 22 - 3

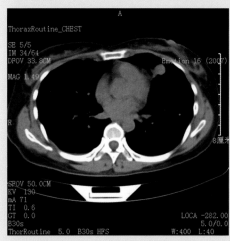

图 22 - 5

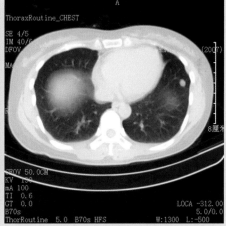

图 22 - 6

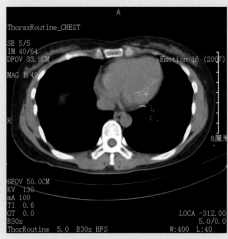

图 22 - 7

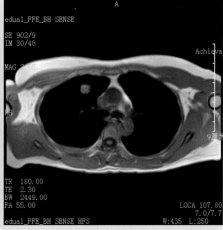

图 22 - 8

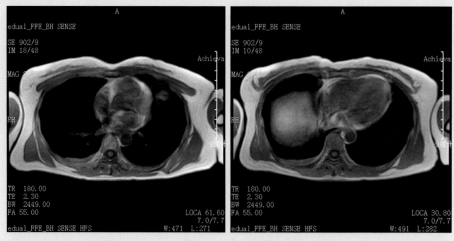

图 22 - 9   图 22 - 10

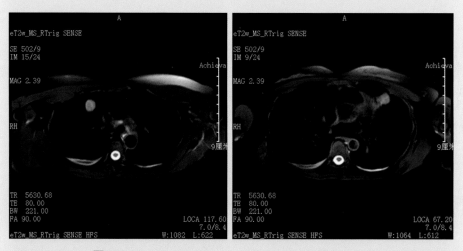

图 22 - 11   图 22 - 12

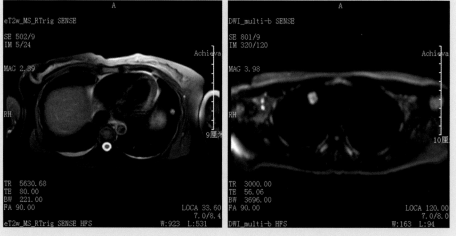

图 22 - 13   图 22 - 14

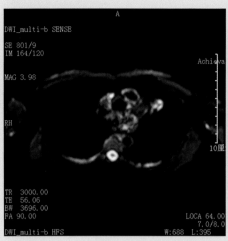

图 22 - 15   图 22 - 16

PET/CT 影像

PET/CT影像见图22 - 17~图22 - 24。

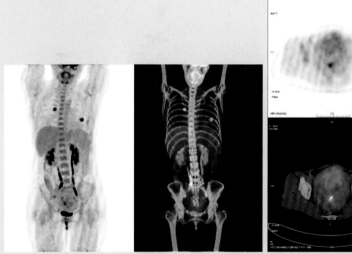

图 22 - 17

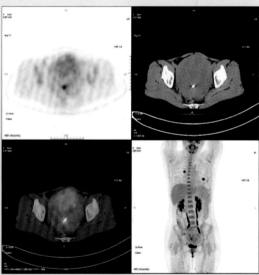

图 22 - 18

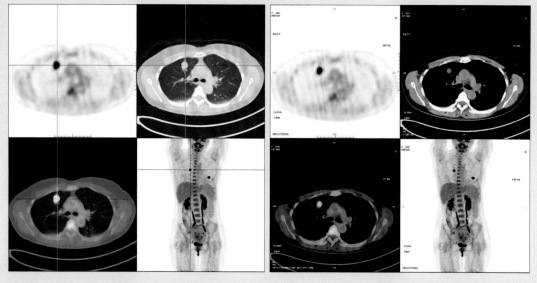

图 22 - 19　　　　　　　　　　　　　　　图 22 - 20

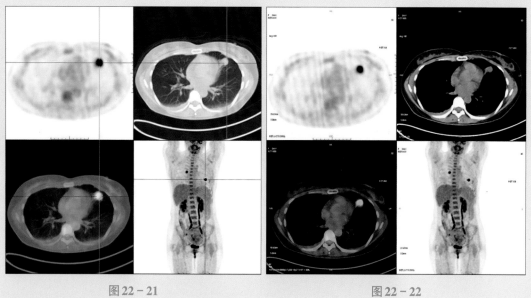

图 22 - 21　　　　　　　　　　　　　　　图 22 - 22

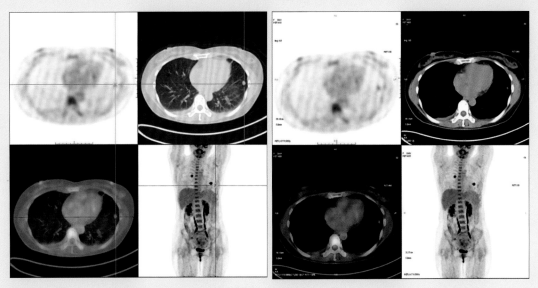

图22-23　　　　　　　　　　　　　　　　　　图22-24

影像解读 ▶▶▶

胸部平片(见图22-1)示:两肺多发结节。

胸部CT平扫(见图22-2～图22-7)示:右肺第24层及左肺第34、40层见多发结节影,较大者位于左肺上叶34层,大小为20mm×19mm,边界清晰。诊断:两肺多发结节,不能排除转移瘤。

胸部MRI平扫(T_1WI见图22-8～图22-10,T_2WI见图22-11～图22-13,DWI见图22-14～图22-16)示:两肺可见多发结节状长T_2异常信号影,边界清晰,较大者为20mm×17mm;DWI上呈高信号,ADC呈低信号。诊断:两肺多发结节,肿瘤的可能性大。

PET/CT影像示:MIP可见两肺多发^{18}F-FDG高代谢结节(见图22-17)。子宫体积明显增大,肌壁可见巨大肿块,大小约为110mm×130mm,边界尚清,^{18}F-FDG代谢与子宫肌层相仿,SUV_{max}为2.9(见图22-18)。诊断:子宫肌瘤。两肺多发结节,较大者位于左肺上叶,大小为23mm×19mm,边界清晰,^{18}F-FDG代谢明显增高,SUV_{max}为9.0(见图22-19～图22-24)。诊断:两肺多发高代谢结节,待鉴别多发性良性肿瘤与转移瘤。

最终诊断 ▶▶▶

右肺结节穿刺病理:硬化性血管瘤。

免疫组化:CK(pan)(++),TTF-1(+++),EMA(+++),SP-A(+++),SP-B

-Napsin A(＋＋)。

子宫全切术病理:平滑肌瘤。

鉴别诊断 〉〉〉--

1. 单发性(尤其是长径＞20mm、^{18}F-FDG高代谢的结节)

(1) 周围型肺癌。

(2) 错构瘤。

(3) 结核球。

(4) 真菌球等。

2. 多发性

(1) 肺转移瘤。

(2) 肺结核。

(3) 肺淋巴瘤。

教学要点 〉〉〉--

肺硬化性肺细胞瘤是来源于肺泡上皮的良性肿瘤(良性肺泡上皮细胞瘤),是一种少见的肺良性肿瘤,其发生率占肺内良性肿瘤的11%;且以中老年女性多见,常为单发,罕见多发。该病起病隐匿,常无特殊临床表现,多在体检时发现。其组织病理学特征为表面立方状细胞和圆形细胞同时存在;在显微镜下,常同时呈现4种亚型,即实体型、乳头型、硬化型和血管瘤型,95%以上患者的病理至少包括其中3种结构。^{18}F-FDG轻度至中度摄取,相关文献报道SUV$_{max}$为0～4.7,均值为2.66±1.18;当内皮细胞成分增多时,^{18}F-FDG摄取增加。确诊还需结合病理学检查。

参考文献 〉〉〉--

[1] Katakura H, Sato M, Tanaka F, et al. Pulmonary sclerosing hemangioma with metastasis to the mediastinal lymph node[J]. Ann Thorac Surg, 2005,80(6):2351 – 2353.

[2] 易婧薇,邓怀福,李霞霞,等.肺硬化性血管瘤^{18}F-FDG PET/CT表现及临床意义(3例报道并文献复习)[J].心肺血管病杂志,2012,31(5):600 – 604.

(楼菁菁　温广华)

Case 23　肺上皮样血管内皮细胞瘤

简要病史)))—————————————————————————

　　患者,女性,27岁。患者体检发现双肺多发结节,大小为5~10mm,呈多发表现;无咳嗽、咳痰,无咯血,无胸闷不适,无发热,无消瘦乏力,无低热盗汗,无心悸,无腹痛、腹胀等不适。既往体健,无吸烟史,家族无类似疾病。

实验室检查)))—————————————————————————

　　CYFRA21-1 15.07ng/mL(<3.30ng/mL)(↑),CA72-4 11.69U/mL(<6.90U/mL)(↑)。AFP、CEA、CA19-9、CA125、CA15-3、NSE水平均在正常范围内。

　　血常规未见明显异常;凝血常规未见异常;血清免疫学结果未见明显异常。乙肝表面抗原阴性;结核抗体检测阴性;PPD皮试阴性;肺炎支原体抗体、肺炎衣原体抗体阴性;风疹病毒、单纯疱疹病毒、巨细胞病毒、EB病毒抗体阴性。心电图正常。

PET/CT影像)))—————————————————————————

　　PET/CT影像见图23-1。

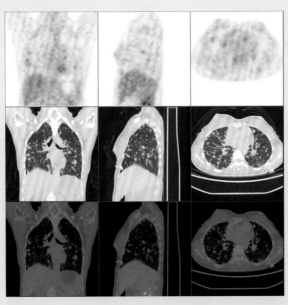

图23-1

影像解读 >>> --

PET/CT影像(见图23-1)示:双肺弥漫性多发大小不等结节,直径为4~12mm,边缘光滑、清晰,部分可见分叶;结节无融合,密度不均匀,内可见小斑点钙化,CT值为20~91Hu。^{18}F-FDG代谢略增高,SUV_{max}为2.43。

最终诊断 >>> --

送检肺穿刺组织镜下示:部分组织内见肿瘤细胞呈巢状充满肺泡腔,细胞圆形、不规则形,胞质丰富,间质黏液样(见图23-2)。诊断:肺上皮样血管内皮细胞瘤。

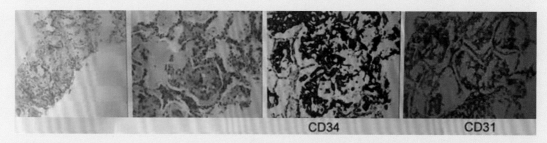

图23-2

肿瘤细胞免疫组化:CD34(+),CD31(+),Vimentin(+),TTF-1(肺泡上皮+),Napsin A(肺泡上皮+),EMA(肺泡上皮+),SMA(-),Ki-67(低表达),S-100(个别+),Calretinin(-),CK7(肺泡上皮+),CK20(-)。

特殊染色:AB染色(+),PAS(±)。

(右肺楔形切除及胸膜结节)结合免疫组化,符合上皮样血管内皮瘤[见图23-3,HE染色(10×)]。

图23-3

鉴别诊断

　　临床及影像学上需要鉴别的疾病主要包括结核、转移癌或肉瘤、结节病、肉芽肿性炎及肺淋巴管肌瘤病等。上述疾病均可表现为肺内多发结节，但不同特征在一定程度上可资鉴别。由于肺上皮样血管瘤(PEH)诊断主要依赖于病理学检查结果，因此与病理学相似的鉴别就非常重要。需要重要鉴别的主要疾病包括以下几种。

　　1. 肺上皮样血管肉瘤

　　肺上皮样血管瘤有明显的恶性肿瘤细胞特征，肿瘤细胞明显异型，核分裂象多见，出血、坏死明显，血管分化更原始，可见不规则的互相吻合的窦样血管腔隙。异常的多形性恶性上皮细胞是血管肉瘤的标志，免疫组化亦可见F8-R-Ag、CD31、CD34阳性。肺上皮样血管肉瘤与PEH来源相同，但PEH一般异型性小，核分裂象少见，细胞形态有助于鉴别诊断。

　　2. 肺血管外皮瘤

　　肺血管外皮瘤是一种起自血管外皮细胞的肿瘤。光镜下，细胞通常呈短梭形、小圆形，围绕薄壁分支状的血管；免疫组织化学染色，波形蛋白和IV型胶原阳性，S-100和CK阴性。肺血管外皮瘤与PEH来源不同，免疫组织化学方法有助于鉴别诊断。

　　3. 肺淋巴管肌瘤病

　　该病肿瘤为异型增生的平滑肌样细胞，围绕细支气管、血管和淋巴管生长，免疫组织化学染色表达肌源性标志物。

教学要点

　　PEH是一种低度恶性肿瘤，恶性程度介于血管肉瘤与交界性血管肿瘤之间，男女发病率之比为1:4，7～82岁均可发病，40%以上患者的发病年龄<30岁。目前，本病病因尚不清楚，有文献报道可能与血管发育不良、外伤、口服避孕药、雌激素水平异常等有关。该病临床无特征性，可有干咳、胸痛、呼吸困难及体重减轻等。近半病例可无自觉症状，常于体检时胸部影像异常改变而就诊。组织学上，PEH改变有一定特征，PEH瘤细胞呈上皮样形态，常围成椭圆形的细胞内管腔结构，形成单细胞血管腔，内有红细胞。这说明肿瘤具有向血管腔分化的特性。肿块边缘延伸入肺泡腔，并穿过Kohn孔蔓延，而不破坏肺泡和肺泡壁。

　　PEH的影像学表现常无特征性，可表现为肺内单发或多发的、单侧或双侧肺内弥漫性大小不等结节；最常见且典型的影像学表现为双肺多发小结节，分布以中、下肺野为著，沿支气管血管束分布，结节边缘较清晰，但也可模糊不清，部分结节中央为凝固性坏死物质,可引起钙盐沉着并形成影像学可见的钙化灶。结节钙化被认为是该病较特异性的影像学表现。若病灶侵犯胸膜,则可有胸腔积液和(或)胸膜增厚,亦可有纵隔或肺门淋巴结肿大。^{18}F-FDG PET/CT被认为是诊断PEH/CT结节的代谢活性的重要工具,但^{18}F-FDG PET/CT显像并不能鉴别是PEH结节还是其他结节,因为有些PEH结节病灶^{18}F-FDG代谢可异常增高,SUV最高可达9.4;而有些PEH结节病灶^{18}F-FDG PET/CT显像显示阴性,这可能与肿瘤细胞的低增殖率有关,提示PET/CT显示阴性不能完全排除PEH。另外,PET/CT假阳性的结果在结核、曲霉病、肺组织胞浆菌病和炎症中亦可见。

PEH的最终确诊依赖于组织病理学和免疫组化分析。PEH表达多种血管内皮细胞抗原,常见的有CD31、CD34、Factor 8、Fli-1等。CD31、CD34因其较高的灵敏度和特异性,被认为是诊断该病最重要的免疫标志物。此外,也有学者提出Fli-1是最具有特异性的内皮免疫标志物。由于PEH较为罕见,因此目前尚未有统一的治疗方案。对于两肺多发结节的病灶患者,化疗是其主要的治疗措施。PEH的化疗药物主要包括铂类、紫杉醇、环磷酰胺、长春新碱、吉西他滨、依托泊苷等,但总体疗效不肯定。本例患者口服靶向药物阿帕替尼治疗,目前尚未复查。PEH少见,临床及影像学表现均无特异性。本病例在体检时偶然发现,但诊断过程较为曲折:先行穿刺活检,病理诊断为PEH;之后,在胸腔镜下行肺楔形切除及胸膜结节切除,术中快速病理考虑腺癌;而最终经免疫组化,诊断符合上皮样血管内皮瘤(见图23-3)。也有文献报道,PEH在病理上被误诊为肺结节样淀粉变性、含铁血黄素沉着症、结核及腺癌等,因此仅仅依据普通病理可能导致误诊。若临床与普通病理不符,则建议行病理层面的鉴别诊断。

回顾本病例,影像学表现为双肺弥漫性结节,结节密度不均匀,内有高密度影及钙化灶,^{18}F-FDG PET/CT示代谢轻度增高,结合患者临床及发病年龄,需考虑PEH,但最终确诊仍依赖于组织病理学及免疫组化结果。

参考文献 》》

[1] Watanabe S, Yano F, Kita T, et al. ^{18}F-FDG PET/CT as an indicator for resection of pulmonary epithelioid hemangioendothelioma [J]. Annals of Nuclear Medicine, 2008,22(6):521-524.

[2] Yi L, Cheng D, Shi H, et al. Pulmonary epithelioid hemangioendothelioma coexisting with pulmonary nodular amyloidosis: case discussion and review of the literature[J]. Int J Clin Exp Med, 2014,7(7):1891-1897.

(吴国峥　张春玲　孙　达)

Case 24 肺腺癌合并结节病

简要病史

患者,女性,54岁。2个月前,体检发现左上肺占位,无咳嗽、咳痰,无痰中带血,无盗汗、低热,伴尿频、尿急,无尿痛,无血尿,无黑便,无腹痛,无发热,无恶心、呕吐,无胸闷、气急等不适。神志清,精神可,无明显体重下降。

实验室检查

肿瘤标志物检验无异常。

PET/CT影像

PET/CT影像见图24-1～图24-4。

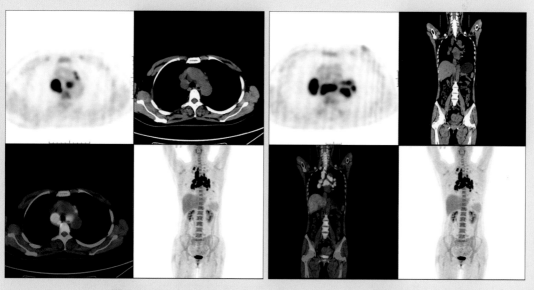

图24-1   图24-2

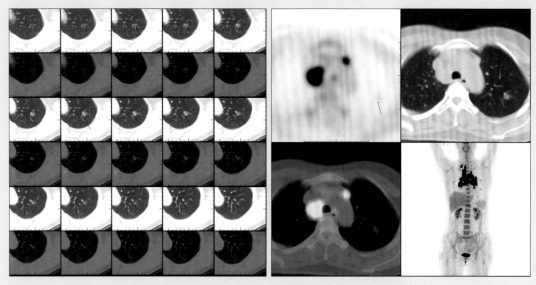

图 24 - 3　　　　　　　　　　图 24 - 4

影像解读)))- -

　　PET/CT影像示:双锁骨上区、纵隔、双肺门多发肿大淋巴结,密度均匀,无明显钙化或坏死,大者大小为38mm×24mm,放射性分布异常浓聚,SUV_{max}为12.4,延迟SUV_{max}为16.4(见图24-1和图24-2)。左上肺尖后段见磨玻璃密度结节影,大小为12mm×9mm,边缘模糊,内见支气管影,未见明显放射性分布浓聚(图24-3和图24-4)。

最终诊断)))- -

　　1. (左上)肺原位腺癌伴间质微小浸润(符合微浸润性腺癌,瘤体大小为10mm×6mm×5mm)。

　　2. (纵隔)淋巴结慢性肉芽肿性炎(考虑结节病的可能)。

鉴别诊断)))- -

　　1. 恶性肿瘤淋巴结转移

　　恶性肿瘤淋巴结转移患者常有原发恶性肿瘤病史,纵隔淋巴结肿大常呈单侧非对称性分布,大小不一,相互融合,一般为气管前血管后间隙及主肺动脉窗淋巴结肿大较明显;代谢水平特异性不明显,多为高代谢,中心区域可坏死并呈放射性分布缺损。

　　2. 淋巴瘤

　　淋巴瘤以霍奇金淋巴瘤较多见,影像学表现为前、中纵隔多发淋巴结肿大,以血管前间隙和气管前血管后间隙最常见,常与颈部周围淋巴结、两侧纵隔淋巴结及肺门淋巴结肿大同时存在。最常见的为均匀的异常高代谢,且可见相互融合,部分淋巴结内可发生囊变,可压迫周围大血管。

3. 结　核

结核常见于右上纵隔气管旁淋巴结,伴同侧肺门淋巴结肿大,^{18}F-FDG代谢可见淋巴结呈边缘环形增高,中心干酪坏死而代谢减低;大部分患者伴有肺内结核灶;一般情况下,结核病的淋巴结直径显著小于结节病。

4. 硅沉着病

硅沉着病淋巴结肿大也为双侧性,淋巴结内常有粉末状钙化,有时可见蛋壳样钙化;两侧肺纹理增粗、肺间质增厚,肺内有多发性硅结节影,结合职业史不难诊断。

教学要点

结节病是不明原因的多系统的肉芽肿性疾病,常发生于中青年人。结节病的病理特征是一种非干酪性、类上皮细胞性肉芽肿。结节病最常见的PET/CT表现为肺门及纵隔淋巴结肿大,如土豆状,基本对称。纵隔淋巴结肿大以隆嵴下、气管前腔静脉后间隙及主动脉弓旁淋巴结最常见。肿大淋巴结多呈异常高代谢,边界清晰,融合少见。增大的淋巴结最终可以钙化,结节病钙化倾向于双侧。

本病例同时合并肺腺癌,极易导致腺癌淋巴结转移的诊断,这是其鉴别诊断的难点。在本病例的诊断中,PET/CT体现出了其诊断优势,指导确定了活检位置,亦可于后期评估对结节病的治疗效果。

参考文献

[1] 孔倩倩,殷瑞根,王冬青,等. ^{18}F-FDG PET-CT显像对肺结节病诊断价值的研究[J].医学影像学杂志,2016,26(6):1006-1008.

[2] Maturu V N, Rayamajhi S J, Agarwal R, et al. Role of serial F-18 FDG PET/CT scans in assessing treatment response and predicting relapses in patients with symptomatic sarcoidosis[J]. Sarcoidosis Vasc Diffuse Lung Dis, 2016, 33(4):372-380.

[3] Ramachandraiah V, Aronow W, Chandy D. Pulmonary sarcoidosis: an update[J]. Postgrad Med, 2017, 129(1):149-158.

(靳　水　李林法)

Case 25　两肺多发腺癌

简要病史))) ----------

　　患者,男性,65岁。2个多月前,在无明显诱因下出现胸闷,不影响日常生活,无咳嗽、咳痰,无胸痛、乏力,无呼吸困难,无低热、盗汗等不适。既往史无殊,有吸烟史。

实验室检查))) ----------

　　真菌检查:真菌(+)。

　　CEA、SCC、NSE水平均在正常范围内。

　　血常规、CRP未见明显异常。

PET/CT影像))) ----------

　　PET/CT影像见图25-1～图25-4。

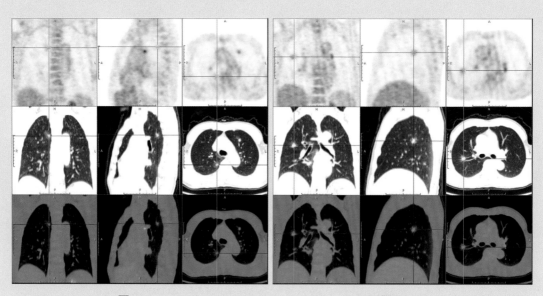

图25-1　　　　　　　　　　　　　　　　图25-2

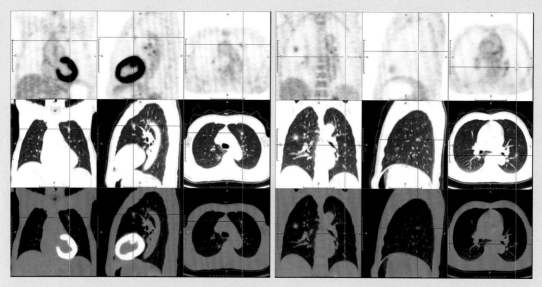

图 25 - 3　　　　　　　　　　　　图 25 - 4

影像解读)))　————————————————————————

　　PET/CT影像(见图25-1～图25-4)示:右肺上叶(2枚)、左肺上叶前段及左肺下叶背段见混杂磨玻璃结节,直径为10～20mm,左肺下叶背段结节见邻近叶间胸膜凹陷,^{18}F-FDG代谢轻度增高,SUV_{max}为1.2～2.8。

最终诊断)))　————————————————————————

　　右肺上叶、左肺上叶前段、左肺下叶背段结节(4枚)分两次手术切除,病理结果均为浸润性腺癌(见图25-5)。

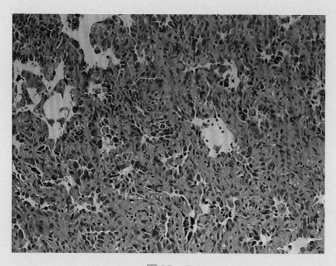

图 25 - 5

鉴别诊断

1. 真菌感染。
2. 肺转移瘤。

教学要点

多原发肺癌是指在同一患者肺内同时或先后发生两个或两个以上原发性恶性肿瘤,以诊断时间间隔6个月为界,分为同时性多原发肺癌和异时性多原发肺癌。Martini等提出了多原发肺癌的临床诊断标准。

同时性多原发肺癌的临床诊断标准如下:①肿瘤相互独立;②组织学类型不同;③组织学类型相同,但位于不同肺段、肺叶或不同侧肺,起源于不同的原位癌,共同的引流淋巴系无癌肿,确立诊断时无肺外转移。

异时性多原发肺癌的临床诊断标准如下:①组织学类型不同;②组织学类型相同,无瘤间期≥2年,或均起源于不同的原位癌,或第二原发癌位于不同肺叶或不同侧肺,但肺癌共同的引流淋巴部位无癌肿,确立诊断时无肺外转移。

本病例符合同时性多原发肺癌的表现。对多原发肺癌的诊断十分困难,影像学表现对诊断具有重要价值,其结节多具有原发性肺癌的特点:单发,大多呈孤立圆形或类圆形结节状阴影,可有分叶和毛刺征,边缘不光整,密度不均匀,常伴支气管狭窄或肺不张。治疗上以手术治疗为主,且手术应遵循"尽可能完整有效地切除肿瘤,尽可能多地保留健康肺组织"的原则;术后予以适当的辅助治疗,以延长患者生存期。

参考文献

[1] Martini N, Melamed M R. Multiple primary lung cancers[J]. J Thorac Cardiov Surg, 1975, 70(4):606 – 612.

[2] 郭海法,申屠阳. 多原发肺癌的诊断和处理策略新进展[J]. 中国肺癌杂志,2016, 19(5):307 – 311.

(王 琤 耿才正 张 杰)

Case 26　两肺弥漫微浸润腺癌和不典型腺瘤样增生结节

简要病史

　　患者,女性,20岁。3天前,因单位入职体检行胸部CT检查发现"双肺多发小结节"。当时无畏寒、发热,无咳嗽、咳痰,无活动后胸闷不适,无盗汗、胸闷,无近期体重减轻。自发病以来,患者神志清,精神可,睡眠安,体力可,胃纳可,大小便无殊。追问病史,患者诉居住环境较潮湿,余既往史无殊。

实验室检查

　　白细胞计数12.57×10⁹/L(3.50×10⁹/L～9.50×10⁹/L)(↑),中性粒细胞百分比90.2%(40.0%～75.0%)(↑),IgE 396.95U/mL(1.27～241.30U/mL)(↑);肺炎支原体IgG 36.4RU/mL(0～22.0RU/mL)(↑);T细胞(CD3＋)百分比82.6%(60.0%～79.0%)(↑)。

　　支气管镜检:在支气管镜可视范围内未见明显异常。

其他影像检查资料

　　CT影像见图26－1。

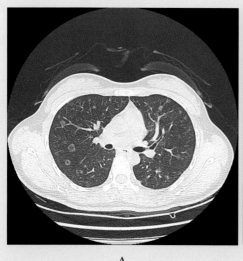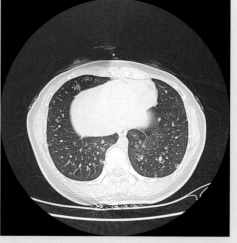

A　　　　　　　　　　　　　　　　　　B

图26－1

PET/CT影像)))

PET/CT影像见图26-2。

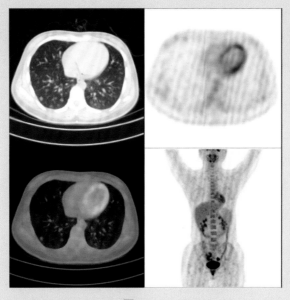

图26-2

影像解读)))

薄层CT影像(见图26-1)示:两肺弥漫淡薄结节,直径为3~13mm,边界尚清,部分伴空洞形成。

PET/CT影像(见图26-2)示:两肺淡薄结节,代谢未见明显异常增高,SUV_{max}为1.1,余部代谢未见明显异常。

最终诊断)))

"部分左上肺"组织切除标本:肺结节4个,其中2个为微小浸润性腺癌(直径为6mm,以贴壁生长为主),其余2个为肺泡上皮不典型增生结节(直径分别为1mm和3mm)。

鉴别诊断)))

1. 两肺弥漫性炎性病变。
2. 转移性肿瘤。

教学要点

不典型腺瘤样增生(AAH)指肺内小的(通常直径＜5mm)、局限性、Ⅱ型肺泡细胞和(或)Clara细胞增生性病变,增生细胞有轻度至中度异型性,核内包涵体常见,细胞间常有空隙,沿肺泡壁生长,有时累及呼吸性细支气管壁。AHH属于肺腺癌浸润前病变。

微浸润性腺癌(MIA)指一类小的(直径≤30mm)的局限性腺癌,癌细胞以贴壁生长方式为主,任一视野下间质浸润的直径≤5mm。

若肿瘤侵犯淋巴管、血管或胸膜,或出现肿瘤坏死,则不能诊断为MIA,而直接诊断为浸润性腺癌。AAH、MIA的影像学常表现为磨玻璃样结节;但黏液性MIA可表现为实性或部分实性结节,病灶可单发、多发,PET显像病灶代谢呈等或稍高代谢。但本例患者两肺弥漫性AAH、MIA相对少见,临床常需与弥漫性炎性病变或转移瘤相鉴别,后两者代谢程度常相对较高,且炎性病变有发热、血常规异常,而转移瘤多见于实性结节并有原发肿瘤病史等均有助于鉴别。MIA手术切除后,患者预后很好,5年无瘤生存率几乎达100%。

参考文献

[1] 范丽,于红,刘士远,等. 3cm以下肺恶性局灶性磨玻璃结节与实性结节螺旋CT征象对照[J].中华放射学杂志,2010,44(1):16-19.

[2] 肖静,黄勇,吴玉芬,等. 表现为磨玻璃密度影的细支气管肺泡癌与非典型腺瘤样增生的CT鉴别诊断[J].临床放射学杂志,2013,32(9):1276-1279.

[3] Austin J H, Garg K, Aberle D, et al. Radiologic implications of the 2011 classification of adenocarcinoma of the lung[J]. Radiology, 2013, 266(1):62-71.

(唐　坤　郑祥武　林　洁　殷薇薇)

Case 27 肺继发性淋巴瘤

简要病史)))

　　患者,女性,69岁。体检发现鼻咽部肿物5天入院,常规胸部正位片示右上肺肿块。

实验室检查)))

　　肿瘤标志物检验未见明显异常。

其他影像检查资料)))

　　胸部增强CT影像见图27-1。

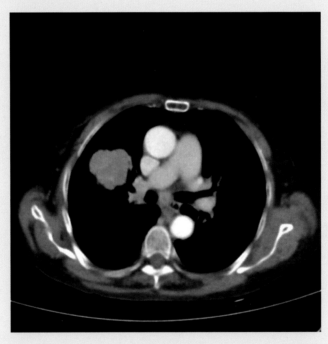

图 27-1

PET/CT影像 》》

PET/CT影像见图27-2和图27-3。

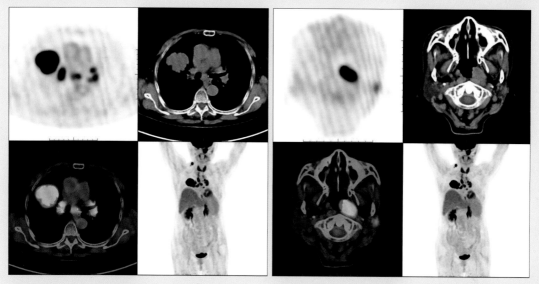

图27-2   图27-3

影像解读 》》

胸部增强CT影像(见图27-1)示:右上肺占位伴纵隔多发肿大淋巴结,考虑肿瘤的可能。

PET/CT影像示:右上肺肿块,大小为50mm×50mm,放射性摄取增高,SUV_{max}为23.1,边缘有分叶;纵隔及两侧肺门多发肿大淋巴结,放射性摄取增高,SUV_{max}为9.2;右侧胸骨旁软组织密度影,放射性摄取增高,SUV_{max}为4.1(见图27-2)。鼻咽左后壁团块,大小为30mm×20mm,放射性摄取显著增高,SUV_{max}为15.0;两侧颈部及右侧锁骨上多发肿大淋巴结,放射性摄取增高,SUV_{max}为13.3(见图27-3)。

最终诊断 》》

结合右上肺穿刺及鼻咽部活检,免疫组化标记,诊断为弥漫大B细胞淋巴瘤。

鉴别诊断 》》

1. 周围型肺癌

周围型肺癌深分叶存在,当增强CT值超过20Hu时,峰值出现时间较晚,持续时间相对较长,周围肺野清晰。

2. 结核球

结核球多位于上肺,病灶形态不固定,界限较为清晰,病灶边缘常出现粗大的毛刺,周围常存在卫星病灶。

3. 肺炎性假瘤

肺炎性假瘤主要呈圆形、椭圆形,轮廓清晰、较光滑,病灶存在坏死、小空洞、钙化及支气管充气征等,CT增强值可能超过60Hu。

教学要点 》》》

淋巴瘤是一种常见的淋巴组织恶性肿瘤,根据肿瘤的细胞成分和组织结构可分为霍奇金病(HD)和非霍奇金淋巴瘤(NHL)。

继发性肺淋巴瘤较常见的临床表现为咳嗽、气急、低热并进行性加重,起病缓慢,病程较长,部分无明显症状,常于体检时发现。NHL多发生于中老年。CT表现多样性是继发性肺淋巴瘤的特点。NHL可以同时有纵隔淋巴结肿大及肺部浸润,也可以仅存在肺部浸润而没有淋巴结肿大。

根据肺内CT表现,继发性肺淋巴瘤一般分为以下5型。①肺炎肺泡型:表现为斑片状渗出或实变影;②肿块(结节)型:表现为肺内胸膜下结节或者肿块;③粟粒型:表现为多发网状结节阴影;④支气管血管淋巴型:表现为肺门向肺野外呈放射或网状分布的粗线影;⑤混合型:同时出现以上任何两种或两种以上者,混合型最多占50%。

本病例右上肺淋巴瘤平扫CT值为52Hu,增强扫描达到79Hu,增加27Hu。PET/CT表现为右上肺肿块,放射性摄取增高,边缘有分叶;纵隔及两侧肺门多发肿大淋巴结,放射性摄取增高,SUV_{max}为9.2。

参考文献 》》》

[1] 孙洁,郭佑民,付和睦,等. 肺继发性淋巴瘤的CT诊断[J]. 实用放射学杂志,2002,18(8):670 – 672.

(董　科　温广华)

Case 28　IgG₄相关性肺疾病

简要病史

　　患者,男性,52岁。1年前,在无明显诱因下出现咳嗽,阵发性发作,伴咳白痰,无发热、畏寒,无胸闷、气促,无咯血,未予以重视。10天前,咳嗽加重,持续性咳嗽,伴左侧胸痛。既往体健,有吸烟史。

实验室检查

　　CRP 78.5mg/L(0～8mg/L)。CEA、SCC、NSE水平均在正常范围内。血常规、红细胞沉降率未见明显异常。

PET/CT影像

　　PET/CT影像见图28-1～图28-3。

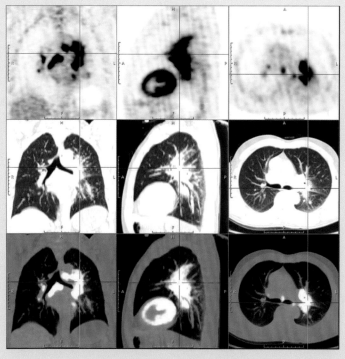

图28-1

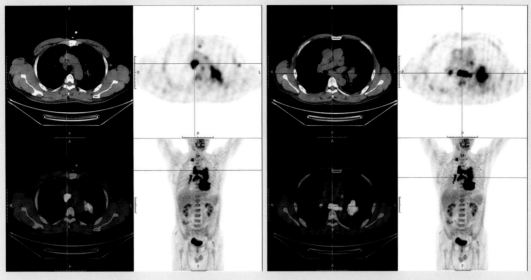

图 28 - 2   图 28 - 3

影像解读)))

PET/CT 影像示:左肺门区不规则团片状高密度影,CT 值约为 35Hu,边缘不光整,边界不清,^{18}F-FDG 代谢明显增高,SUV_{max} 为 19.7(见图 28 - 1)。两侧锁骨上区、两侧肺门、纵隔、腹膜后、左侧腋窝多发淋巴结显示,^{18}F-FDG 代谢增高,SUV_{max} 为 20.9(见图 28 - 2 和图 28 - 3)。

最终诊断)))

多次行淋巴结穿刺活检,未发现癌细胞。随访确诊为 IgG_4 相关性疾病,给予激素治疗,3 个月后复查 CT,病情明显好转。

鉴别诊断)))

1. 肺癌伴淋巴结转移。
2. 淋巴瘤。

教学要点)))

IgG_4 相关性疾病是一种以血清 IgG_4 水平升高及 IgG_4 阳性细胞浸润多种器官和组织为特征的慢性、系统性疾病。其常见受累器官和组织包括泪腺、胰腺、胆管、肾、腹膜后间隙等。根据病变部位不同,临床征象也不同,如自身免疫性胰腺炎、硬化性胆管炎、硬化性胆囊炎、间质性肾炎及腹膜后纤维化等。当病变累及肺部时,即发展为 IgG_4

相关性肺疾病,其临床表现主要为咳嗽、咳痰、呼吸困难和胸痛等,与其他呼吸道疾病鉴别困难,缺乏特异性。实验室检查特点为血清IgG$_4$水平升高（＞1.4g/L）。基本病理学分型可分为炎性假瘤样、间质性肺炎样和淋巴瘤样肉芽肿样;影像学分型可分为实性结节型、支气管血管束型、肺泡间隙型和圆形磨玻璃影型。IgG$_4$相关性肺疾病多发生于中老年男性,对其发病机制目前尚无明确定论。多数IgG$_4$相关性肺疾病伴有或继发自身免疫性胰腺炎。本病例未发现自身免疫性胰腺炎或其他脏器受累征象。目前,对IgG$_4$相关性疾病尚无统一的治疗标准,其对激素治疗反应良好。本例患者在激素治疗3个月后复查,病变基本消失。

参考文献 ▶▶▶

［1］ 单兴华,聂小蒙,勇晓,等. IgG$_4$相关性肺疾病二例并文献复习［J］. 中华内科杂志,
2015,54（8）:684－690.

［2］ 高彦定,韩锋锋. IgG$_4$相关性肺疾病研究进展［J］. 中国呼吸与危重监护杂志,
2014,13（3）:308－312.

（王　玎　耿才正　张　杰）

Case 29 无形态学改变的肺内 ^{18}F-FDG 高代谢结节

简要病史

患者,男性,58岁。患者有乙肝病史多年,3年前因乙肝肝硬化行脾切除术,1年前因"肝性脑病"昏迷入院,20余天前因自行停服抗病毒药物2天后出现意识不清伴呕血再次入院。门诊以"肝性脑病"收住入院。

实验室检查

血常规示:白细胞计数 4.2×10^9/L(4×10^9/L～ 10×10^9/L),中性粒细胞百分比36.3%(50.0%～70.0%)(↓),淋巴细胞百分比40.8%(20.0%～40.0%)(↑),血红蛋白156g/L(131～172g/L)。

血液肿瘤标志物:CEA 7.0ng/mL(0～5.0ng/mL)(↑),CA125 403.4U/mL(0～35.0U/mL)(↑);铁蛋白1505.3ng/mL(7.0～323.0ng/mL)(↑)。

其他影像检查资料

腹部增强CT示:肝脏多结节灶,首先考虑肝癌的可能;肝硬化,脾缺如,腹水。
胸部螺旋CT平扫示:左下肺感染性病变,两侧胸腔积液。

PET/CT影像

PET/CT影像见图29-1～图29-6。

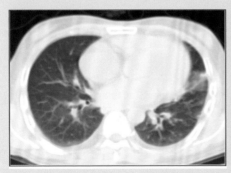
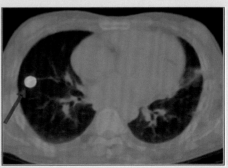

图29-1   图29-2

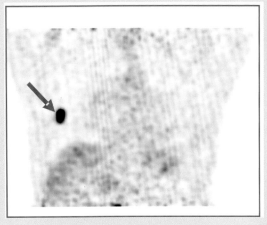

图 29 - 3

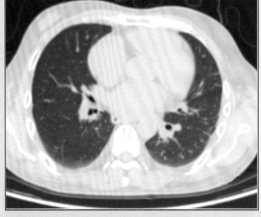

图 29 - 4

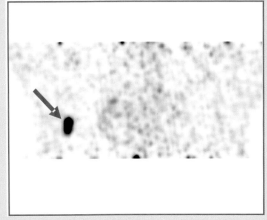

图 29 - 5

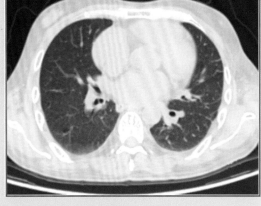

图 29 - 6

影像解读 》》

　　¹⁸F-FDG PET/CT 影像示:右肺中叶结节状 ¹⁸F-FDG 代谢增高灶(见图 29 - 1 和图 29 - 2),延迟 3 小时显像(见图 29 - 3 和图 29 - 4)和 4.5 小时显像(见图 29 - 5 和图 29 - 6),¹⁸F-FDG 代谢仍增高,常规显像(注药后 1 小时)、延迟 3 小时显像(注药后 3 小时)及延迟 4.5 小时显像(注药后 4.5 小时)的 SUV_{max} 分别为 23.4、23.2 和 24.1。CT 于相应部位未见异常密度影。

最终诊断 》》

　　患者 8 天后再次行局部 PET/CT 检查,病灶消失,CT 上肺内未见明显异常。经随访及后期 CT 复查(见图 29 - 7),最终考虑是小血管栓塞。

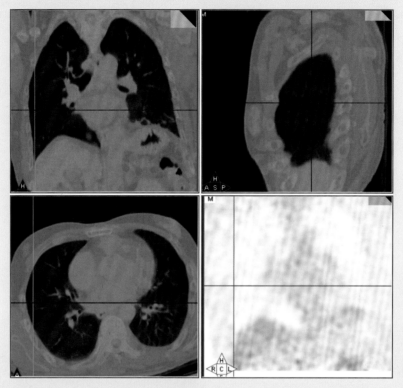

图29-7

教学要点

正常的肺在PET/CT上呈低度摄取。而无论是恶性病变,还是如炎症、结核、肉芽肿或结节病等良性病变造成的肺内^{18}F-FDG浓聚,在CT图像的相应部位均可发现相应的形态学改变。本病例只在PET/CT图像上发现结节状高代谢病灶,CT图像上无明显异常。这种病例在日常工作中较为罕见,国内鲜有类似的报道,查阅文献发现近几年国外陆续有个案报道。大部分学者倾向于认为这是微血管栓塞导致的肺内较高的浓聚灶,另有部分学者认为这与肺微小血栓的炎性反应相关。

查阅国内外文献报道并结合患者的临床资料和影像表现,我们推测引起这种表现的原因有以下几种。①静脉注射可以造成血管内皮损伤,当血管内皮发生损伤时,血小板在损伤的部位可以被激活,引起血小板聚集、黏附而形成血栓。血栓主要由血小板、红细胞和纤维蛋白组成,血小板的主要成分为细胞膜上的糖蛋白。细胞膜上的葡萄糖转运蛋白3能介导血小板的黏附,在葡萄糖代谢的过程中,它能增加3~5倍的葡萄糖摄取,从而造成栓子上^{18}F-FDG的高浓聚。②带有^{18}F-FDG的栓子通过体循环栓塞于肺内的小毛细血管内,从而造成肺内的高浓聚灶。此外,也有学者报道静脉注射可导致肺内小血管栓塞。此外,还有学者报道微栓塞形成后,肺内的小血管遭受损伤,中性粒细胞被激活。中性粒细胞膜上的葡萄糖转运蛋白1转运能力增强,从而导致葡萄糖的摄取增强。而由于肺内微小栓子体积小,因此CT扫描在相应部位无法显示其形态异常。

在随后的复查中,CT平扫肺内仍未见明显异常。

本病例的不足之处是患者病情较重,不能配合次日行局部 ^{18}F-FDG PET/CT复查,无法及时对比。

参考文献

[1] 王颖晨,赵新明,王建芳,等.孤立性肺病变 ^{18}F-FDG PET/CT显像诊断价值及误诊原因分析[J].中华核医学与分子影像杂志,2012,32(2):119-122.

[2] 王全师,吴湖炳,王明芳,等.PET/CT显像在肺癌诊断及分期中的初步应用[J].中华核医学与分子影像杂志,2005,25(2):75-77.

[3] Farsad M, Ambrosini V, Nanni C, et al. Focal lung uptake of ^{18}F-fluorodeoxyglucose(^{18}F-FDG)without computed tomography findings[J]. Nucl Med Commun, 2005,26(9):827-830.

[4] Schreiter N, Nogami M, Buchert R, et al. Pulmonary FDG uptake without a CT counterpart-a pitfall in interpreting PET/CT images[J].Acta Radiol, 2011,52(5):513-515.

[5] Wittram C, Scott J A. ^{18}F-FDG PET of pulmonary embolism[J]. AJR Am J Roentgenol 2007,189(1):171-176.

[6] Caobelli F, Pizzocaro C, Guerra U P, et al. Intense uptake evidenced by ^{18}F-FDG PET/CT without a corresponding CT finding-dream or reality?[J]. Nucl Med Rev Cent East Eur, 2014,17(1):26-28.

[7] Ha J M, Jeong S Y, Seo Y S, et al. Incidental focal F-18 FDG accumulation in lung parenchyma without abnormal CT findings[J].Ann Nucl Med, 2009,23(6):599-603.

（林丽莉　赵　葵）

Case 30　支气管涎腺型肿瘤

简要病史

患者,男性,51岁。20余天前,在无明显诱因下出现咳嗽、咳痰;一周前,出现痰中带血,为少量鲜红色血丝,遂至当地医院就诊,行胸部CT:右肺中叶慢性感染灶。为求进一步诊治,入我院检查,行胸部CT:左主支气管腔内软组织密度影。ECT成像:①右肺中叶血流灌注稍稀疏,结合临床考虑肺部感染所致;②右肺FEV_1=1.87L,左肺FEV_1=1.35L。否认有手术史,否认有外伤史。有饮酒史;有吸烟史,每天30支。有一子,体健。

实验室检查

血常规示:白细胞计数$3.7×10^9$/L($4×10^9$/L~$10×10^9$/L)(↓),中性粒细胞百分比42.3%(50.0%~70.0%)(↓),淋巴细胞百分比42.3%(20.0%~40.0%)(↑),血红蛋白153g/L(131~172g/L)。

CRP 1.0mg/L(0~8mg/L)。

ESR 2mm/h(0~15mm/h)。

肿瘤标志物检验:AFP、CEA、CA125、CA19-9、铁蛋白、总PSA、SCC、CYFRA21-1、NSE水平均在正常范围内。

抗核抗体系列均呈阴性。

其他影像检查资料

胸部CT检查:左主支气管腔内软组织密度影,考虑肿瘤性病变的可能;右肺中叶及左肺下叶小结节影。

支气管镜检示:左主支气管新生物,累及隆嵴。

PET/CT影像)))

PET/CT影像见图30-1～图30-4。

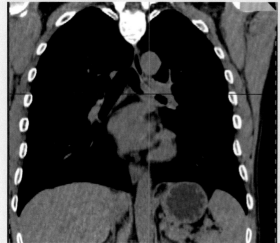
图30-1

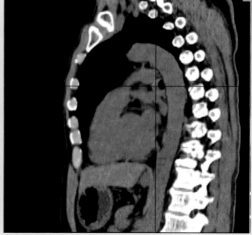
图30-2

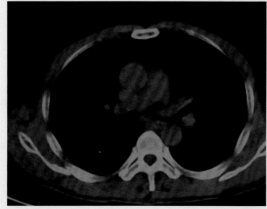
图30-3

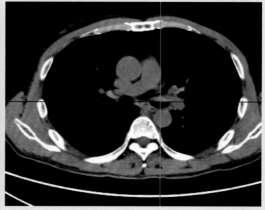
图30-4

影像解读)))

　　PET/CT影像(见图30-1～图30-4)示:左主支气管管壁局部明显增厚,内见软组织密度影,放射性摄取增高,SUV$_{max}$为3.2。余全身扫描范围内未见明显肿块影及异常^{18}F-FDG代谢增高灶。

最终诊断

活检病理:(左主支气管)符合小涎腺来源肿瘤,基底细胞分化,形态不排除腺样囊性癌。生物学行为具有低度恶性。(左主支气管)唾液腺来源肿瘤,其生物学行为倾向低度恶性。

免疫组化:CK(+),EMA(+),CD117(+),SMA(+),P63(+),TTF-1(-),Ki-67(约8%+),S-100(-),CgA(-),Syn(-)。

鉴别诊断

1. 黏液表皮样癌

腺样囊性癌最难与黏液表皮样癌相鉴别,两类肿瘤均属于涎腺型肿瘤(见本病例中"教学要点"内容)。

2. 类 癌

类癌的发病年龄和临床表现与黏液表皮样癌相似,但类癌为富血管肿瘤,部分类癌患者可出现类癌综合征、库欣综合征,增强后强化明显,PET/CT显像呈轻度^{18}F-FDG代谢增高。

3. 常见类型的肺癌(鳞状细胞癌、小细胞癌)

这类肺癌最常见,好发于中老年人,常表现为浸润性生长,多呈腔内外型和管壁增厚型,^{18}F-FDG摄取较高,可有血肿瘤标志物(如CEA)水平增高。

教学要点

支气管涎腺型肿瘤是一种肺内罕见的肿瘤,可分为腺样囊性癌和黏液表皮样癌。这类肿瘤的恶性程度较低,远处转移非常罕见,但局部复发却很常见。究其原因,主要是发生部位特殊,手术不易切除干净,故术后极易出现复发。

腺样囊性癌好发于40~50岁年龄层。其CT表现是气管支气管内沿管壁浸润的软组织肿块、气管壁的弥漫性环壁增厚以及充满管腔内的软组织肿块,边缘可以是光滑的、分叶的,也可以是不规整的。

黏液表皮样癌好发于儿童、青年。黏液表皮样癌多位于叶或段支气管腔内,有以下典型表现:支气管内有边界清楚的类圆形或分叶状肿物,沿支气管生长,病灶长径与支气管长径平行,远端伴有阻塞性肺炎或肺不张,增强呈轻度强化,肿瘤内可见钙化,少数表现为侵犯气道腔内外的不规则肿物或周围型肺内肿物。

这两类肿瘤同属于肺原发性涎腺型肿瘤,有很多相似的临床表现、CT表现和镜下特征,故影像学上很难将两者区分开。

此类型的肿瘤本身就罕见,多见于个案报道,有关 ^{18}F-FDG PET/CT 的报道更是稀少。潘博等报道的5例肺黏液表皮样癌患者肺内病灶呈中度摄取,SUV$_{max}$ 为 6.28±2.48。国外部分研究显示,腺样囊性癌根据其组织分化不同而表现为不同的摄取水平,并且与大多数肿瘤不同的是,高代谢或均匀摄取的病变往往是高、中分化的肿瘤,不是低分化的肿瘤,但这种观点还需要更多的数据来证实。

本病例为腺样囊性癌,SUV$_{max}$ 为3.2,摄取较低,估计与其 Ki-67(约8%+)有关。

参考文献

[1] Macchiarini P. Primary tracheal tumors[J]. Lancet Oncol, 2006(7):83 - 91.

[2] 潘博,汪世存,展凤麟,等. 原发性肺黏液表皮样癌 ^{18}F-FDG PET/CT 表现[J].中国现代医学杂志,2016,26(17):134 - 136.

[3] 封俊,高德培,张大福,等. 原发性肺涎腺肿瘤的临床及 CT 表现[J]. 临床放射学杂志,2015,34(12):1909 - 1912.

[4] Jeong S Y, Lee K S, Han J, et al. Integrated PET/CT of salivary gland type carcinoma of the lung in 12 patient [J]. AJR Am J Roentgenol, 2007,189(6):1407 - 1413.

(林丽莉　赵　葵)

Case 31　心脏血管肉瘤

简要病史

　　患者,男性,68 岁。3 个月前,在无明显诱因下出现气促、腹胀,活动后明显,伴胸闷、双下肢水肿,尿量减少,遂至外院住院治疗,诊断为"特发性心包积液",予以"胸腔穿刺术,心包穿刺术置管引流及利尿、抗感染治疗",症状缓解后出院。2 周前,患者在无明显诱因下出现左胸疼痛,翻身时加重,外院复查 CT 示"两肺多发结节,纵隔多发淋巴结肿大,首先考虑转移瘤"。

　　体格检查:右侧锁骨上淋巴结肿大,质韧,有融合,活动性差。腹式呼吸,两肺呼吸运动对称,活动度对称。语颤对称,无胸膜摩擦感和皮下捻发感。叩诊右下肺呈浊音,听诊右下肺湿啰音,未闻及干啰音、胸膜摩擦音及语音传导异常。

实验室检查

　　CRP 29mg/mL($0\sim8$mg/mL)($\uparrow$),ESR 96mm/h($0\sim20$mm/h)($\uparrow$),RBC 2.27×10^{12}/L(4.3×10^{12}/L$\sim5.8\times10^{12}$/L)($\downarrow$),HB 77g/L($130\sim175$g/L),PLT 57×10^{9}/L(125×10^{9}/L$\sim350\times10^{9}$/L)($\downarrow$)。

　　AFP、CEA、CA125、CA19-9、CA15-3、角蛋白-2、PSA、SCC、NSE 水平均在正常范围内。

　　MPO、ANCA、cANCA、pANCA、PR3-ANCA、ANA 系列、核糖核蛋白抗体、着丝点抗体、组蛋白抗体、核小体抗体免疫系列均呈阴性。

其他影像检查资料

    CT平扫和增强影像分别见图31-1(图A为肺窗,图B为纵隔窗)和图31-2(图A为动脉期,图B为静脉期)。

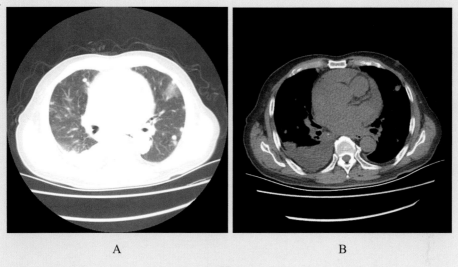

A   B

图31-1

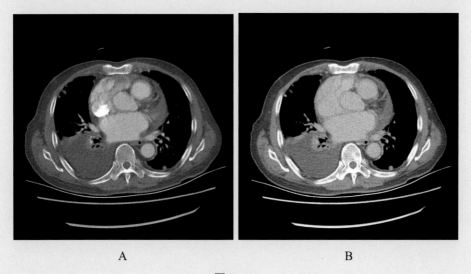

A   B

图31-2

PET/CT影像))

PET/CT影像见图31－3和图31－4。

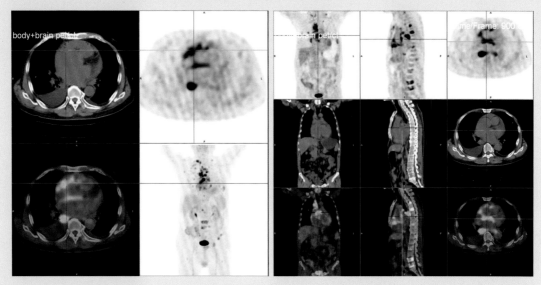

图31－3   图31－4

影像解读))

CT平扫(图31－1A和B)示:两肺多发大小不等的结节影,右侧肺门、纵隔内可见多发肿大淋巴结影,最大直径为20mm,两侧胸腔液性密度聚集,以右侧为著,伴右下肺膨胀不全。CT增强扫描(图31－2A和B)示:动脉期右侧心房壁及肺动脉周围见异常强化的条片影。

PET/CT影像(图31－3和图31－4)示:右侧心房壁、左侧心房壁及肺动脉周围条片状及环形代谢增高,SUV_{max}为6.6;心包内可见少量积液;且右侧锁骨上区及纵隔多区、两肺门多发淋巴结,以及部分脊柱骨(包括部分附件)、胸骨、多处肋骨、两侧耻骨、髂骨、股骨多发转移。

最终诊断))

锁骨上淋巴结活检病理(见图31－5):右锁骨上淋巴结。结合形态学及免疫组化结果,符合血管肉瘤。

免疫组化(M14－3112):Calretinin(－),CD31(＋),CD34(＋),CK(－),CK5/6(－),CK7(－),Factor 8(血管＋),Ki-67(60％＋),Naspin A(－),TTF-1(－),WT-1(－)。

最终诊断为原发性心脏血管肉瘤。

而后,患者因器官衰竭死亡。

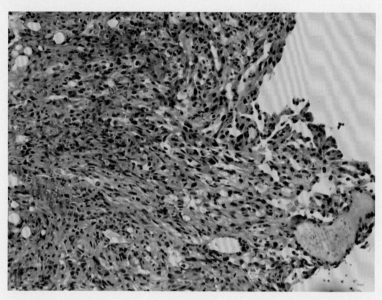

图31-5

鉴别诊断))

肺癌广泛转移。

教学要点))

　　原发性心脏血管肉瘤是一种临床罕见、恶性程度很高、预后很差的心脏肿瘤,66%～89%的患者在初次就诊时已发生转移,最常见的转移部位包括肺、纵隔淋巴结和脊柱。患者平均生存期为9～12个月,多数患者于1年内死亡。该病多发生于30～50岁的成人,男女比例为(2～3):1。右心房是最好发部位,并多累及心包,伴心包积液。按生长方式,原发性心脏血管肉瘤可分为以下两种类型:向右心房腔内生长(腔内型)和位于右房室沟并向心肌、心包弥漫浸润生长(浸润型)。CT平扫通常难以发现肿瘤,需结合增强扫描进行诊断。本病例CT平扫仅发现肺内病灶及纵隔、两肺门肿大淋巴结,心脏及肺动脉周病灶并未显示;增强后右侧心房壁及肺动脉周显示异常强化影,属于腔内型原发性心脏血管肉瘤。本病例PET/CT的表现则进一步证实PET/CT在肿瘤诊断及分期方面的优势,弥补骨转移灶在CT显示正常的不足,但在肿瘤显示细节上尚存在不足。据相关文献报道,MRI是心脏肿瘤的最佳影像检查方法之一,其软组织分辨力强,可清晰显示肿瘤的大小、形态、部位、累及范围,以及与心肌、心包及邻近大血管的位置关系,典型表现为不均质软组织信号影,其内可见出血及坏死信号,T_1WI常表现为与心肌等信号,T_2WI表现为高信号,增强扫描明显不均匀强化,出血及坏死灶不强化。但遗憾的是,本病例并未行MRI检查。目前,心脏血管肉瘤尚无理想的治疗方法,一般认为联合多种方法治疗优于单一方法治疗。

参考文献 ▶▶▶ ---

[1] 韩安勤,邢力刚,孙晓蓉.右心房血管肉瘤并双肺转移^{18}F-FDG PET/CT显像一例[J].中华核医学与分子影像杂志,2011,31(5):290.

[2] 骆柘璜,熊晓春,徐荣,等.原发性肺动脉内膜肉瘤^{18}F-FDG PET/CT显像一例[J].中华核医学与分子影像杂志,2013,33(6):497-498.

[3] 范茜茜,杨炼,柳曦,等.原发性心脏血管肉瘤伴双肺转移影像表现并文献分析[J].中国中西医结合影像学杂志,2016,14(1):50-52.

[4] 杨有优,戴汝平,荆宝莲.电子束CT在心脏肿瘤诊断中的临床价值[J].中华放射学杂志,2000,34(2):126-130.

[5] Nurkalem Z, Gorgulu S, Gumrukcu G, et al. Right atrial masspresenting as cardiac tamponade[J]. Int J Cardiol,2006,112(2):20-22.

[6] Sakaguchi M, Minato N, Katayama Y, et al. Cardiac angiosarcoma with right atrial perforation and cardiac tamponade[J]. Ann Thorac Cardiovasc, 2006,12(2):145-146.

[7] Yoshitake I, Hata M, Sezai A, et al. Cardiac angiosarcoma with cardiac tamponade diagnosed as a ruptured aneurysm of the sinus valsalva[J]. Japanese Journal of Clinical Oncology, 2009,39(9):612-615.

(林 洁 郑祥武 殷薇薇 唐 坤)

Case 32　右心室黏液瘤

简要病史))) --

　　患者,女性,28岁。1年多前,在无明显诱因下出现阵发性心悸,无胸闷、气短,无心前区疼痛、大汗淋漓,无咳嗽、咳痰,夜间可平卧入眠。既往史无殊,无吸烟、饮酒史。心脏B超检查示:右室腔内见大小为47mm×36mm的高回声肿块,形态不规则,呈分叶状,基底宽,附着右室整个窦部游离壁,与心肌分界尚清,肿块形态可随心动周期稍改变,考虑黏液瘤的可能。

实验室检查))) --

　　血常规、血生化、血气分析、肿瘤标志物等检查均未见明显异常。

其他影像检查资料))) ---

　　心脏MR影像见图32-1。

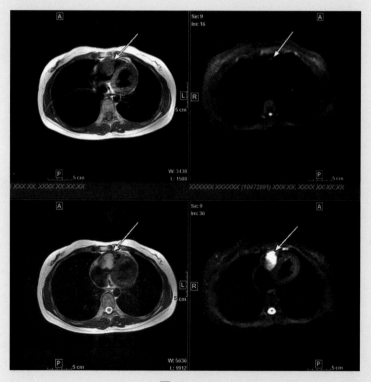

图32-1

PET/CT 影像)))

PET/CT 影像见图 32 - 2。

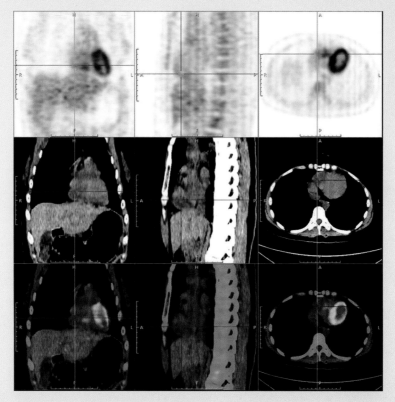

图 32 - 2

影像解读)))

心脏MR影像(见图32 - 1)示:右心室内见结节状异常信号影,T₁WI及DWI呈等信号,T₂WI呈高信号,边界清,大小为26mm×39mm×22mm,边缘可见分叶,其上缘凸向右心室流入道。

PET/CT影像(见图32 - 2)示:右心室稍低密度团块影,大小为30mm×35mm,形态欠规则,CT值约为33Hu,¹⁸F-FDG代谢不均匀增高,SUV$_{max}$为4.8。

最终诊断)))

病理结果见图32 - 3。

最终诊断为右心室黏液瘤。

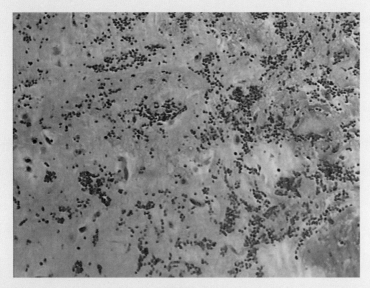

图 32 - 3

鉴别诊断

1. 心脏转移瘤。
2. 心脏横纹肌瘤。

教学要点

心脏黏液瘤是最常见的心内原发性肿瘤,占心脏原发性良性肿瘤的50%～75%。该病多发生于左心房,次发生于右心房、左心室及右心室。右心室黏液瘤罕见,约占2.5%,其蒂多位于室间隔。本例黏液瘤蒂即位于室间隔。心脏黏液瘤患者早期可无临床症状,随着肿瘤生长,会出现心肌浸润或阻塞等临床症状。临床表现包括发热、胸闷、气促、心悸、贫血、晕厥和栓塞等。外科治疗为其首选治疗方法。一旦确诊,应尽早手术摘除,以解除动脉栓塞和猝死的威胁,恢复心脏功能。

参考文献

[1] Bjessmo S, Ivert T. Cardiac myxoma: 40 years'experience in 63 patients[J]. Ann Thorac Surg, 1997,63(3):697 - 700.

[2] 谢宝栋,李杰,蒋树林,等.101例心脏黏液瘤的外科治疗体会[J].中国胸心血管外科临床杂志,2005,12(5):366 - 367.

（王 玎 耿才正 张 杰）

Case 33　原发性心脏淋巴瘤

简要病史 》》》 ---------------------------------

　　患者,男性,55岁。2个多月前,在无明显诱因下出现心前区不适,偶有盗汗,无发热,无恶心、呕吐,神志清,精神可。在意大利行超声检查,提示心脏肿瘤。回国后进一步诊疗,在某三级甲等医院行心脏超声检查,提示右心室壁广泛团块样增厚,考虑心肌恶性肿瘤的可能。

实验室检查 》》》 ---------------------------------

　　NSE、PSA、AFP、CEA、CA19-9、CA15-3、铁蛋白水平均在正常范围内;血常规检查未见明显异常。

其他影像检查资料 》》》 ---------------------------------

　　心脏MR影像见图33－1～图33－3。

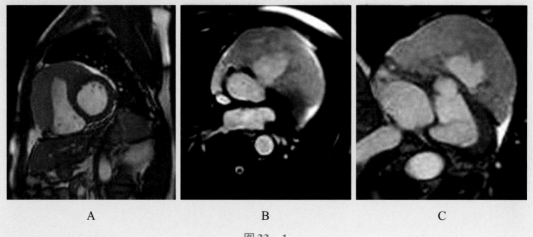

A　　　　　　　　　　　　B　　　　　　　　　　　　C

图33－1

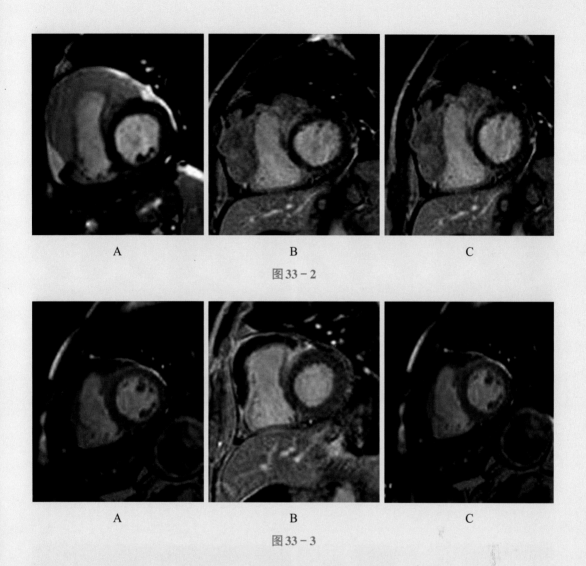

图 33 - 2

图 33 - 3

PET/CT 影像)))

PET/CT影像见图33-4~图33-7。

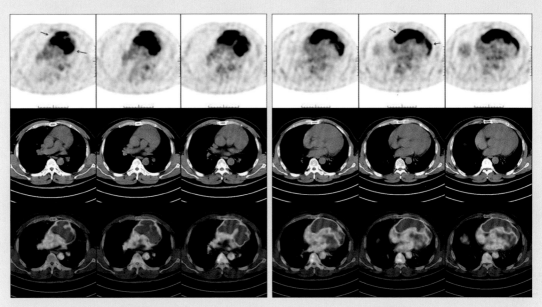

图33-4　　　　　　　　　　　　　图33-5

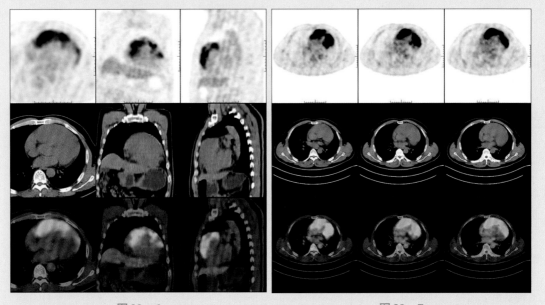

图33-6　　　　　　　　　　　　　图33-7

影像解读))）

MR影像示：右心室前壁、侧壁及流出道明显增厚，最厚为39mm，信号较均匀，增强扫描较均匀强化，心包未见明显积液。MR考虑心脏恶性肿瘤的可能，肉瘤的可能性大（见图33-1）。图33-2示美罗华化疗前MR影像；图33-3示美罗华化疗3个疗程后行MR复查，并与化疗前比对，右心室病变明显退缩，强化明显减弱。

PET/CT影像（见图33-4～图33-7）示：右心室壁广泛团块状增厚，最厚达51mm，密度均匀，未见明显钙化及坏死，放射性摄取明显增高，SUV_{max}为9.8；左室间隔、前壁局部受累，心包少量积液；全身未见肿大或异常浓聚淋巴结影。综合考虑心脏恶性肿瘤的可能，以及肉瘤的可能。

最终诊断))）

经体外、开胸两次心肌活检，诊断为弥漫大B细胞淋巴瘤。

送检右心室活检组织20mm×8mm×4mm，镜下见心肌间淋巴细胞增生，于多量小淋巴细胞背景内见散在大细胞；免疫组化染色CD3、CD20显示背景以小细胞为主，散在大细胞为T细胞。大细胞免疫组化：CD20（＋），CD3（－），CD21（＋），CD10（＋），Bcl-6（＋），MUM1（－），CD23（＋），CD30（－），TdTPD1（－），HHV8（－），Bcl-2（－），Cyelin D1（－），c-myc（－）。

多次组织科内及院外会诊，综合患者临床表现及影像学检查结果，最终考虑右心室弥漫大B细胞淋巴瘤。

鉴别诊断))）

1. 右心室平滑肌肉瘤。
2. 心肌炎症。

教学要点))）

原发性心脏淋巴瘤极为少见，主要发生于免疫功能受损的患者。关于原发性心脏淋巴瘤的定义有以下两种：一种定义是指局限于心脏和（或）心包的非霍奇金淋巴瘤，由于要求排除心外病变，因此之前通常只能在仔细尸检后才能最后确诊，而目前通过PET/CT检查基本可排除其他部位是否存在病灶；另一种定义是指初诊时发现心脏有大块肿瘤组织，或以淋巴瘤心脏浸润引起的心脏症状为主要表现，即可诊断为原发性心脏淋巴瘤，且可伴有纵隔淋巴结肿大、胸膜渗出等转移征象。后一种定义适用于临床实践,因此本例患者可诊断为原发性心脏淋巴瘤。

原发性心脏淋巴瘤病变进展迅速,若不及时治疗,患者预后极差,平均生存时间不足1个月。若能及早诊断和治疗,则多数患者的病情可以得到缓解,甚至存活多年。大多数原发性心脏淋巴瘤为大细胞亚型的弥漫B细胞淋巴瘤,主要累及右侧心脏,特别是右心房。原发性心脏淋巴瘤常见的临床表现为气促、胸痛、心力衰竭、心脏压塞、右心梗死征象以及发热等全身症状,但这些表现缺乏特异性。超声心动图是诊断心脏肿瘤最敏感的无创性影像技术。在超声心动图发现心脏占位性病变后,应通过CT或MRI等其他影像技术来进一步观察肿瘤的组织特征、定位及其与周围组织的关系。

本病例经B超、MR、PET/CT检查,考虑恶性肿瘤,且肉瘤的可能性大,准备行心脏移植;术前体外心肌穿刺活检病理未见明确恶性肿瘤细胞,综合仍考虑恶性肉瘤;在开胸活检心肌中发现不太像肉瘤,故终止移植手术,再次行活检,病理综合考虑右心室弥漫大B细胞淋巴瘤。

在原发性心脏淋巴瘤诊断明确后,应尽早治疗。全身化疗是相对有效的方法。经治疗后,部分患者的病情可获得完全缓解,生存期延长。

参考文献 ▶▶

[1] 杜军.以心力衰竭发病的心脏原发性恶性淋巴瘤3例[J].国外医学:心血管疾病分册,1996,23(4):254 - 255.

[2] 杜波,张萍萍,马虹轩,等.原发性心脏淋巴瘤一例[J].中华临床医师杂志(电子版),2007,1(7):47 - 49.

(王祖飞)

Case 34　右心房黏液瘤伴两肺多发瘤栓

简要病史

患者,女性,48岁。因"活动后胸闷、气喘3年半,咳嗽、咳痰3周"入院。3年前,患者剧烈运动后出现胸闷、气喘,当时因患者能耐受而未予以治疗;此后,上述症状间断出现。3周前,患者在运动后再次出现咳嗽、咳痰,痰中带血,无畏寒、发热。

实验室检查

纤维蛋白原7.07g/L(↑),肝肾功能、凝血时间、肌钙蛋白、心肌酶谱基本正常。

其他影像检查资料

胸部CT检查:两肺多发结节,考虑转移瘤的可能。

肺动脉CT血管成像:两侧多发肺动脉分支小动脉瘤伴不同程度血栓形成,右肺动脉主干、两侧肺动脉分支血栓形成。右心房内充盈缺损,考虑血栓的可能。

心脏超声检查:右心房内见31mm×25mm的实质性中等回声团块,较疏松,基底部位于房间隔中部,活动度大,舒张期可达三尖瓣口,考虑黏液瘤的可能。

PET/CT影像

PET/CT影像见图34-1和图34-2。

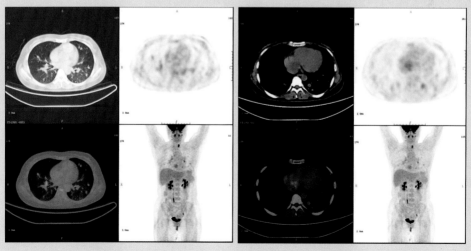

图34-1　　　　　　　　　　　　　　图34-2

影像解读))

PET/CT影像示：两肺可见多个大小不等的结节影，大多数沿血管束分布，^{18}F-FDG摄取轻度增高，SUV_{max}为2.8（见图34-1）。右心房内可见32mm×36mm大小的稍低密度肿块影，^{18}F-FDG代谢增高，SUV_{max}为3.0；两肺内可见多个^{18}F-FDG高摄取结节（见图34-2）。

最终诊断))

临床诊断为右心房黏液瘤伴两肺多发瘤栓。

手术所见：右心房稍增大；右心房黏液瘤呈圆形，大小为30mm×35m，为胶冻状，易碎；近基底部有出血样改变，蒂位于右心房的房间隔卵圆窝上部，直径为5mm。

鉴别诊断))

1. 右心房血栓伴两肺多发肺血栓。
2. 右心房恶性肿瘤伴两肺多发转移。

教学要点))

PET/CT显示两肺多发^{18}F-FDG高代谢结节，以血行播散肺转移瘤最常见，也可见于结核、感染、结节病及肺栓塞等疾病。PET/CT在显示转移瘤的原发肿瘤方面具有独特的优势。肺动脉CT血管成像是诊断肺栓塞的非常有价值的方法，但心房及肺血栓多伴有心房颤动、深静脉血栓等基础疾病。心脏黏液瘤是最常见的心内原发性肿瘤，其发病率占心脏肿瘤的92.8%。据文献报道，左心房黏液瘤占74.5%，右心房黏液瘤占18.1%，左、右心室黏液瘤各占3.7%，绝大多数为良性。黏液瘤质地松脆，瘤屑易脱落。右心房黏液瘤也是导致肺动脉栓塞的原因之一。当无心房颤动、深静脉血栓等基础疾病而怀疑肺栓塞时，早期的超声心动图检查是必要的。当双肺内有多发中等程度的结节，心房内同时有高代谢病变时，心房黏液瘤伴肺栓塞应是鉴别诊断之一。

参考文献))

[1] Li G Y. Incidence and clinical importance of cardiac tumors in China-review of the literature[J]. Thorac Cardiovasc Surg, 1990,38(2):205-207.

[2] Kuon E, Kreplin M, Weiss W, et al. The challenge presented by right atrial myxoma [J]. Herz, 2004,29(7):702-709.

［3］ Fabijanic D, Rudez I, Kardum D, et al. Pulmonary embolism due to the right atrial myxoma［J］. Coll Antropol, 2006, 30(4):933 - 936.

［4］ Gogas B D, Rallidis L S, Iliodromitis E K, et al. Right atrial myxoma presenting as syncope due to pulmonary embolism in a previously asymptomatic patient［J］. Int J Cardiol, 2011, 148(2):e34 - e36.

［5］ Horne D, Jassal D S, Mysore S, et al. Multimodality imaging of a right atrial myxoma with pulmonary embolization［J］. Can J Cardiol, 2012, 28(4):516.e13 - e14.

［6］ Jara-Palomares L, Serrano-Gotarredona M P, Lopez-Haldón J, et al. Right atrium mass in a 28-year-old patient with pulmonary embolism taking contraceptives［J］. J Atheroscler Thromb, 2011, 18(9):829 - 832.

［7］ Jardine D L, Lamont D L. Right atrial myxoma mistaken for recurrent pulmonary thromboembolism［J］. Heart, 1997, 78(5):512 - 514.

［8］ Subban V, Lakshmanan A, Sethurathinam R, et al. Right atrial myxoma—an unusual cause of pulmonary embolism［J］. J Card Surg, 2012, 27(5):604.

［9］ Alsafwah S, Lababidi Z. Recurrent pulmonary embolism originating from right atrial myxoma［J］. J Am Soc Echocardiogr, 2001, 14(4):305 - 307.

［10］ Keller H, Stegaru B, Buss J, et al. Pulmonary tumor embolism and right atrial myxoma detected by two-dimensional echocardiography［J］. Am Heart J, 1985, 110(4):881 - 884.

（刘庆华）

Case 35　肺隐球菌病

简要病史)))

　　患者,男性,52岁。患者于1个月前因"发热伴胸痛"来院就诊,查肺部CT示:首先考虑左下肺感染灶,予以药物治疗后症状好转。后症状反复,性质同前。

　　20余天前,复查肺部CT示:左下肺感染灶考虑,对比前片,病灶增大。

　　实验室检查肿瘤指标均为阴性。

　　无高血压病史,无糖尿病病史,无肺结核史,无病毒性肝炎史,否认食物、药物过敏史,无手术史,无外伤史。有吸烟史35年余。无饮酒史。

实验室检查)))

　　AFP、CEA、CA125、CA19-9、CA15-3、铁蛋白水平均在正常范围内。

其他影像检查资料)))

　　肺部CT增强:左下肺富血供结节灶,首先考虑肺癌,建议行穿刺活检以明确诊断。右上肺气肿,右中肺少许纤维灶。另见:右肝数枚低密度灶,建议做进一步检查。

PET/CT影像)))

　　PET/CT影像见图35-1和图35-2。

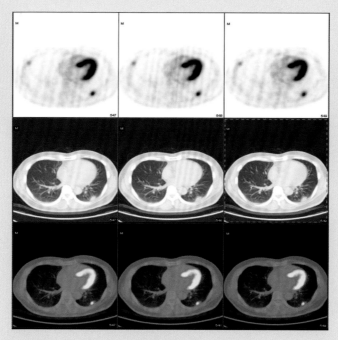

图 35 - 1

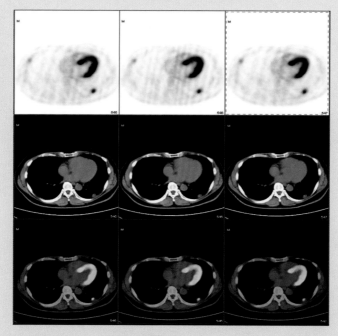

图 35 - 2

影像解读 ▶▶▶ --

　　PET/CT影像(见图35-1和图35-2)示:胸部显像清晰;左下肺可见结片状模糊高密度影,CT值约为30Hu,边界不清,外形不规则,与邻近后胸膜黏连,边缘毛糙,放射性摄取明显增高,SUV$_{max}$为5.4;右侧第5肋骨局部稍低密度骨质改变,放射性摄取增高,SUV$_{max}$为2.3。

最终诊断 ▶▶▶ --------------------------------------

　　(左下肺楔形切除标本)肉芽肿性炎,符合隐球菌感染,切缘阴性。PAS染色(＋),AB染色(＋),六胺银染色(－),抗酸染色(－)。

　　最终诊断为肺隐球菌病。

鉴别诊断 ▶▶▶ --------------------------------------

　　1. 原发或转移性肺癌。

　　2. 肺结核。

教学要点 ▶▶▶ --------------------------------------

　　肺隐球菌病是一种由隐球菌感染所引起的肺部急性、亚急性或慢性真菌感染。隐球菌是一种有荚膜包绕的酵母菌,广泛分布,常存在于鸟粪、鼠粪、土壤、空气、水果及蔬菜中,一般不寄生于人体,临床上常于有鸟粪等接触史者或免疫低下者体内发现,但免疫功能正常、无明显诱因者也会患肺隐球菌病。隐球菌进入人体后主要侵犯肺和中枢神经系统,也会侵犯骨骼、皮肤、黏膜等,单独侵犯肺部的占20%左右。当累及肺部时,可有局限性或广泛性肉芽肿形成,不常见坏死及空洞,而钙化和肺门淋巴结肿极为罕见。肺隐球菌病无典型症状,其临床表现多种多样,患者多有咳嗽、咳痰等症状,且亦可与其他部位隐球菌感染同时存在。目前,人们对肺隐球菌病了解不多,这也是临床上容易忽略和误诊的主要原因之一。实验室检查很难确诊,而标本培养或活检找到隐球菌是诊断本病的重要依据。

　　原发性肺隐球菌病的影像表现多种多样,X线表现无特异性。CT可表现为结节肿块、斑片状浸润、弥漫粟粒样改变、间质性改变等。结节肿块型病灶多伴有毛刺、分叶、胸膜牵拉及黏连,约20%的病灶可出现空洞,因此常被误诊为肺癌或结核。其结节肿块分布具有一定特点,右肺多于左肺,下肺多于上肺,肺外带多见,肺门及纵隔很少累及。^{18}F-FDG PET/CT检查已被广泛用于肺部结节的良恶性鉴别,但由于^{18}F-FDG并非肿瘤细胞的特异性标志物,即使在肿瘤内部也并非所有的^{18}F-FDG摄取均由肿瘤细胞引起。事实上,巨噬细胞、淋巴细胞、嗜酸性粒细胞等炎症细胞也参与了^{18}F-FDG的摄取,从而使某些良性病变,尤其是感染或炎症细胞对葡萄糖的摄取与代谢也增高,在^{18}F-FDG PET/CT中也可以显影,相关文献报道其呈现为浓聚灶表现,SUV最大值波动范围较大(0.93~11.6),延迟扫描SUV最大值可达15.1。因此,常常与肿瘤等病灶难以鉴别,肺隐球菌病也易被误诊为肺癌或结核等。有学者认为,延迟显相时的SUV值对于鉴别良恶性有一定帮助。肺隐球菌病的延迟显相通常没有进一步增高,而恶性肿瘤在延迟显相中一般表现 ^{18}F-为FDG进一步高摄取。此外, ^{11}C-胆碱也是一种常用的PET肿瘤显像剂, ^{11}C-胆碱PET/CT在鉴别某些良恶性病变上可以作为 ^{18}F-FDG PET/CT的互补显像。肺隐球菌病 ^{11}C-胆碱PET/CT多呈阴性,极少数可出现阳性摄取。但是,目前有关肺隐球菌病 ^{11}C-胆碱PET/CT显像的病例报告很少。

肺隐球菌病的病理特点是肺部感染和肉芽肿形成。在形成肉芽肿时,需与结核或恶性肿瘤相鉴别。肺隐球菌病的肉芽肿内主要是单核巨噬细胞及多核组织细胞,尤以多核细胞多见。巨噬细胞、淋巴细胞、嗜酸性粒细胞等炎症细胞均参与了 ^{18}F-FDG摄取,导致 ^{18}F-FDG PET显像出现假阳性。本例病变 ^{18}F-FDG代谢增高,较难与恶性肿瘤、结核及其他炎性病变相鉴别。因此,隐球菌肉芽病变需要支气管镜检查,或穿刺活检、开胸活检,或手术切除获得组织学检查及病理检查标本,方可确诊隐球菌病变。

参考文献 ▶▶▶

[1] 汪涛,孙玉鹗,姚树林,等. ^{11}C-胆碱正电子发射体层显像在肺部病变诊断中的应用[J]. 中华外科杂志,2006,44(6):405-408.

[2] 于长海,汪涛,孙玉鹗,等. 肺部良性结节性病变 ^{18}F-脱氧葡萄糖正电子发射体层摄影术检查[J]. 中华外科杂志,2006,44(2):90-92.

[3] 郭喆,张锦明,田嘉禾,等. ^{11}C-胆碱PET显像鉴别肺部病变性质及探查肺癌转移灶的价值[J]. 中华核医学杂志,2006,26(1):13-15.

[4] 李军,郑智,潘铁成,等. 肺部肉芽肿性炎症的PET/CT特点[J]. 中国现代医学杂志,2007,17(13):1649-1651.

[5] 梁颖慈,唐安戊,徐浩. ^{18}F-FDG PET延迟显像鉴别诊断原发性肺癌[J]. 中华核医学杂志,2004,24(1):27-29.

[6] Wang J, Ju H Z, Yang M F. Pulmonary cryptococcosis and cryptococcal osteomyelitis mimicking primary and metastatic lung cancer in ^{18}F-FDG PET/CT[J]. Int J Infect Dis, 2014,18:101-103.

(刘侃峰 赵葵)

Case 36　纵隔毛细血管瘤

简要病史))）-----

　　患者,女性,53岁。2周余前,患者在体检时发现纵隔肿瘤;既往体健,否认有高血压、糖尿病等系统疾病史,否认有乙肝、结核等传染病病史,否认有外伤、手术及输血史,否认有食物、药物过敏史。

实验室检查))）-----

　　AFP、CEA、CA125、CA19-9、CA15-3、铁蛋白水平均在正常范围内;血常规未见明显异常;乙肝表面抗原阴性;T-SPOT阴性。

其他影像检查资料))）-----

　　CT影像见图36-1。

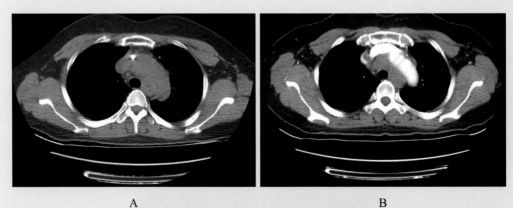

A　　　　　　　　　　　　　　　　B

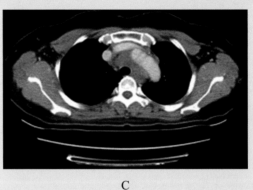

C

图36-1

PET/CT影像

PET/CT影像见图36-2和图36-3。

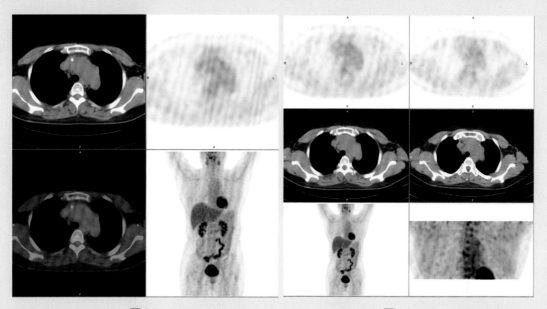

图36-2   图36-3

影像解读

CT平扫(见图36-1A)示：上纵隔条片状软组织影沿血管间隙铸型生长(CT值为55Hu)；CT增强扫描(见图36-1B和C)示：动脉期及静脉期均未见明显强化(动脉期CT值为58Hu，静脉期CT值为55Hu)，气管结构未见偏移。

PET/CT影像(见图36-2和图36-3)示：上纵隔气管旁不规则软组织影，呈铸型分布，代谢类似纵隔血池，SUV$_{max}$为2.4；双时相扫描，延迟期代谢未见异常改变，且病灶内见低代谢分隔状改变(图36-3右侧为延迟期影像)。

最终诊断

行VATS纵隔肿瘤活检术，送检纵隔肿物镜下见纤维结缔组织及外周神经纤维和成团的脉管组织(见图36-4)，符合毛细血管瘤的诊断。

最终诊断为纵隔毛细血管瘤。

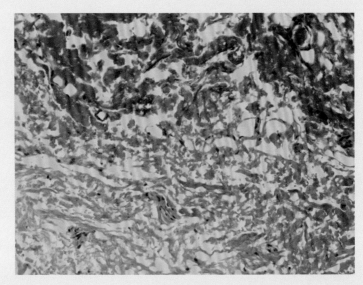

图36－4

鉴别诊断))）

1. 胸腺瘤。
2. 淋巴瘤。

教学要点))）

纵隔血管源性肿瘤极为少见,约占纵隔肿瘤的0.5%,肿瘤起源于毛细血管或大血管,因其临床发病率极低而易被误诊、漏诊。纵隔血管源性肿瘤的临床症状、表现与肿瘤的位置、大小及并发症有关。当肿物巨大或位于前纵隔时,可出现压迫症状,肿瘤破裂会导致大出血。肿瘤手术切除后复发率低。CT平扫显示病灶密度不均匀,类似邻近血管密度。病灶内出现点状钙化是其特征性表现,如出现静脉石,则可确诊本病,但其发生率仅为10%。本病例未出现典型静脉石显影。据文献报道,CT增强扫描后显示病灶中心强化。纵隔镜检查对肿块的诊断没有意义,反而会增加其破裂的风险。血管造影对诊断该病有一定帮助。但本病例CT增强病灶强化不明显,可能是由于采集时间过早,如隔期延迟后采集则可能出现相应征象。^{18}F-FDG病灶代谢目前未见报道,本病例^{18}F-FDG代谢同纵隔血池,且病灶内可见低代谢分隔影,应为病灶中的纤维结缔组织。该特点与^{18}F-FDG等低代谢的淋巴瘤相互融合的特点有所区别,而且病灶局限于上纵隔气管旁间隙并且未出现对称性分布,也与胸腺瘤发生的典型部位存在差异。虽然该病为罕见病,但当纵隔中出现类似等血管密度及等血管代谢,病灶内出现分隔的迹象时,提示该病灶存在的可能。

参考文献

[1]　Zeyaian B, Soleimani N, Geramizadeh B. Posterior mediastinal capillary hemangioma misdiagnosed as neurofibromas: a rare case report and review of the literature[J]. Rare Tumors, 2015, 7(1):5639.

[2]　Surasi D S, Meibom S, Grillone G, et al. ^{18}F‐FDG PET/CT imaging of a parapharyngeal hemangioma[J]. Clinical Nuclear Medicine, 2010, 35(8):612-613.

[3]　秦笃祥,李道堂,冯若彦. 临床胸部肿瘤学[M]. 济南:山东科学技术出版社, 1995.

[4]　Han B S, Park J C. Posterior mediastinal hemangioma mimicking neurogenic tumor: a case report[J]. J Korean Soc Radiol, 2015, 73(1):58.

[5]　Odaka M, Nakada T, Asano H, et al. Thoracoscopic resection of a mediastinal venous hemangioma:report of a case[J]. Surg Today, 2011, 41:1455-1457.

[6]　杨景魁,郑广钧,柴树德. 纵隔血管源性肿瘤的诊治分析——附5例报告[M]. 中华肿瘤防治杂志, 2003, 10(9):975-976.

（林　洁　唐　坤　殷薇薇　郑祥武）

Case 37　左侧胸膜异位胸腺瘤(AB型)

简要病史 〉〉

　　患者,女性,53岁。患者在无明显诱因下感乏力2周余,劳作后乏力明显,伴食欲降低。体检巩膜轻度黄染,余未见明显异常。

实验室检查 〉〉

　　肿瘤标志物检查:AFP 38.44ng/mL(0～13.40ng/mL),CEA 3.31ng/mL(0～5.00ng/mL),CA19-9 38.5U/mL(<37.0U/mL),CA125 38.2U/mL(<35.0U/mL),余正常。

　　总胆红素88.1μmol/L,直接胆红素39.8μmol/L,谷丙转氨酶840.2U/L,谷草转氨酶912.6U/L。

PET/CT影像 〉〉

　　PET/CT影像见图37-1。

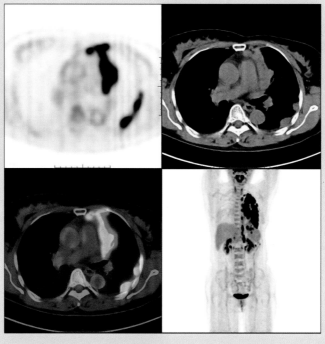

图37-1

影像解读 ▶▶▶ --

　　PET/CT影像(见图37-1)示：左侧胸膜弥漫性不规则结节状增厚，后下纵隔多发结节，密度均匀，^{18}F-FDG放射性摄取明显增高，SUV$_{max}$为11.3。

最终诊断 ▶▶▶ --

　　在PET/CT引导下行粗针胸膜穿刺活检，组织学病理免疫组化诊断：异位胸腺瘤(AB型)。

　　最终诊断为左侧胸膜异位胸腺瘤(AB型)。

鉴别诊断 ▶▶▶ --

　　1. 胸膜间皮瘤

　　胸膜间皮瘤可分为局限型和弥漫型两型。局限型胸膜间皮瘤的CT表现为胸膜上半球形或扁丘状软组织密度肿块，边缘光滑，基底较宽，密度均匀。弥漫型胸膜间皮瘤的CT特点是胸膜广泛结节。恶性胸膜间皮瘤SUV$_{max}$＝11.88±5.39，高于良性胸膜间皮瘤SUV$_{max}$＝4.10±0.85。

　　2. 胸膜转移瘤

　　胸膜转移瘤患者一般有原发肿瘤病史，表现为胸膜结节状、环状、板状增厚，CT增强扫描呈中度以上强化，多伴有肺内转移灶及包裹性胸腔积液。

　　3. 胸膜淋巴瘤

　　胸膜淋巴瘤主要表现为由胸膜突向肺内的结节或沿胸膜浸润生长的斑片影，或结节与斑片影共存。胸膜局限性增厚，呈厚薄不均的饼状，厚处均超过10mm，有胸腔积液。

教学要点 ▶▶▶ --

　　胸腺瘤起源于胸腺上皮组织，多位于前上纵隔，而位于其他部位者被称为异位胸腺瘤(ET)。ET较罕见，可发生于中后纵隔、颈部、胸腔等部位。ET的影像表现缺乏特异性，其影像检查主要有CT和MRI，表现与典型部位胸腺瘤相似。本例胸膜异位胸腺瘤的CT及PET/CT表现与胸膜间皮瘤和转移瘤相似，鉴别困难。当胸膜多发不规则增厚伴有重症肌无力等症状，而前纵隔内未发现肿瘤时，应考虑胸膜异位胸腺瘤的可能。定性诊断仍需依靠组织病理学及免疫学检查。

参考文献 》》》

[1] Shien K, Shien T, SohJ, et al. Ectopic cervical thymoma: a case report with [18]F - fluorodeoxyglucose positron emission tomography findings [J]. Acta Medica Okayama, 2012, 66(4):357 - 361.

[2] Kim H S, Lee H J, Cho S Y, et al. Myasthenia gravis in ectopic thymoma presenting as pleural masses[J]. Lung Cancer, 2007, 57(1):115 - 117.

[3] 廖美焱,周云峰,张在鹏,等. 异位胸腺瘤 CT 与 MRI 表现[J]. 中华放射学杂志, 2007, 41(8):889 - 891.

（董　科　温广华）

Case 38　胸膜神经鞘瘤伴囊性变

简要病史 〉〉〉

患者,女性,40岁。患者于1个多月前发生车祸,后行CT检查发现胸壁肿物,偶有背部疼痛,休息后可缓解,以"左下胸壁占位"收入院。体检余无阳性体征。

实验室检查 〉〉〉

肿瘤标志物均在正常范围内:CEA(化学发光法)1.3μg/L;CA15-3(化学发光法)4.6U/mL;CA19-9(化学发光法)< 2.00U/mL;CA125(化学发光法)16.4U/mL;SCC 0.60μg/L;CYFRA 21-1 1.3ng/mL。

其他影像检查资料 〉〉〉

胸部CT平扫＋增强影像(见图38－1)示:左下胸壁内侧占位,神经源性肿瘤的可能性大。图38－1A为胸部CT平扫(肺窗),图38－1B为胸部CT平扫(纵隔窗),图38－1C为胸部增强CT(动脉期),图38－1D为胸部增强CT(静脉期)。

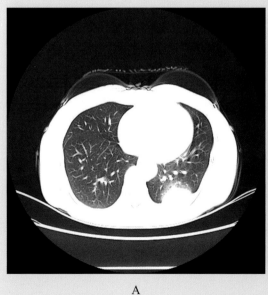 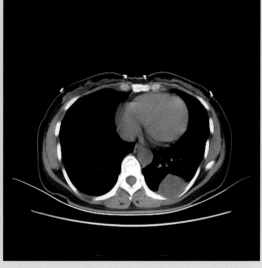

A　　　　　　　　　　　　B

图38－1(1)

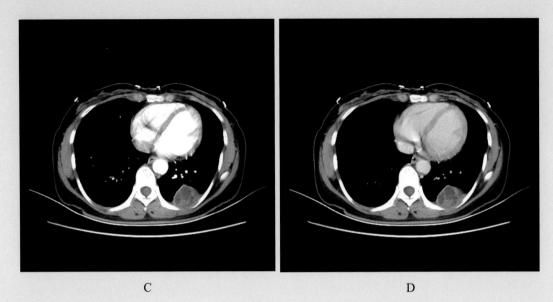

C   D

图 38 - 1(2)

PET/CT 影像 ▶▶

PET/CT 影像见图 38 - 2。

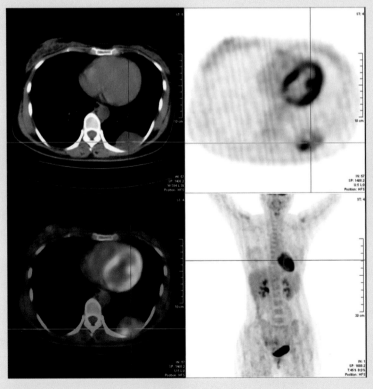

图 38 - 2

影像解读))) --

　　胸部CT平扫(肺窗和纵隔窗)(见图38-1A和B):左侧后胸胸膜下见软组织肿物凸向胸腔,与胸膜广基接触成钝角,边界光整,密度不均,略低于同层面肌群,邻近左肺下叶部分膨胀不全。胸部增强CT动脉期及静脉期(见图38-1C和D)示:肿块不同强化,低密度区强化较轻或无强化,CT值增加约5Hu,实质区强化较明显,CT值增加10Hu。

　　PET/CT影像(见图38-2)示:左后胸壁胸膜下肿块凸向肺野,大小为43mm×33mm,边界光整,密度不均伴多发略低密度区及分隔影,其内放射性分布不均匀性异常浓聚,以实质部分为著,SUV$_{max}$为4.7,灶内低密度区代谢分布稀疏或缺失;邻近肺组织受压,邻近肋骨骨质未见吸收或破坏征象。考虑神经源性肿瘤的可能。

最终诊断))) --

　　病理结果见图38-3。

　　最终诊断为胸膜神经鞘瘤伴囊性变。

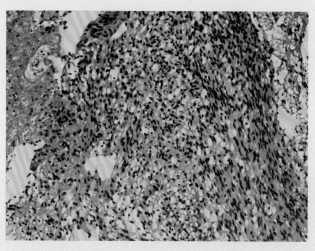

图38-3

鉴别诊断))) --

　　1. 胸膜孤立性神经纤维瘤

　　本病CT平扫密度多均匀且较神经鞘瘤高,囊变少见,增强后较明显强化,病灶较小,很难鉴别,最终需依据免疫组织化学和病理确诊。

　　2. 神经节细胞瘤

　　本病好发于儿童和青壮年,且好发于后纵隔脊柱旁,包膜完整,边界清晰,砂粒样钙化为其特点,增强后无强化或轻度强化。

3. 良性胸膜间皮瘤

良性胸膜间皮瘤为胸膜原发性肿瘤,多表现为胸膜结节状或团块状增厚,平扫和增强密度多均匀,增强后以均匀强化为主。

4. 胸膜包裹性胸腔积液

当肿瘤完全囊变时,需加以鉴别。

教学要点

神经鞘瘤来源于施万(Schwann)细胞,是常见的外周神经良性肿瘤,以30~50岁年龄层相对多见,无性别差异,可发生于全身任何部位的神经走行区,其中发生在胸膜的神经鞘瘤较罕见。胸膜神经鞘瘤多来源于肋间神经,一般无明显的临床症状,故临床上常为偶尔发现。在病理学上,由于神经组织内含脂质相对较多,因此CT平扫其密度常等于或稍低于同层面的肌肉密度。神经鞘瘤组织主要由Antoni A区和Antoni B区组成:前者细胞排列密集,CT影像密度相对偏高,增强强化相对明显;后者细胞排列疏松且易发生囊变和黏液样变,CT影像密度相对偏低,增强强化相对弱或无强化。因此,肿瘤密度相对略低、肿瘤内斑片状及囊状低密度区是诊断神经鞘瘤具有价值的征象之一。本例CT所见与上述影像征象表现一致。^{18}F-FDG在神经鞘瘤的显像中,肿瘤的Antoni A区代谢呈轻中度增高,Antoni B区代谢则分布稀疏或缺失,与组织学分布特点有一致性,但无明显的其他特征性征象。当行^{18}F-FDG PET/CT检查,发现胸壁单发肿块具有上述影像特征时,应考虑胸膜神经鞘瘤的可能。此外,肿瘤伴有邻近肋骨凹陷性切迹,也是诊断胸膜神经鞘瘤的重要依据。

参考文献

[1] 甘新莲,肖永胜,周燕发. 胸膜原发性肿瘤的影像学诊断(附26例分析)[J]. 放射学实践,2002,17(1):5-7.

[2] 张淑芬,王春,马周鹏,等. 胸壁神经鞘瘤的多层螺旋CT表现及诊断价值[J].实用肿瘤杂志,2013,28(5):532-535.

[3] 周建军,丁建国,周康荣,等. 腹膜后良性神经鞘瘤:影像学特征与病理的关系[J]. 临床放射学杂志,2006,25(12):1133-1136.

[4] 朱玉春,王建良,邢伟,等.胸壁神经鞘瘤的CT表现与病理分析[J].临床放射学杂志,2016,35(5):723-726.

（殷薇薇　唐　坤　林　洁　郑祥武）

Case 39 胸壁孤立性纤维瘤恶变

简要病史

患者,女性,58岁。5年多前,在无明显诱因下发现右侧腋下肿块,无明显不适主诉,至当地医院就诊行手术治疗(具体不详),自诉病理报告良性(报告未见)。患者在3个月前自觉右侧腋下肿块较前增大,出现右腋下间歇性麻木感伴刺痛感,不时放射至右上肢及右前胸,无其他不适主诉。有高血压病史3年余,不规则服用药物治疗,血压控制可,余既往史无殊。

实验室检查

血CEA 10.6ng/mL(0～5ng/mL);AFP、CA19-9、CA125、CA15-3、铁蛋白水平均未见异常;CRP 100mg/L(0～8mg/L);血常规、肝肾功能、凝血功能、大便常规检查未见异常。

其他影像检查资料

增强CT影像见图39-1。

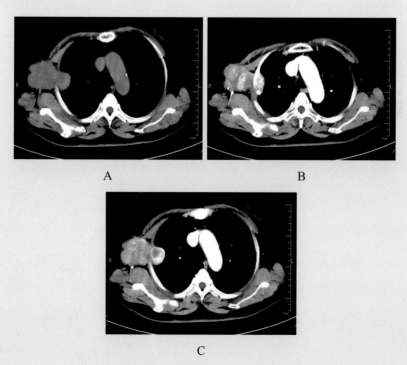

A   B

C

图39-1

PET/CT 影像))))

PET/CT 影像见图 39 - 2 和图 39 - 3。

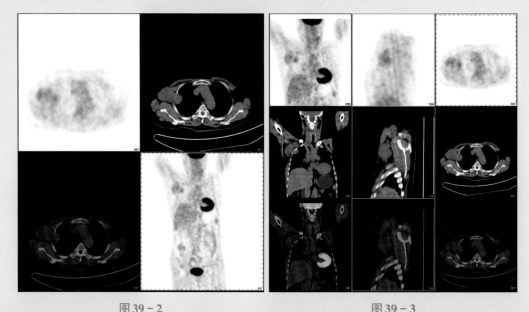

图 39 - 2   图 39 - 3

影像解读))))

增强 CT 影像示:右侧胸壁见一不规则团状软组织密度灶凸向右侧胸腔,边界清楚(见图 39 - 1A);病灶动脉期呈明显不均匀强化(见图 39 - 1B);病灶静脉期呈持续强化表现(见图 39 - 1C)。

PET/CT 影像(图 39 - 2 和图 39 - 3)示:右侧胸壁见大小为 54mm×43mm 的不规则软组织密度团块影,呈哑铃状,边界清,密度较均,平均 CT 值为 35Hu,病变沿肋间隙向右侧胸腔凸入,与邻近肺组织分界清,^{18}F-FDG 代谢不均匀轻度增高,以凸入胸腔的病灶放射性摄取较高,SUV$_{max}$ 为 2.8;邻近肋骨未见明显骨质破坏改变。

最终诊断))))

病理诊断:(右侧胸壁)恶性软组织肿瘤,以孤立性纤维性肿瘤恶变或去分化可能性较大。免疫组化:Desmin(-),CD34(+),SMA(-),Ki-67(高,区域>60%),CK(-),EMA(+),Bcl-2(+),CD99(-),HMB45(-),MyoD1(-),Myogenin(-),S-100(-)。

最终诊断为胸壁孤立性纤维瘤恶变。

鉴别诊断)))

1. 右侧胸壁转移瘤。
2. 孤立性间皮瘤。

教学要点)))

孤立性纤维性肿瘤(SFT)是一种少见的软组织肿瘤,于1931年由Klemperer和Rabin首次报道,其原发于胸膜,之后亦有发生于胸膜外多个部位的报道。近年来,多数研究认为,SFT起源于表达CD34抗原的树突状间质细胞,而非间皮细胞。2002年,WHO将其归入纤维母细胞/肌纤维母细胞肿瘤类。该类肿瘤多见于浆膜器官,如胸膜、腹膜或后腹膜,也可见于浆膜以外器官,如肺内、眼眶、纵隔、肝脏等。SFT以中老年患者多发,无性别倾向。12%～22%的SFT为恶性,多无症状且生长缓慢,影像学表现缺乏特异性,术前诊断准确率较低。相关文献报道,SFT密度高低主要取决于瘤体内胶原成分的多少,而有无钙化对诊断基本没有意义;CT增强后,恶性SFT几乎均有强化征象。胸膜或腹膜SFT与间皮瘤较难鉴别,前者的发病与石棉接触史无关,这是帮助鉴别诊断的临床特点。

本病例为发生于右侧胸壁的SFT,较为罕见,临床无典型症状,早期发现较难,影像学易漏诊或误诊;PET/CT为全身扫描检查,可进行综合分析,如在PET/CT影像中显示单发的实性分叶状肿瘤,边界清楚,密度不均,伴有 ^{18}F-FDG代谢增高,则应考虑SFT的可能。

手术切除是治疗SFT的首选方法。有恶变的SFT有复发或转移的可能,术后可考虑行放化疗等辅助治疗。因为由于SFT的生物学行为难以预测,即使病理结果为良性,也不能完全排除以后恶变或复发的可能,所以应对患者进行长期随访。

参考文献)))

[1] Peng L, Liu Y, Ai Y, et al. Skull base metastases from a malignant solitary fibrous tumor of the liver. A case report and literature review[J]. Diagn Pathol,2011,6(1): 127.

[2] 彭实.孤立性纤维瘤的影像诊断分析[J].中国CT和MRI杂志,2016,14(8):17 - 19.

[3] 刘楠,车丽丽,伯佳莲.肺孤立性纤维瘤恶变一例[J].中国医师进修杂志,2014, 37(20):77 - 78.

（赵 欣 赵 葵）

Case 40 胸壁神经淋巴瘤病

简要病史

患者,女性,38岁。2个月前,在无明显诱因下出现左胸背疼痛,程度不剧,可忍受,无放射痛;改变体位后,疼痛无变化。无咳痰、咯血,无胸闷、气促,无畏寒、发热,无头痛、头晕,无腹痛、腹胀等,当时未予以重视,未行正规诊治。2个月来,症状持续存在。

实验室检查

乙肝三系示HBsAb、HBcAb阳性,余项包括血常规、血生化、甲状腺系列、血肿瘤系列、血凝系列、血黏度、大小便常规、头颅MR无异常。动态心电图示B型预激综合征,ST段改变。心脏彩超示肺动脉压增高,EF 76%;腹部彩超示双肾多发结石。肺功能示轻度阻塞性通气功能障碍,弥散功能正常。

其他影像检查资料

胸部三维CT示左侧第5肋骨骨质密度不均匀减低,骨质欠连续,T_{10}椎体局部骨质密度不均匀增高。胸椎增强MRI检查示T_4椎体左侧附件、左侧第5后肋骨骨质破坏,考虑肿瘤的可能。

PET/CT影像

PET/CT影像见图40-1和图40-2。

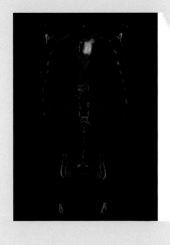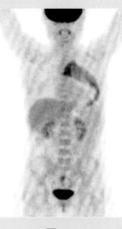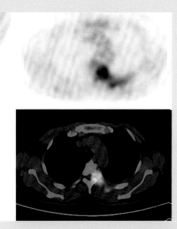

图40-1

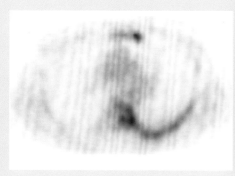 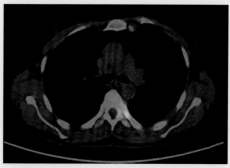

图 40 - 2

影像解读

PET/CT 影像示：T$_4$、T$_5$ 椎体左侧椎间孔区可见根块状放射性摄取增高影，SUV$_{max}$ 为 6.88。病灶沿着左侧第 5 肋骨（肋间神经）呈束带状、短条状放射性摄取增高，相应 T$_4$、T$_5$ 左侧椎间孔扩大。第 5 肋骨骨质被破坏，邻近软组织肿胀，脂肪间隙消失（见图 40 - 1）。胸骨左旁第 2 前肋间可见一类圆形放射性摄取增高灶，SUV$_{max}$ 为 4.23（见图 40 - 2）。

最终诊断

在 CT 引导下，行胸骨左旁肿块穿刺活检术。免疫组化染色：Desmin（－）、CK（pan）（－）、EMA（－）、Vimentin（＋＋＋）、CgA（－）、Syn（－）、CD56（－）、S-100（－）、CD99（部分细胞＋）、MyoD1（－）、Ki-67（70％＋＋＋）、LCA（＋＋＋）、CD3（－）、CD20（＋＋＋）、CD21（－）、CD45RO（－）、CD79a（少量细胞＋）、CD10（＋）、Bcl-2（－）。

查骨髓常规无异常。

病理诊断：弥漫大 B 细胞淋巴瘤（A 型）（见图 40 - 3）。

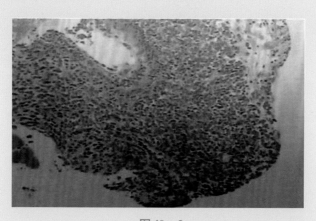

图 40 - 3

最终诊断:结合病理及临床症状,后经神经内科、血液科及 PET/CT 中心会诊,临床诊断为神经淋巴瘤病(NL),即淋巴瘤累及 T_4、T_5 左侧神经根及左侧第5肋间神经。

鉴别诊断))) ————————————————————————————————

NL的诊断比较困难,主要由于有不同的临床症状和较多的鉴别诊断。需鉴别诊断的情况包括病毒感染、副肿瘤神经病、(脑)多发神经根炎、软脑膜淋巴瘤病、神经根压迫、椎间盘突出、放化疗引起的症状、淋巴瘤伴血管炎和退行性关节病等。

总体而言,对于以多发性神经病变为主要表现者,应与副肿瘤综合征、Guilain-Barre 综合征、化疗(长春新碱)引起的症状、营养性神经病变、带状疱疹、淀粉样变性等相鉴别。对于以单神经病变为主要表现者,应与单神经病变(神经、神经根、神经丛)、压迫症状(肿瘤、椎骨骨折、血肿、椎间盘突出)、放射治疗引起的症状、带状疱疹、臂丛神经炎等相鉴别。

另外,还需要与棕色脂肪组织和肌肉生理性 ^{18}F-FDG 摄取增高所导致的假阳性相鉴别。

教学要点))) ————————————————————————————————

NL非常罕见,最早于1934年报道。国际原发性中枢神经系统淋巴瘤协作组(IPCG)将其定义为原发于恶性血液病或继发于非霍奇金淋巴瘤(NHL)且伴淋巴瘤细胞浸润神经的一种疾病。NL可以是系统性淋巴瘤的一部分,也可以是周围神经内的原发病变。霍奇金淋巴瘤(HL)和 NHL 都有可能发生 HL,而在 NHL 更为常见,约98%见于 NHL。一般而言,肿瘤的恶性程度越高,周围神经受累的可能性就越大。特别是淋巴瘤病情进展或者复发患者,大肿块可能是侵袭性淋巴瘤治疗后神经系统复发的高危因素之一。

NL的临床表现多样且不具有特征性,既会在肿瘤明确诊断之前出现,也会在肿瘤进展阶段出现,有些临床表现也可能是 NHL 首发和唯一的症状。如果这些临床表现发生在淋巴瘤诊断之前或者将这些临床表现作为首发症状,而临床医师又认识不足,那么往往易造成误诊。临床表现一般以混合型感觉和运动障碍为主,多表现为亚急性感觉运动性多发性神经病变、脑神经病变、单神经病变,或一个孤立的正中神经或坐骨神经麻痹等。Baehring 等总结72例 NL 病例,认为 NL 的临床表现分为以下4种类型:①神经或神经根痛;②有或无疼痛的颅神经病;③无疼痛的多发外周神经受累;④有或无疼痛的单发外周神经受累。病灶以颈丛、臂丛及腰骶丛神经侵犯最多见,胸椎神经根、坐骨神经、听神经、三叉神经、面神经次之,正中神经及尺骨神经等部位少见。本病

例病变累及 T_4、T_5 左侧神经根及第5肋间神经。目前,肋间神经受累尚未见报道。

NL 的诊断方法包括脑脊液检查、影像检查、肌电图及腓肠神经活体检查,常常需要结合临床症状、肌电图、影像检查报告,以及从神经组织、神经外组织和脑脊液获得的病理或肿瘤细胞学检查来综合作出诊断。神经组织病理诊断是 NL 确诊的"金标准",但患者生前活检诊断率并不高,主要是由于肿瘤神经浸润可能呈局灶性或斑块状,神经组织标本阳性检出率较低,盲检往往不能提供诊断信息,并且易造成外周神经不可逆的损伤。钱敏等对13例 NL 中的3例病例行腓肠神经活体病理学检查,分别表现为轻度脱髓鞘、活动性轴索病变及轴索病变合并脱髓鞘,均未见淋巴瘤细胞浸润。而脑脊液检查也仅在20%～40%的患者中可以找到癌细胞。

目前,在所有诊断方法中,影像检查对神经淋巴瘤病的诊断最有意义,其中以 MRI 和 PET/CT 为主。在 MRI 上,病变往往表现为神经或神经鞘增粗,信号增高,但灵敏度往往很低。相关报道显示,钆增强 MRI 有助于潜在病变的显示,其被证明对检出病变部位和提示病变程度非常有益。PET/CT 作为全身解剖和功能显像,对 NL 的诊断灵敏度高,具有较高的临床应用价值。Grisariu 等总结了来自多个研究报告的共计40例 NL 病例,结果显示87.5%(35/40)的病例的 PET/CT 显示阳性。在 IPCG 纳入研究的50例 NL 病例中,MRI、PET/CT、脑脊液细胞学检查和神经活检的阳性率分别为77%(36/47)、84%(16/19)、40%(18/45)和88%(23/26)。有学者研究了26例恶性肿瘤周围神经浸润病例的影像表现,发现所有病灶均可被 PET/CT 检测出。与 MRI 比较,PET/CT 能更好地反映全身情况,帮助及早诊断 NL;同时,PET/CT 可以准确地反映 NL 患者受累的神经数目、范围、病灶大小、形态和肿瘤活性。PET/CT 是早期无损伤性诊断 NL 的非常敏感和有效的一种检查方法。

NL 在病理上以淋巴瘤细胞浸润脑神经、脊神经、神经节、神经根或周围神经(丛)为特征。PET/CT 显像通常有以下3种表现形式:①淋巴瘤细胞沿着神经束或神经丛呈束状浸润;②淋巴瘤细胞仅浸润神经根或神经节;③淋巴瘤细胞沿神经根蔓延至神经丛及神经束,呈根块状、树权状或短条状浸润。^{18}F-FDG PET/CT 显像可以很好地显示 NL 患者的上述病理分布特征。本病例 PET/CT 显示 T_4、T_5 左侧椎间孔处呈根块状 ^{18}F-FDG 代谢异常增高,并沿第5肋间神经呈束带状、短条状 ^{18}F-FDG 代谢异常增高,反映了淋巴瘤细胞沿神经根蔓延至神经束浸润的病理特征。同时,PET/CT 显示胸骨左旁结节浓聚影,临床通过穿刺活检该结节取得病理结果,最终诊断为弥漫大 B 细胞淋巴瘤。因此,PET/CT 可以确定穿刺活检的靶目标,为临床提供最佳的活检取材部位信息。

参考文献 》》 --

[1] Baehring J M, Damek D, Martin E C, et al. Neurolymphomatosis[J]. Neuro Oncol, 2003,5(2):104 − 115.

[2] Grisariu S, Avni B, Batchelor T T, et al. Neurolymphomatosis: an International Primary CNS Lymphoma Collaborative Group report[J]. Blood, 2010, 115(24): 5005.

[3] 钱敏,陈琳,关鸿志, 等.13 例淋巴瘤合并周围神经病变临床分析[J]. 中国现代神经疾病杂志,2008,8(3):236 − 241.

[4] Bronstein Y, Tummala S, Rohren E. ^{18}F-FDG PET/CT for detection of malignant involvement of peripheral nerves: case series and literature review[J]. Clin Nucl Med, 2011,36(2):96 − 100.

[5] Zagami A S, Granot R. Non-Hodgkin's lymphoma involving the cauda equina and ocular cranial nerves: case reports and literature review[J]. J Clin Neurosci, 2003,10 (6):696 − 699.

[6] 方雷,安建平,赵辉,等. 神经淋巴瘤病的 ^{18}F-FDG PET/CT 影像特征分析[J].中华核医学与分子影像杂志,2014,34(1):19 − 22.

[7] Gan H K, Azad A, Cher L, et al. Neurolymphomatosis: diagnosis, management, and outcomes in patients treated with rituximab[J]. Neuro Oncol, 2010, 12(2): 212 − 215.

（吴国峥　张春玲　孙　达）

Case 41　乳腺癌骨外软组织显像

简要病史 ▷▷▷ -

　　患者,女性,53岁。发现乳腺肿块1年余,增大3个多月。体格检查发现左乳外形失常,可及一大小为100mm×80mm的肿块,质硬,边界不清,不可活动;表面皮温不高,表面皮肤发红,伴小溃疡,无触痛;左乳肿块下方有波动感,乳头无溢液。

其他影像检查资料 ▷▷▷ -

　　CT影像见图41-1。

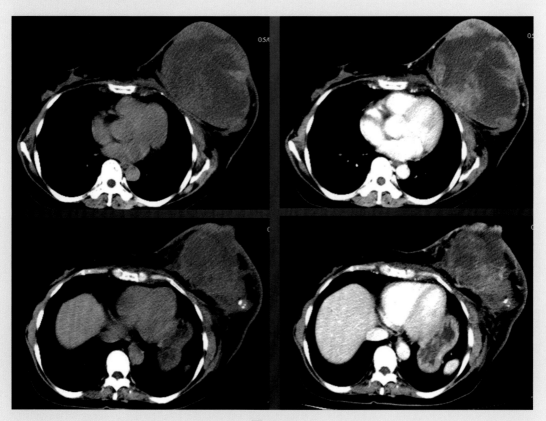

图41-1

SPECT影像)))

SPECT影像见图41-2。

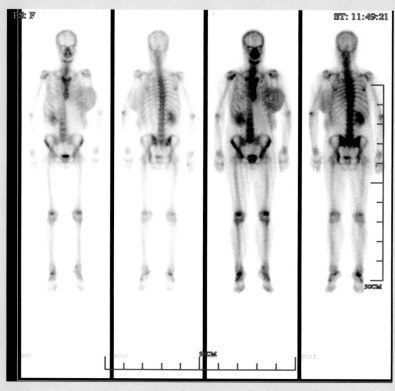

图 41-2

影像解读)))

CT影像(见图41-1)示:左胸巨大软组织密度影。

SPECT影像(见图41-2)示:左胸团状显像剂浓聚影。

最终诊断)))

穿刺病理检查见异型细胞,临床诊断为乳腺癌。

鉴别诊断)))

1. 技术伪影。

2. 胸腔积液异常摄取。

3. 显像剂污染。

教学要点

骨显像所用的显像剂为 ^{99m}Tc-亚甲基二膦酸盐（MDP），是一种亲骨性放射性核素。MDP 随血流到达全身骨骼，与骨中的羟基磷灰石晶体进行离子交换或通过化学吸附作用而沉积于骨内。MDP 主要用于癌症患者骨转移的早期诊断和定位。

骨外软组织异常摄取通常见于技术伪影、正常组织器官显影、肿瘤组织异常摄取及多种良性疾病。人为因素和技术因素常见于尿液、放射性核素注射失败或不当所致的污染，通常较易识别。对于放射性药物质量所引起的异常显影，可通过观察同一批次标记的其他图像来鉴别。甲状腺、双侧乳腺轻度浓聚及泌尿系统浓聚在正常情况下也很常见。

在骨显像时，双侧乳腺显影多见于年轻女性，且经期显影率较高，这属正常的生理表现，其特征为胸部对称性软组织浓聚影。乳腺癌显影呈单侧乳腺局灶性浓聚影，可能与癌组织的局部血流丰富、代谢活跃及细胞膜被破坏有关；乳腺癌术后，对侧乳腺显影，考虑为在一侧乳腺切除后，对侧乳腺代偿性增生所致。此外，炎性损伤、纤维囊性乳腺病、小叶增生、纤维腺瘤、血肿、恶性肿瘤、淀粉样变等会导致不对称的摄取增加（可能与局部代谢状况、炎性反应、发育不全的胶原沉积、血供增加及肿瘤钙化等有关）。

参考文献

［1］郭海波,孙达. ^{99m}Tc-MDP 骨显像时正常和异常的骨外放射性聚集［J］. 同位素,
　　　2011,24(4):246－251.

［2］刘思敏,左书耀,王国明,等. 骨外软组织肿瘤骨显像时显影与组织细胞学类型的
　　　关系［J］. 中华核医学与分子影像杂志,2008,28(2):110－112.

［3］黄钢,李亚明. 核医学［M］. 北京:人民卫生出版社,2016.

（翁婉雯）

Case 42　炎性乳癌(Ⅳ期)

简要病史 》

　　患者,女性,53岁。1年前,在无明显诱因下发现右侧乳房有一肿块,局部稍有麻木感,无疼痛不适;乳房皮肤无凹陷,无橘皮样改变,无溃烂、潮湿;乳头无异常分泌物。无畏寒、发热,无恶心、呕吐,当时未做任何处理。但肿块逐渐增大。3个月前,右侧乳房出现红肿;后红肿稍减轻,局部皮肤变硬,肿块与皮肤有黏连。既往有注射隆胸史。为进一步评估全身情况,行PET/CT检查。

实验室检查 》

　　血浆D-二聚体436.8ng/mL(↑),嗜酸性粒细胞计数0.006×10⁹/L(↓),血细胞比容32.1%(↓),血小板计数280.0×10⁹/L(↓);肿瘤标志物检验(女性10项)正常;小便潜血试验呈弱阳性。

PET/CT影像 》

　　PET/CT影像见图42-1～图42-3。

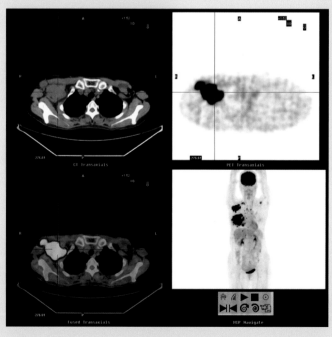

图42-1

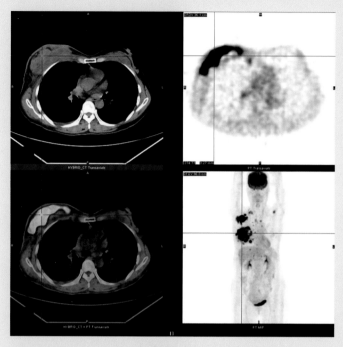

图 42 - 2

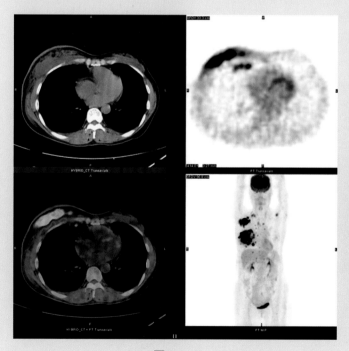

图 42 - 3

影像解读)))

　　CT影像示右侧乳房内软组织肿块,大小为91mm×110mm×33mm,肿块几乎占据整个乳房,周围多发子灶,乳腺皮肤增厚并与肿块黏连;PET显像示肿块放射性摄取异常增高,SUV$_{max}$为28.2。CT影像示邻近右侧胸膜可见串珠样软组织结节;PET显像示放射性摄取增高,SUV$_{max}$为6.1。右腋下、纵隔内、右锁骨上多发高代谢淋巴结,右腋下高代谢淋巴结融合成团,SUV$_{max}$介于4.10～22.4(见图42-1～图42-3)。

最终诊断)))

　　病理结果见图42-4。
　　最终诊断为右乳浸润性导管癌。

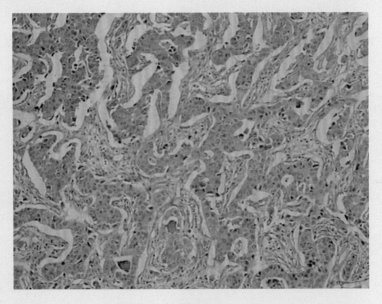

图42-4

鉴别诊断)))

　　急性乳腺炎。

教学要点)))

　　炎性乳癌于1814年被首次报道,于1924年被正式命名。炎性乳癌的临床表现和发展过程与急性乳腺炎相类似,如突发性的乳腺肿大、变硬,皮肤温度增高,橘皮样变,常累及30%的乳房。患侧腋窝可触及肿大的淋巴结,而全身发热和白细胞升高并不多见。相关研究发现,炎性乳癌好发于绝经早期女性,部分患者在妊娠或哺乳期发病。1/3以上的患者在诊断时已经出现同侧腋窝或锁骨上淋巴结转移,部分患者甚至在肺、骨骼等已存在明显的转移灶。患者乳腺肿大多呈弥漫性,常触不到光滑、完整的包块,深部触诊可有全乳牵连感。病理学研究发现,炎性乳癌通常显示为高组织学分级和核分级,病理学分型可有浸润性导管癌、浸润性小叶癌、髓样癌和黏液癌。由于炎性乳癌的临床和组织学表现无特征性,且诊断标准目前尚不统一,因此临床上主要依据临床表现和病理学检查结果进行诊断。2008年12月,第一届IBC国际会议对炎性乳癌的诊断标准达成了最低要求共识:6个月内迅速出现乳腺皮肤发红、水肿和(或)橘皮样外观,并累及1/3以上乳腺皮肤;组织活检病理学确诊为浸润性癌,可伴有或不伴有真皮淋巴管癌栓。

本例患者以急性乳腺炎的表现为首发症状,一直未得到特殊处理,后虽在病程中红肿稍减轻,但局部皮肤变硬,肿块与皮肤有黏连,遂来本院整形科就诊,考虑右侧乳房感染,并行局部切开引流,取组织行病理学检查才发现右侧乳房浸润性导管癌。尽管最终获得病理学确诊,但因发现不及时而丧失了最佳治疗时机。因此,在临床工作中,我们应提高对本病的认识,对于非妊娠期、哺乳期的妇女有乳腺炎症状,或哺乳期乳腺炎症状进展迅速,而抗生素治疗效果不佳、触诊肿块不明显、患侧腋窝淋巴结不规则肿大、实验室检查白细胞计数无增高的情况,均应考虑炎性乳癌的可能。首选检查方法是钼靶X线摄影,必要时结合超声检查、MRI检查、针吸细胞学检查等进行综合分析,以尽早明确诊断并制订有效的治疗方案,避免误诊、漏诊。鉴于^{18}F-FDG PET/CT不是特异性肿瘤显像剂,感染或炎症均可引起^{18}F-FDG浓聚,因而特异度低,会出现假阳性干扰。因此,作为一种昂贵的检查手段,PET/CT尚不适宜作为乳腺癌的常规检查方法,但对于怀疑多中心乳腺癌、病期较晚、需要全面评价区域淋巴结状态或疑有远处转移的患者,PET/CT的优势较为明显。另外,因为PET/CT较高的阳性预测值,所以对于临床体检或常规影像学检查难以确诊且不愿接受有创性检查的患者有益。

参考文献))

[1] 赵昆昆,陈德滇. 炎性乳癌的临床研究进展[J]. 吉林医学,2013,34(5):925-926.
[2] 周静瑜,唐利立. 炎性乳癌的现状与进展[J]. 中华普通外科学文献(电子版),2013,7(4):53-56.

(潘建虎　沈小东　陈泯涵　张宝燕)

第三篇

腹部与盆腔

Case 43 中分化肝细胞性肝癌伴胆管内癌栓形成

简要病史)))　--

　　患者,男性,51岁。有乙肝病史20余年。2个多月前,在无明显诱因下发现皮肤及巩膜黄染,黄染呈进行性加重,尿色深黄,余无明显特殊不适。门诊查乙肝两对半呈"小三阳",甲胎蛋白166.4μg/L(↑),总胆红素188μmol/L(↑),直接胆红素145μmol/L(↑),丙氨酸氨基转移酶119U/L(↑),天冬氨酸氨基转移酶117U/L(↑),γ-谷氨酰基转移酶887U/L(↑),以"慢性乙肝伴肝功能不全"给予保肝、利胆等治疗(具体不详);治疗后,上述症状无明显好转,期间行腹部B超检查,提示"慢性肝病,慢性胆囊炎伴胆囊结石"及"肝纤维谱升高";余既往史无殊。

　　体格检查:皮肤、巩膜明显黄染;未见肝掌、蜘蛛痣;腹柔软、平坦,腹壁静脉无曲张,无压痛,无反跳痛,未触及肿块,肝脾肋下未触及,胆囊未触及,墨菲(Murphy)征阴性。肝浊音界在正常范围,肝区无叩击痛,移动性浊音(一)。

实验室检查)))　--

　　实验室多次检查基本同上。

其他影像检查资料)))　---

　　腹部超声检查报告同上。

　　入院后,行上腹部MRI平扫＋增强检查(见图43－1):肝门区胆管内占位伴肝内胆管扩张,考虑胆管细胞癌的可能。

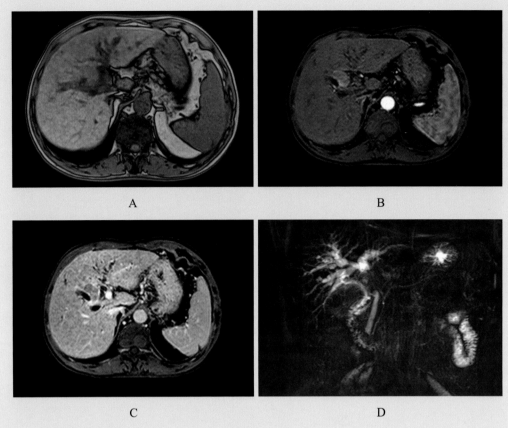

图 43 - 1

PET/CT 影像

腹部 PET/CT 影像见图 43 - 2 和图 43 - 3。

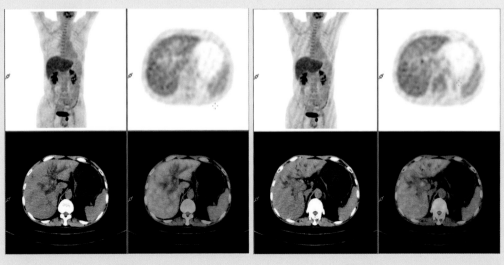

图 43 - 2　　　　　　　　　　　图 43 - 3

影像解读)))

  MRI平扫、动脉期增强、门脉期增强及MRCP影像示:肝S_4段近肝门区异常信号结节,T_1WI呈低信号,T_2WI呈略高信号,增强动脉期明显强化,门脉期减退呈低信号结节,MRCP示肝门区胆管信号中断伴肝内胆管明显软藤状扩张(见图43-1A～D)。

  PET/CT影像(见图43-2和43-3)示:肝S_4段有径为9mm的低密度结节,内放射性摄取近似肝实质;肝门区肝总管至胆总管上段腔内见混杂密度结节填充,形状不规则,内见斑点、斑片状高密度影,内放射性摄取轻度增高,SUV_{max}为3(近似肝实质),远侧肝内胆管明显呈软藤状扩张;上述实质病灶与毗邻部无明显密度或代谢差异,边界可见。

最终诊断)))

  术中所见:腹腔内有少量腹水,肝脏呈明显胆汁性肝硬化,肝门部见一肿块,大小为30mm×20mm,界限不清;胆总管明显增粗,直径约为20mm;剖开胆管见胆总管及左右肝管开口处充满直径约20mm的条形黑褐色瘤栓;胆囊增大,大小为120mm×60mm×50mm。标本送快速病理检查,报告为肝细胞肝癌。

  病理结果见图43-4。

  最终诊断为"右"肝中分化肝细胞性肝癌伴胆管内癌栓形成,癌细胞浸润神经束。

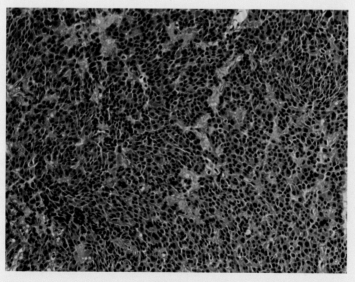

图43-4

鉴别诊断)))

  1. 胆管细胞癌伴肝内侵犯或转移

胆管细胞癌在肝内或胆管内均可表现为软组织结节,增强后持续性强化。胆管内胆管细胞癌在MRCP影像上表现为胆管内占位伴近侧胆管扩张,在PET/CT影像中显示肿瘤灶常呈高代谢(高于等低代谢类型的肝细胞肝癌)。

2. 胆管乳头状瘤

胆管乳头状瘤为胆管内铸型生长良性肿瘤,代谢常呈等低代谢,增强检查呈持续强化模式。但是,胆管乳头状瘤可发生恶变,当发生恶变时,代谢可异常增高。

上述两种病变常无甲胎蛋白水平异常增高。

教学要点

原发性肝细胞肝癌是我国常见的恶性肿瘤之一,位居恶性肿瘤病死率的第2位,常见于慢性乙肝患者。层面CT和MRI影像学征象较具有特征性,尤其早进早出的强化模式;实验室检查甲胎蛋白水平明显增高也具有特征性;而在PET/CT显像中,部分高中分化肝细胞肝癌则表现为等代谢或略低代谢,难以与肝内良性肿瘤[如血管瘤、局灶性结节增生(FNH)]相鉴别,这是肝细胞肝癌PET/CT显像的常见局限之处,故此类型肝细胞肝癌的PET/CT诊断主要结合层面CT和MRI检查,尤其对于慢性乙肝患者、AFP水平增高患者,应强调结合层面CT和MRI增强检查结果进行诊断。

本病例肝实质内癌结节的MRI信号特点及强化模式颇为典型,值得重视。肝细胞肝癌患者常伴门脉瘤栓形成,而本例患者则伴胆管瘤栓形成但无门脉瘤栓形成临床少见。据文献报道,肝细胞肝癌伴胆管癌栓的临床发生率不到原发性肝细胞肝癌的10%。一般认为,肝细胞肝癌发生胆管癌栓可能与下列途径有关:①癌细胞直接侵入壁薄的肝内胆管;②癌细胞通过静脉或淋巴管逆行侵入肝内胆管壁;③癌细胞沿着神经鞘的间隙侵入胆管壁;④门静脉癌栓侵犯邻近胆管;⑤癌细胞侵入胆管壁上的滋养血管而进入胆管腔内。本病例AFP水平增高但不明显,故在诊断中未予以重视。术前于2013年9月11日检查发现AFP为273.0ng/mL;2013年10月9日复查,AFP为29.78ng/mL,值得思考。

参考文献

[1] Satoh S, Ikai L, Honda G, et al. Clinicopathologic evaluation of hepatocellular carcinoma with bile duct thrombi[J]. Surgery, 2000, 128(5):779 – 783.

[2] Hu J, Pi Z, Yu M Y, et al. Obstructive jaundice caused by tumor emboli from hepatocellular carcinoma[J]. Am Surg, 1999, 65(5):406.

(殷薇薇 林 洁 唐 坤 郑祥武)

Case 44　原发性肝脏平滑肌肉瘤

简要病史

患者,女性,54岁。2个月前,在食用羊肉后出现右上腹胀痛,呈持续性,伴恶心,无呕吐,无后背部放射痛,遂至当地医院就诊,腹部B超检查提示"胆囊炎,胆囊结石,肝右叶囊肿",行5天输液治疗后较前好转。患者上腹胀痛反复发生,自行服用镇痛药后症状缓解。2天前,患者再次出现右上腹痛,疼痛剧烈难忍,服用镇痛药后未见明显好转,至当地医院就诊,行腹部B超和CT检查,提示肝脏多发肿块,考虑肝包虫病的可能。为进一步明确诊断而行PET/CT检查。既往子宫肌瘤切除术史,术后9年。

实验室检查

白细胞计数6.1×10^9/L,红细胞计数4.49×10^{12}/L,血红蛋白14.0g/dL,血小板计数211×10^9/L,凝血酶原时间14.0s,部分凝血活酶时间40.0s,D-二聚体2.41μg/mL;碱性磷酸酶362U/L;谷氨酰转肽酶864U/L;CA125 83.54U/mL,CA19-9 70.03U/mL,铁蛋白435.60μg/L。

其他影像检查资料

腹部CT影像(见图44-1～图44-3)示:肝内多发肿块,首先考虑肿瘤,原发伴肝内转移或均为转移的可能性大,需结合临床做进一步检查。

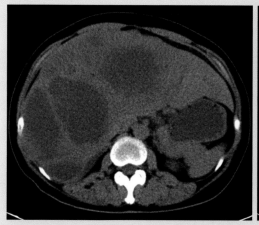

图44-1

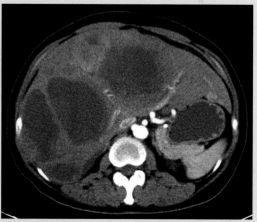

图44-2

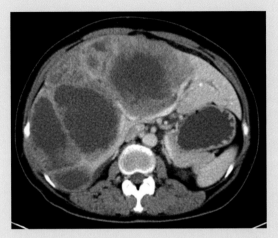

图44-3

PET/CT影像))) --

　　PET/CT影像见图44-4。

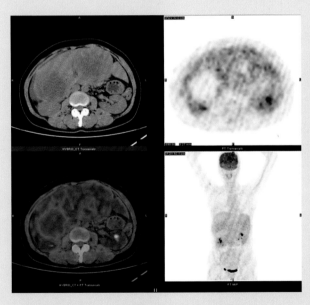

图44-4

影像解读))) --

　　CT影像（见图44-1～图44-3）示:肝内多发大小不等的囊性低密度影,动脉期轻度边缘及膜性强化,静脉期囊壁内软组织强化弱于肝实质。

　　PET/CT影像（见图44-4）示:肝胃间可见一大小为109mm×85mm的不匀质肿块影,PET对应实性部分放射性摄取轻度增高,SUV$_{max}$为2.52;肝内多发大小不等的囊性低密度影,囊壁不光整,PET对应囊壁放射性摄取与肝实质相似。

最终诊断

病理诊断:肝胃之间肿物穿刺活检可见梭形细胞肿瘤(见图44-5),结合免疫组化,考虑平滑肌肉瘤的可能。

免疫组化C片:Caldesmon(+),Actin(+),Myosin(+),SMA(+),ER(+)[对照(-)],PR(+)[对照(-)],CD34(-),CA177(-),S-100(-)、Desmin(-),Dog-1(-),Ki-67(40%~50%+)。

(胰腺穿刺?)考虑梭形细胞肿瘤的可能。

最终诊断为原发性肝脏平滑肌肉瘤。

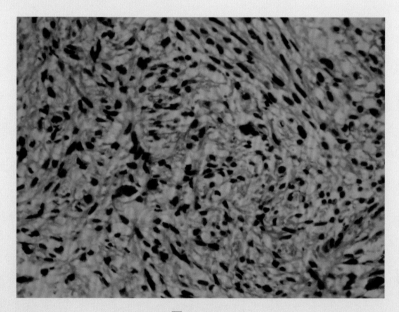

图44-5

鉴别诊断

1. 肝脓肿。

2. 肝包虫病。

3. 肝囊腺癌。

教学要点

肝脏肉瘤占肝脏原发性恶性肿瘤的1%~2%,而原发性肝脏平滑肌肉瘤更为罕见。在肝脏原发性肉瘤中,血管肉瘤、上皮样血管内皮瘤和肝未分化性胚胎肉瘤约占

70%,而平滑肌肉瘤仅占8%～10%。大多数肝脏平滑肌肉瘤为转移瘤。因此,原发性肝脏平滑肌肉瘤的确诊需排除其他脏器肉瘤的转移,包括胃肠道、子宫、后腹膜和肺。原发性肝脏平滑肌肉瘤可起源于肝内血管结构、胆管或圆韧带。目前,其病因尚不十分清楚,可能与EB病毒感染有一定的相关性,其发生率在免疫抑制患者中偏高,如AIDS患者、器官移植术后患者,极少发生于乙型肝炎病毒或丙型肝炎病毒感染者。该病的病理学方面,镜下见梭形细胞呈编织状排列,免疫组织化学示Vimentin、Desmin、SMA阳性。其中,Desmin在良性肌源性肿瘤中呈强阳性表达,Vimentin在恶性肌源性肿瘤中呈强阳性表达,两者呈反向关系。

本病例被诊断为平滑肌肉瘤的依据如下:镜下观察到明确的恶性梭形细胞,免疫组织化学Vimentin(＋)、SMA(＋)、Desmin(－)、CK(－)。Vimentin(＋)而Desmin(－),提示本病例恶性程度高。

原发性肝脏平滑肌肉瘤的临床表现与肝脏其他恶性肿瘤的表现类似,其主要表现为上腹部疼痛、乏力、纳差、体重下降、发热、黄疸、肝大及上腹部包块等。肝功能异常或可正常,AFP多为阴性。肿瘤进展缓慢。当肿瘤较小时,无明显症状,一般于体检时发现肝占位。肝脏平滑肌肉瘤多发生于肝右叶,为单发病灶,影像学表现多为囊性或囊实混合性肿块,且囊壁较厚、厚薄不一致或呈多个分隔,由于这些表现均无特异性,因此需要与肝脓肿、肝包虫病及肝囊腺癌等相鉴别。

本病例肝脏表现为多灶性囊性及囊实性占位,主体病灶位于肝左叶,呈膨胀外生性生长,与邻近胃关系密切,但彼此界限尚隐约能分清,再结合胃镜检查,基本可排除胃平滑肌肉瘤伴肝转移的可能。但是仅凭此尚不能诊断原发性肝脏平滑肌肉瘤伴肝内播散转移,还需排除肠道、子宫、后腹膜和肺转移的可能。[18]F-FDG PET/CT显像提供了较全面的代谢与解剖信息,在应用于本病例中,不仅排除了全是其他脏器原发性平滑肌肉瘤的可能,而且利用[18]F-FDG肿瘤显像的高度敏感性,发现了两肺、右上臂软组织及左侧髂骨内较小或极为隐匿的多发转移瘤,充分发挥了PET/CT功能与解剖"1＋1＞2"的优势,为临床对肿瘤的正确诊断、准确分期及合理治疗方案的选择提供了较为有效的信息和帮助。

参考文献

[1] Fong J A, Ruebner B H. Primary leiomyosarcoma of the liver[J]. Hum Pathol, 1974, 5(1):115－119.

[2] Weitz J, Klimstra D S, Cymes K, et al. Management of primary liver sarcomas[J]. Cancer, 2007,109(7):1391.

［3］ Cioffi U, Quattrone P, De S M, et al. Primary multiple Epithelioid leiomyosarcoma of the liver［J］. Hepato-gastroenterology, 1996,43(12):1603.

［4］ Civardi G, Cavanna L, Iovine E, et al. Diagnostic imaging of primary hepatic leiomyosarcoma: a case report［J］. Ital J Gastroenterol, 1996,28(2):98 – 101.

［5］ Holloway H, Walsh C B, Thomas R, et al. Primary hepatic leiomyosarcoma［J］. J Clin Gastroenterol, 1996,23(2):131.

［6］ Yamaguchi J, Azuma T, Fujioka H, et al. Leiomyosarcoma occurring in the ligamentum teres of the liver: a case report and a review of seven reported cases［J］. Hepato-gastroenterology, 1996,43(10):1051.

［7］ 黄焕军,刘瑶,陈孝平,等. 原发性肝脏平滑肌肉瘤的病理及免疫组织化学观察［J］. 临床消化病杂志,2007,19(2):85 – 87.

（潘建虎　沈小东　陈泯涵　黄中柯）

Case 45　肝脏上皮样血管内皮细胞瘤

简要病史))) --

　　患者,女性,42岁。2个月前,在无明显诱因下出现腹痛,进餐时疼痛加剧,脐周偏多,偶为右上腹,程度不剧,无恶心、呕吐,无腹胀、腹泻,无肤黄、尿黄等不适。1个月前,在当地医院行腹部超声检查,提示肝内多发占位,胆囊息肉。

实验室检查))) --

　　肿瘤标志物CA125 46.3U/mL,余肿瘤标志物阴性。血常规、尿常规、大便常规、血生化、CRP、红细胞沉降率、凝血功能、乙肝DNA均在正常范围内。

其他影像检查资料))) --

　　肝脏MR平扫+增强影像见图45－1。

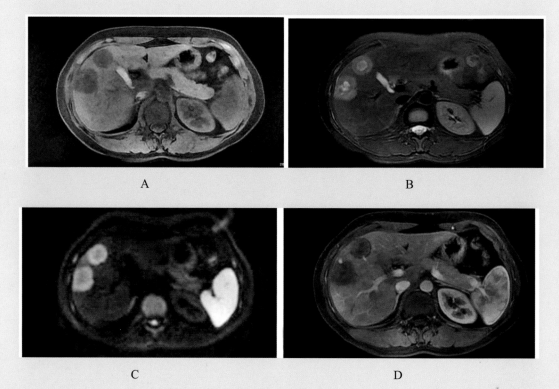

图45－1(1)

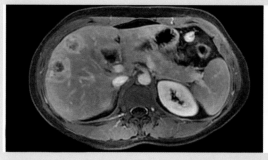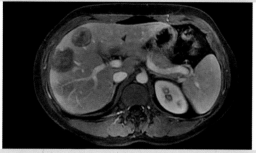

E   F

图 45 - 1(2)

PET/CT 影像

PET/CT影像见图45-2~图45-4。

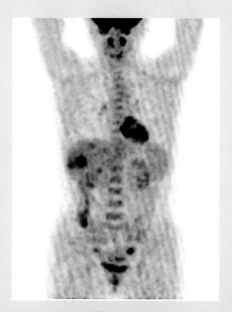

图 45 - 2

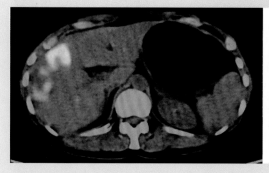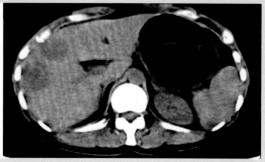

图 45 - 3   图 45 - 4

影像解读 》》--

肝脏MR平扫＋增强影像示:左、右肝内见多个大小不等的类圆形异常信号灶,T_1WI呈低信号(见图45－1A),T_2WI呈不均匀高信号(见图45－1B),中央信号更高,DWI呈高信号(见图45－1C)。动态增强扫描示:动脉期,病灶边缘强化,中央未见强化(见图45－1D);门静脉期、平衡期,病灶强化减退,肝内胆管未见明显扩张(见图45－1E和F);肝门结构清,门脉、肝静脉显示清晰,未见明显充盈缺损。后腹膜未见明显肿大淋巴结。

PET/CT影像示:肝脏外形无殊,肝内多发低密度肿块,较大者大小为38mm×35mm,密度不均匀,平均CT值为36Hu;放射性摄取不均匀增高,SUV_{max}为3.26(正常肝脏实质SUV_{max}约为1.45)。全身MIP见图45－2,PET/CT融合见图45－3,CT平扫见图45－4。

最终诊断 》》--

送检部分肝切除标本,紧贴离断面见灰白结节2枚,大小分别为35mm×27mm和30mm×20mm。显微镜检查示:肿瘤细胞在肝组织内穿插浸润生长,单个散在分布或成小血管腔样结构,细胞不规则形或梭形,呈上皮样,有的可见嗜酸性或透明胞质。异型性明显,间质可见黏液变性。

病理诊断:(部分肝脏标本)肝脏上皮样血管内皮细胞瘤。

免疫组化:CK(－),CD31(＋),CD34(＋),F8-R-Ag(＋),Fli-1(＋),Hepatocyte(－),Ki-67(＋),HMB45(－)。

鉴别诊断 》》--

1. 肝转移瘤

对于有明确病史,常伴有AFP、CA19-9、CEA等肿瘤标志物水平升高,肝内有多个低密度灶,T_1WI呈低信号,T_2WI呈环形高信号,中央为更高信号,病灶大小相似,增强扫描有明显环形增强的肝转移瘤患者,典型呈牛眼征。肝转移瘤以消化道肿瘤等上皮来源性肿瘤多见,如胃癌、胰腺癌、直肠癌等,影像学常表现为环形强化或靶征,可以与上皮样血管内皮细胞瘤(EHE)相鉴别。若无明确原发肿瘤病史,MRI T_2WI上未出现典型的靶征,则鉴别较困难。

2. 肝海绵状血管瘤

肝海绵状血管瘤是肝内常见的良性肿瘤之一,临床症状缺乏特异性,但其富血供所致的典型增强表现有助于与EHE相鉴别。肝海绵状血管瘤的增强CT表现为动脉早期病变的密度高于正常肝实质,门脉期及延迟期对比剂向病变内部填充至均匀性增强,此明显不同于EHE。少数厚壁型血管瘤或瘤体内含大量纤维组织的血管瘤强化可不明显或呈轻度强化但不均匀,这类血管瘤难以与EHE相鉴别。

3. 上皮样血管肉瘤

血管肉瘤为高度恶性肿瘤,多见于50～70岁的老年男性。肿瘤细胞也可表现为上皮样,即上皮样血管肉瘤其恶性程度及细胞异型性更高,肿瘤体积通常巨大并常伴发出血、坏死及远处器官转移。CT平扫表现为病灶多为低密度,内可有胆管扩张;增强扫描表现为动脉期多呈中心斑点、条片状强化,门脉期及平衡期呈现边缘结节状强化;若有坏死和出血,则相应可见液性低密度灶及高密度影。MRI表现与CT相似,T_2WI可提示肿瘤内出血的性质。

4. 肝细胞肝癌

肝细胞肝癌患者常有乙肝肝硬化病史,血清甲胎蛋白水平可升高。CT显示单发或多发低密度结节或肿块,病灶较大者中央可发生坏死,肿瘤血供丰富;增强扫描呈“快进快出”表现。典型的肝细胞肝癌不难与EHE相鉴别。相关文献报道,部分肝脏EHE被误诊为纤维板层性肝细胞癌等。此类病变需要从病理组织学方面加以鉴别,癌细胞明显的异型性、核分裂象以及罕见的富细胞区和纤维硬化区相间结构有助于诊断。

教学要点 ▶▶▶

EHE是Weiss等于1982年首先描述并命名的血管源性肿瘤,以软组织、肺、脑、骨、肠管及浆膜等多发,罕见发生于肝脏者,发病率不足1/100万,为低度恶性肿瘤。其恶性程度介于肝血管瘤与肝血管内皮肉瘤之间,好发于中年女性,并以30～40岁年龄层多见,约50%伴有多个器官的累及,且以肺和肝脏同时受累者多见。

目前,EHE的发病原因尚不明确,可能与口服避孕药、孕激素失调、病毒性肝炎、酗酒、长期吸入石棉和接触氯乙烯有关。

EHE的临床表现无特异性,可以表现为上腹隐痛、不适,部分患者无任何症状而在体检时偶然被发现;部分患者病情进展快,最终因门脉高压等相关并发症或肝功能衰竭导致死亡。实验室检查亦无明显特点,部分患者可伴有转氨酶水平升高。

肝脏EHE可以单发或多发,以多发者相对多见。肿瘤内部含有黏液玻璃样基质或纤维间质,外缘为致密巢团状、不规则排列的肿瘤细胞,主要由上皮样细胞和(或)树突状细胞组成,细胞质丰富,并可见特征性的胞质内血管分化。病灶多位于肝脏表面近包膜下,因肿瘤组织中含有较丰富的纤维成分,纤维收缩可牵拉邻近肝包膜而引起包膜凹陷征。相邻的多发病灶可以出现相互融合的征象。

影像学表现为肿瘤较多位于肝脏外周甚至靠近肝包膜生长。CT平扫为低密度，中央可有更低密度，部分病灶可有钙化或囊性变，邻近肝包膜生长者可见包膜回缩征。CT增强扫描可见病变血供不丰富，动脉期主要表现为以病灶边缘区强化为主，门静脉期进一步不均匀性环形强化；延迟后，肿瘤实质部分无明显对比剂进入，而中央更低密度区也无强化。除钙化外，MRI显示肿瘤结构更清晰，T_1WI上肿瘤呈低信号，T_2WI上为高信号伴低信号晕圈。CT或MRI显示晕环征为肝脏EHE的典型表现，而"棒棒糖征"可以作为影像诊断的参考与补充。EHE PET/CT检查可见病灶^{18}F-FDG轻度放射性摄取增高影，PET/CT全身检查未发现其他病灶。

仅依据PET/CT影像很难鉴别是EHE、原发性肝癌或肝转移瘤等，这是因为原发性肝癌或肝转移瘤也可表现为肝多发占位，代谢亦可不均匀性增高，也可有肝硬化表现，所以需要结合临床及CT增强或MR综合分析来进行诊断和鉴别诊断。

肝脏EHE对放疗和化疗不敏感，且其恶性程度明显低于血管肉瘤和肝细胞肝癌。相关研究显示，部分肿瘤可自发性停止生长或消退，临床仍以手术切除为主要治疗方法，且局限于单叶的肝脏EHE根治切除可获得较为理想的效果。文献报道，肝切除手术或肝移植后，患者5年存活率为60%～70%。如果有任何原因导致无法行肝切除手术或肝移植术，那么抗血管生成可作为基础化疗方法，部分患者取得了较好的效果。近年来，临床上也有应用沙利度胺成功治疗本病的个案报道。

参考文献 ▶▶▶

[1] 任月玲,张锦煌. 肝脏上皮样血管内皮细胞瘤临床及CT表现[J]. 现代医用影像学,2016,25(3):383-386.

[2] 梁晓,张红梅,叶枫,等. 肝脏上皮样血管内皮细胞瘤的影像学和病理学特征[J]. 中华肿瘤杂志,2015,37(4):278-282.

[3] 缪建良,刘淼,陈达伟. 肝脏上皮样血管内皮瘤的影像学特征[J]. 放射学实践,2011,26(7):736-738.

[4] 孙淑杰,连兴宇,赵新颜. 肝上皮样血管内皮瘤文献复习及临床特点分析[J]. 临床和实验医学杂志,2012,11(9):654-656.

[5] 郑辉,尹吉林,王欣璐,等. 肝多发上皮样血管内皮细胞瘤PET/CT显像一例[J]. 中华核医学与分子影像杂志,2012,32(4):305-306.

（陈冬河　赵　葵）

Case 46 蛇寄生虫感染合并空肠间质瘤

简要病史))) --------

　　患者,男性,50岁。因上腹部不适、乏力、盗汗2个多月,来院就诊。2年前,因腹痛行CT检查,发现空肠肿块,性质待定,建议随访。患者呈慢性病容,巩膜无黄染,浅表淋巴结未及肿大;心肺听诊无殊;腹平,肝肋下刚及,无触痛,质软。中上腹轻压痛,未及肿块,四肢无殊。

实验室检查)))

　　血常规检查:白细胞计数27.1×10⁹/L,嗜酸性粒细胞百分比60.2%,红细胞计数11.62×10⁹/L,血红蛋白13.5g/L,血小板计数210×10⁹/L。肿瘤标志物AFP、CEA阴性。肝肾功能正常,球蛋白42.6mg/L,大便隐血试验阴性,肺呼气试验阴性。胃镜检查示:胃、十二指肠溃疡,胃炎,食管炎。肺呼虫皮试阴性。

其他影像检查资料))) --------

　　CT影像见图46－1和图46－2。

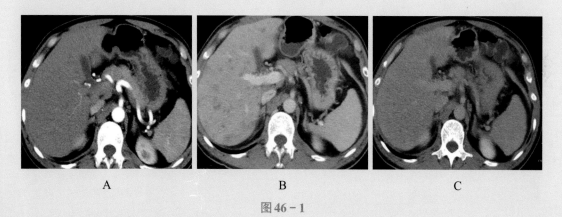

A   B   C

图46－1

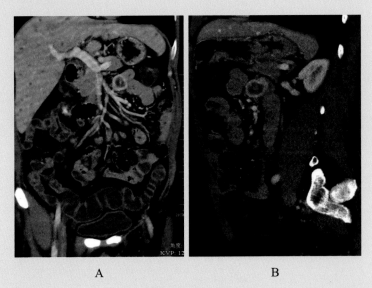

A   B

图 46 - 2

PET/CT 影像

PET/CT 影像见图 46 - 3 和图 46 - 4。

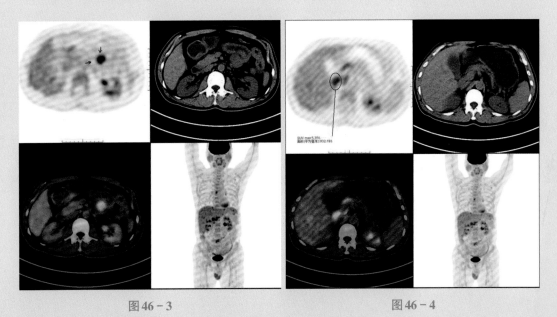

图 46 - 3   图 46 - 4

影像解读

增强 CT 影像（见图 46 - 1 和图 46 - 2）示：空肠近端肿块大小为 29mm×24mm，增强边缘强化；肝脏有弥漫性结节，病灶以门脉期显示较清晰；两肺多发结节灶，腹膜后多发淋巴结肿大,考虑空肠恶性肿瘤伴肝脏、两肺及腹膜后淋巴结转移。

PET/CT影像(见图46-3和图46-4)示:空肠近端肿块放射性摄取增高,SUV$_{max}$为6.2,延迟扫描SUV$_{max}$为6.8;肝脏见弥漫性结节状稍低密度灶,边缘欠清,大者直径为11mm,放射性摄取分布不均,SUV$_{max}$为4.6;两肺见多发小结节,边缘尚清,大者肺窗直径为5mm,部分钙化,放射性摄取未见明显增高;纵隔内见数枚稍肿大淋巴结,大者短径为10mm,其中气管隆嵴下淋巴结放射性摄取增高,SUV$_{max}$为5.5。综合分析可知,PET/CT显像表现不太符合恶性肿瘤的代谢特征。

最终诊断

1. 因患者嗜酸性粒细胞水平显著增高,考虑寄生虫感染的可能,空肠肿块为间质瘤的可能,即用二元论来分析诊断此例患者。反复追问病史,患者诉于2016年春节前生吞蛇胆一枚。后赴浙江省医学科学院、上海寄生虫病防治研究所做进一步检查,结果蛇寄生虫相应抗体、抗原检测呈阳性,最后中国疾病预防控制中心寄生虫病预防控制所诊断:舌形虫抗体呈阳性,确诊为舌形虫感染。给予中成药治疗,患者症状明显好转,随访血嗜酸性粒细胞百分比逐渐恢复至正常水平(见图46-5)。

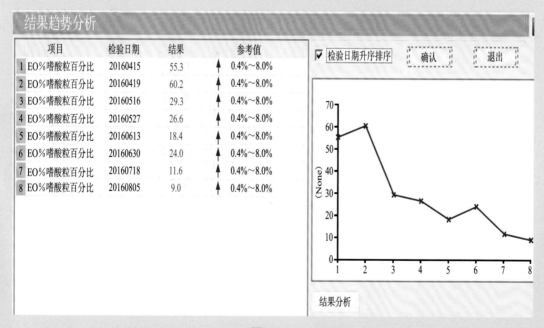

图46-5

2. 舌形虫感染康复后,在本院行空肠近端肿块手术,术中所见:在离十二指肠韧带约80mm处的近端空肠见一大小约为30mm×20mm的肿瘤,质韧,边界尚清,肿瘤未侵犯浆膜层。

小肠肿瘤切除标本病理：

（1）（小肠）胃肠间质瘤（瘤体大小为 40mm×25mm×23mm，核分裂象 2～3 个/50HPF，低危险性），手术切缘阴性。

免疫组化：CD117（＋），Dog-1（＋），CD34（部分＋），S-100（－），SMA（弱，＋），Ki-67（约 3％＋）。

（2）（肠周）6 个淋巴结呈反应性增生表现。

鉴别诊断 》》

空肠内分泌癌伴肝脏、两肺转移。

教学要点 》》

蛇类体内寄生虫感染种类很多，有鞭节舌虫、线虫、绦虫、蛔虫等，蛇体皮肤有蜱螨寄生。蛇的肺部和气管中寄生有鞭节舌虫。蛇的肺泡内寄生有线虫中的棒线虫。蛇体的浆膜组织内寄生有蛇假类圆线虫，且在肝脏中尤为多见。蛇的肠上常寄生有多种线虫。寄生于蛇体内的绦虫为其幼虫，寄生部位有皮下、腹腔、肌肉等处。此外，蛇的胆囊也有寄生虫，如异双盘吸虫等。

蛇的寄生虫感染率高，感染强度大。其中，检出的裂头蚴为人畜共患寄生虫。食用蛇皮与蛇肉，生吞蛇胆，饮蛇血等，均存在感染寄生虫的极大风险。因此，保护蛇类等野生动物也是保护人类自身。

人体嗜酸性粒细胞水平显著增高，提示寄生虫感染的可能，需进一步详细询问患者相关病史及饮食史，以免未发现相关寄生虫感染而误诊。

参考文献 》》

[1] 吴有陵，朱顺海，董辉，等. 上海市大王蛇、赤练蛇感染寄生虫情况初步调查[J]. 上海师范大学学报（自然科学版），2013（6）：629－634.

（王祖飞）

Case 47　隐匿横结肠癌伴肝脏孤立转移

简要病史 》》

　　患者,女性,70岁。体检发现肝占位5天,无腹痛、腹胀,无发热、畏寒,无头晕、乏力,无进食梗咽或吞咽困难,无恶心、呕吐,无反酸烧心,无胸闷、气闭,无咳嗽、咳痰,无呕血、咯血,无腹泻,无尿频、尿急、尿痛,无血尿、血便。否认有烟酒嗜好。行腹部B超检查,提示左肝有低回声团。

实验室检查 》》

　　血常规、尿常规、肝肾功能检查未见异常。血糖、血脂水平大致正常。CEA、AFP、CA19-9、CA125、CA15-3水平均未见异常。乙肝表面抗原阴性。

PET/CT影像 》》

　　PET/CT影像见图47-1~图47-4。

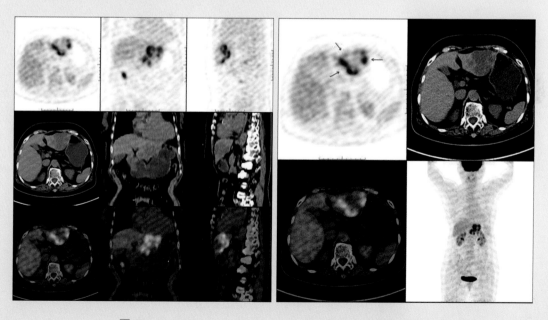

图47-1　　　　　　　　　　　　　　　　图47-2

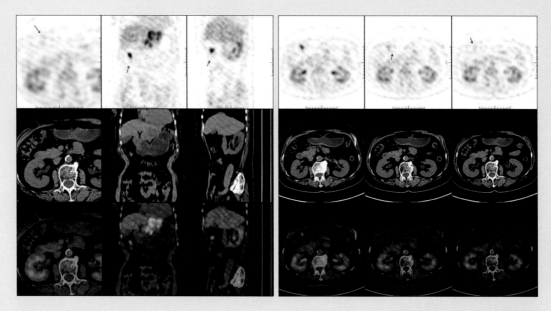

图47-3 图47-4

影像解读

PET/CT影像(见图47-1~图47-4)示:肝左叶见不规则低密度团块,边缘欠清,局部凸出于肝包膜外,大小为71mm×56mm,密度欠均;周边放射性摄取增高,SUV$_{max}$为4.3,中央放射性摄取未见增高;周围肝内胆管未见明显扩张,考虑胆管细胞癌的可能。横结肠右侧肠壁局部增厚,放射性摄取增高,SUV$_{max}$为4.2,肠周可见小淋巴结,放射性摄取未见明显增高,考虑腺瘤的可能,建议行肠镜活检。

最终诊断

根据PET/CT诊断意见,肝胆外科考虑肝脏原发恶性肿瘤,患者家属要求手术切除。术中所见:腹腔内黏连明显,大网膜、肝脏与腹壁黏连及肠间黏连明显,左肝外叶可见一大小约为70mm×60mm的灰白色质硬肿块,边界不清,无明显包膜;余肝未见明显占位,肝门部未见明显淋巴结肿大。

肝脏术后病理:①(左肝外叶)黏液腺癌,部分区紧贴肝被膜。免疫组化:CK19(+),CDX-2(+),CK20(+),TTF-1(-),Napsin A(-),CK7(-),Ki-67(约90%+)。②肝脏切缘阴性。

左肝外叶手术病理与肝脏原发恶性肿瘤不符,术后行肠镜活检,活检病理提示腺癌,之后行结肠手术。

结肠术后病理:①"横结肠"隆起型中分化腺癌,部分区为黏液腺癌(肿块大小为

20mm×20mm×8mm），浸润至外膜，可见脉管癌栓，转移至"回肠周"0/1只、"回盲部"0/12只、"结肠周"1/4只淋巴结。免疫组化：MLH1（＋），PMS2（＋），MSH2（＋），MSH6（＋），C-erbB-2（＋），Ki-67（约60％＋）。②上、下切缘阴性。

鉴别诊断 》》

1. 肝脏胆管细胞癌或原发性肝细胞癌。
2. 肝脓肿。

教学要点 》》

　　肝脏是各种恶性肿瘤易发生转移的脏器。肿瘤均可经血行或淋巴途径转移至肝脏。常见的肝转移肿瘤多来自消化道、肺、胰腺、肾、乳腺及卵巢等部位，且以消化道肿瘤经门静脉系统入肝转移最为多见。肝脏转移肿瘤早期无特异症状，有乏力、消瘦、肝区痛，继而为肝大、黄疸、腹水、发热等。此外，CEA水平偏高也有一定的临床意义。肝脏转移肿瘤多表现为肝内多发占位性病灶，少数为单发结节，病灶越多，大小分布越均匀。巨大的肝内转移瘤多伴有中心明显的不规则坏死，通常不伴有门静脉癌栓，无假包膜，有环形强化或靶征、牛眼征。PET/CT检查可同时获得全身范围的CT解剖结构图像和PET功能代谢图像，对原发病灶、肝内及肝外转移灶进行整体评价，在肿瘤的诊断、分期以及治疗效果监测等方面具有重要的临床意义。相对于传统的影像学手段（如CT、MR及超声检查等），PET/CT检查更易发现非常规部位以及较早期的原发肿瘤病变，但PET/CT原发灶也存在假阴性的疾病，如部分印戒细胞癌、透明细胞癌、黏液性恶性肿瘤或微小病灶等。

　　此例患者为肝内单发高代谢病灶，肿瘤标志物CEA、AFP、CA19-9水平处于正常范围，因此有时定性较困难。该患者横结肠因呼吸运动伪影与PET图像融合不佳，仅见局限性高代谢肠壁增厚，易误诊为肠息肉；或因局限性生理性摄取而导致漏诊。因此，有必要行肠镜活检以排除消化道肿瘤伴肝转移，避免耽误患者的病情及临床治疗。

参考文献 》》

［1］李月凯，李凤彩，刘剑峰. ^{18}F-FDG PET-CT全身显像在不明原因肝转移癌中查找原发灶的临床应用［J］. 实用医药杂志，2015，32（12）：1082 - 1084.

［2］钟芸诗，曾蒙苏，许剑民. 结直肠癌肝转移多学科治疗——结直肠癌肝转移行肝转移灶切除术前影像学评估［J］. 中国实用外科杂志，2013（8）：650 - 653.

［3］唐元新，李晓霞，逯晓波，等. 结肠癌肝转移的危险因素分析［J］. 中华胃肠外科杂

志,2010,13(3):224 – 225.

[4] 陈应瑞,李伟雄,辜梅新,等. ^{18}F-脱氧葡萄糖 PET 显像在原发灶不明转移癌中的应用[J]. 中华放射肿瘤学杂志,2012,11(2):130 – 132.

[5] 季加孚. 结直肠癌肝转移的治疗策略[J]. 中国实用外科杂志,2004,24(7):398 – 400.

（肖扬锐　王祖飞）

Case 48 胆囊囊腺癌＋右侧卵巢囊腺瘤伴局灶癌变及微小浸润

简要病史

患者，女性，49岁。1个多月前，在无明显诱因下出现右上腹胀痛伴纳差，并向背部放射，无恶心、呕吐，无发热，无皮肤、巩膜黄染。4年前，行B超检查，提示胆囊结石。余既往史无殊。

实验室检查

CA125 60.6U/mL（＜35U/mL），CA19-9 1178.16U/mL（＜37U/mL），CA242 92.52 U/mL（＜20U/mL；AFP、CEA水平均在正常范围内。血常规未见明显异常。

其他影像检查资料

MR影像见图48-1。

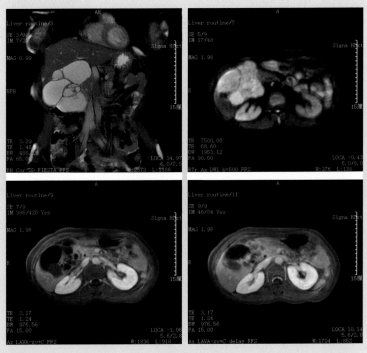

图48-1

PET/CT影像 〉〉

PET/CT影像见图48-2～图48-4。

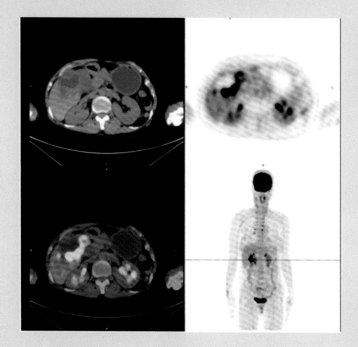

图48-2

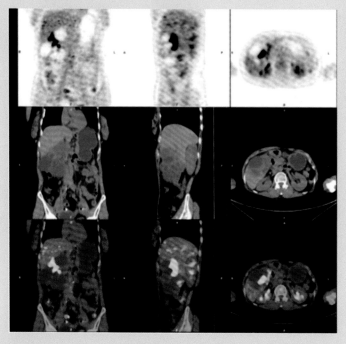

图48-3

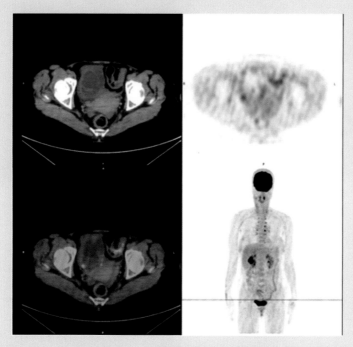

图48－4

影像解读))) --

　　MR影像示：胆囊区囊实性占位，增强壁及实性分隔呈轻、中度强化，与肝脏、胰头分界不清（见图48－1）。

　　PET/CT影像示：胆囊区囊实性占位，实性部分 ^{18}F-FDG代谢明显增高，SUV_{max} 为14.5，囊性部分 ^{18}F-FDG代谢减低（见图48－2）；图48－3为PET/CT 3×3融合图像；图48－4示右侧附件区囊实性占位，实性部分 ^{18}F-FDG代谢增高（SUV_{max}为3.3），囊性部分 ^{18}F-FDG代谢减低。

最终诊断))) --

　　最终诊断为（手术）胆囊囊腺癌（见图48－5，胆囊中分化腺癌，浸润胆囊壁全层至肝外膜）＋右侧卵巢黏液性囊腺瘤伴局灶癌变及微小浸润（见图48－6）。

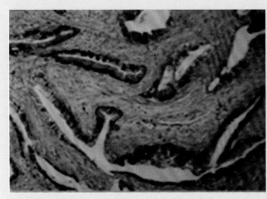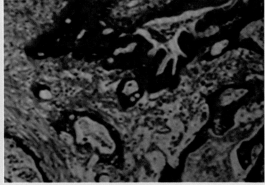

图48-5   图48-6

鉴别诊断))) --

　　胆囊癌伴右侧卵巢转移。

教学要点))) --

　　胆囊癌和卵巢癌都是临床较常见的肿瘤类型,但是胆囊癌合并卵巢癌在临床上则不多见。PET/CT检查是在注入[18]F-FDG后行全身一次成像检查,对全身多中心起源肿瘤具有其他影像学检查无法比拟的优势。该病例是胆囊中分化腺癌,同时伴有右侧卵巢黏液性囊腺瘤伴局灶癌变,PET/CT检查能为临床医师提供全面、客观的评价和信息,对治疗方案的制订和预后评估有指导意义。

（黄　佳　郑　勇）

Case 49   胰腺神经内分泌肿瘤并胰腺假性囊肿

简要病史

患者,男性,64岁。半年前,出现左上腹部不适,胃镜检查未发现异常,超声检查显示左肾囊性病变。其余查体均为阴性。

实验室检查

铁蛋白399.0ng/mL(22.0～322.0ng/mL);血尿淀粉酶水平正常;各项肿瘤标志物正常。

其他影像检查资料

腹部CT平扫＋增强影像见图49－1。

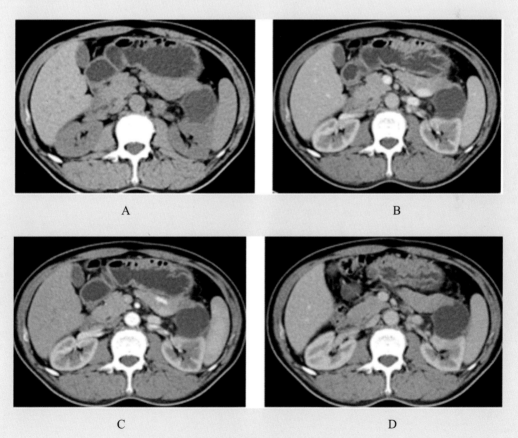

A

B

C

D

图49－1

PET/CT 影像)))

PET/CT 影像见图 49 - 2。

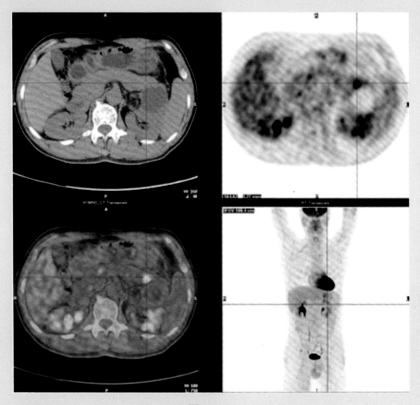

图 49 - 2

影像解读)))

　　腹部 CT 平扫＋增强影像（见图 49 - 1A～D）示：胰腺尾部等密度结节，大小为 25mm×25mm×15mm；动脉期，内部可见轻度强化；门脉期及延迟扫描呈等低密度；胰腺及左肾间隙囊性病灶，边缘轻度强化；胰尾周围有少许渗出索条。

　　PET/CT 影像（见图 49 - 2）示：胰腺尾部可见 ^{18}F-FDG 代谢明显增高结节，SUV_{max} 为 5.9；胰肾间隙囊性病灶，囊壁 ^{18}F-FDG 代谢轻度增高，SUV_{max} 为 3.0。

最终诊断)))

　　免疫组化：CK7(－)，CgA(＋)，Syn(＋)，Ki-67(20%＋)，CD56(＋)，CD10(－)，Vimentin(－)，β-catenin(＋)，CK8/18(＋)，CK(pan)(＋)。

　　病理切片见图 49 - 3。

结合病理和免疫组化临床诊断为胰腺神经内分泌肿瘤(G_2)并胰腺假性囊肿。

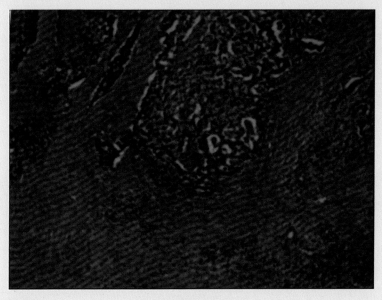

图 49 - 3

鉴别诊断 ▶▶▶ ---

1. 肿块型胰腺炎并假囊肿。
2. 胰腺癌并假囊肿。

教学要点 ▶▶▶ ---

　　胰腺神经内分泌肿瘤(PNETs)是起源于胰腺多能神经内分泌干细胞的一类肿瘤，为潜在恶性肿瘤，仅占全部胰腺肿瘤的1%~2%，年发病率低于1/10万。根据临床上有无内分泌症状，可将PNETs分为功能性和非功能性：前者包括胰岛素瘤、胃泌素瘤、胰高血糖素瘤和部分类癌等，其临床表现因肿瘤分泌的主要活性物质不同而异；而后者常无特异性临床表现。

　　2010年，WHO根据核分裂象和Ki-67增殖指数将神经内分泌肿瘤分为以下三类。①低度恶性(G_1)：核分裂象<2个/10HPF或Ki-67增殖指数<3%；②中度恶性(G_2)：核分裂象为2~20个/10HPF或Ki-67增殖指数为3%~20%；③高度恶性(G_3)：神经内分泌癌，核分裂象>20个/10HPF或Ki-67增殖指数>20%。Ki-67增殖指数决定胰腺神经内分泌肿瘤的增殖活性，该分类与预后密切相关。

　　在影像诊断中，当PNETs表现为明显强化的实性肿块时，一般不难诊断。但部分PNETs缺乏典型的富血供表现，^{18}F-FDG代谢表现多样，则诊断较为困难。本例PNETs

同时合并胰腺假性囊肿极为罕见,易以一元论将其误诊为肿块型胰腺炎并假囊肿形成。

参考文献)))

[1] Lewis R B, Lattin G E Jr, Paal E. Pancreatic endocrine tumors: radiologic - clinicopathologic correlation[J]. Radio Graphics, 2010,30(6):1445 – 1464.

[2] Pasaoglu E, Dursun N, Ozyalvacli G, et al. Comparison of World Health Organization 2000/2004 and World Health Organization 2010 classifications for gastrointestinal and pancreatic neuroendocrine tumors[J]. Ann Diagn Pathol, 2015, 19(2):81 – 87.

(王 静 褚 玉)

Case 50 胰腺头颈部腺泡细胞癌

简要病史

患者,女性,44岁。半个月前,在无明显诱因下出现右上腹痛、腹胀,无恶心、呕吐,无寒战、发热,无胸闷、气急等不适。自发病以来,体重减轻3kg。患乙型病毒性肝炎20余年。对青霉素过敏,过敏反应为皮疹。

实验室检查

血常规示:红细胞计数$2.2×10^{12}/L$($3.5×10^{12}/L$~$5.0×10^{12}/L$),血红蛋白63g/L(110~150g/L),CRP 56.8mg/L(0~10.0mg/L)。

尿常规示:尿蛋白(+)。

大便常规示:黄色软便,隐血试验(+)。

谷丙转氨酶618U/L(0~40U/L),谷草转氨酶477.0U/L(0.8~1.0U/L),碱性磷酸酶420U/L(50~135U/L)。乙型肝炎表面抗原(+),乙型肝炎表面抗体(-),乙型肝炎e抗原(-),乙型肝炎e抗体(+),乙型肝炎核心抗体(+)。

肿瘤标志物CA125 46.6U/mL(0~35.0U/mL)。

其他影像检查资料

超声检查示:左肝叶高回声团块,上腹部高回声团块,团块大小为91mm×66mm;胆总管内径增宽,有受压表现。

腹部CT影像见图50-1和图50-2。

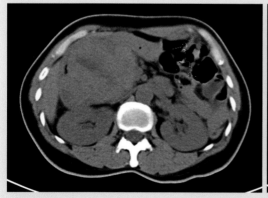

图50-1   图50-2

PET/CT 影像

PET/CT 影像见图 50 – 3 ～ 图 50 – 6。

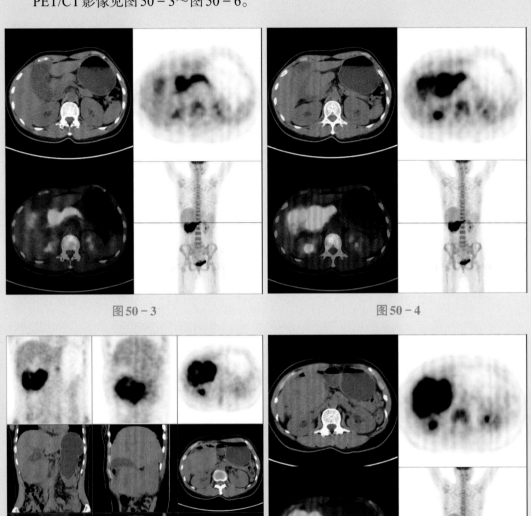

图 50 – 3

图 50 – 4

图 50 – 5

图 50 – 6

影像解读))) --

　　腹部CT影像(见图50-1和图50-2)示:肾前方占位,大小为90mm×75mm;病灶与胰头分界不清,胰管未见扩张,十二指肠降段、门静脉及胆总管局部受压,肝内胆管及胆总管上段扩张;增强扫描显示病灶呈不均匀强化,强化程度低于正常胰腺组织,轮廓较清晰。

　　PET/CT影像(见图50-3~图50-6)示:右肾前方、胰头部区域可见巨大软组织肿块,来源于胰腺;肿块较大,密度不均匀,放射性摄取不均匀增高,SUV_{max}为11.7;伴胆管梗阻,但胰管无扩张。

最终诊断))) --

　　胰头部肿瘤切除,术中所见:胰头部一巨大肿块,大小约为90mm×80mm,凸向十二指肠肠腔,质地硬且脆,易出血,中心多发坏死灶,累及胰腺全段,断面可见白色肿瘤样组织充满主胰管全段。盆腔、肠系膜、腹膜、膈肌等未及明显转移病灶。诊断:胰腺腺泡细胞癌。

　　病理(HE染色,100×)镜下所见:肿瘤细胞胞质丰富,嗜酸性颗粒呈巢状、梁状排列,局部可见腺泡结构,间质少见(见图50-7)。

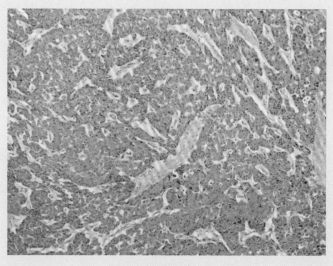

图50-7

　　免疫组化:CD56(－),CK7(＋＋＋),CK20(5%＋),CK19(＋＋),CK18(＋＋＋),CK8(＋＋＋),CEA(－),Insulin(－),Villin(－),AACT(±),AAT(±),CgA(－),Syn(－)。

病理诊断：腺泡细胞癌伴坏死，部分呈腺泡细胞囊腺癌。

最终诊断为胰腺头颈部腺泡细胞癌。

鉴别诊断 》》》

1. 胃肠道恶性间质瘤。
2. 胰腺内分泌性恶性肿瘤。

教学要点 》》》

胰腺腺泡细胞癌（PACC）是一种起源于胰腺腺泡细胞和终末分支胰管的胰腺外分泌肿瘤，由 Berner 于 1908 年首先报道。正常的胰腺由导管（4%）、腺泡细胞（82%）和胰岛细胞（14%）组成。PACC 发病率不及胰腺原发肿瘤的 1%，属于高分化肿瘤，细胞异型性不高，生长缓慢，但具有高度侵袭性，生物学行为与胰腺导管癌相同，而形态学与胰腺内分泌肿瘤相似。PACC 可以发生于胰腺的任何部位，以胰头、胰颈居多。PACC 主要见于老年人，以男性居多，临床症状无特异性，可表现为腹痛、腹胀、消瘦、乏力、皮肤巩膜黄染等；少数病例可出现脂酶过分泌综合征，包括皮下脂肪坏死、多发性关节疼痛及外周血嗜酸性粒细胞增多。其肿瘤细胞的生长方式以膨胀生长为主，很少沿胰管浸润，也无嗜神经侵犯的特性。PACC 的临床预后较差，治疗以手术为主，常见肝转移及腹膜后淋巴结转移。手术标本可见肿瘤多呈结节状、分叶状，边界清晰；可有不完整的纤维包膜，质地软；可见坏死或囊性变，可侵犯邻近组织。病理光学显微镜下表现：肿瘤细胞呈巢状或小梁状排列，间质少或无，异型性不明显，核圆形或卵圆形，可见明显的单个核仁；胞质丰富，呈颗粒状，富含酶原粒，淀粉酶消化的 PAS 染色阳性。CT/MRI 表现有以下特点：①多位于胰头颈部，呈外生性膨胀性生长，肿瘤较大时最大径位于胰腺轮廓外，胰管扩张不明显，胆管因受压梗阻可扩张，周边器官受压明显；②肿瘤呈类圆形或椭圆形，边界较为清晰，多见坏死、囊性变，可见钙化或出血；③增强扫描可见实性成分渐进性强化，坏死液化部分不强化，强化程度低于正常胰腺组织，可见线样强化的包膜；④可见腹膜后淋巴结转移以及肝转移。鉴于 PACC 属于少见肿瘤，[18]F-FDG PET/CT 检查提示 ^{18}F-FDG 高摄取，但不均匀。

本病例亦位于胰头区，CT 扫描显示病灶的影像学特点与 PACC 非常符合，肿块直径较大，但其最大径位于胰头轮廓之外，密度不均匀，胰管无扩张，遂行 PET/CT 检查，[18]F-FDG 呈现以高摄取为主的表现，SUV_{max} 为 11.7，但其放射性摄取不均匀，实性部分放射性摄取较高；而 CT 平扫表现为低密度灶区域放射性摄取相对较低，同时显示了 CT 增强扫描未能发现的肿瘤向胰腺体部蔓延、侵犯，以及伴有肝转移等病变情况。

参考文献))) --

[1] 向春香,袁静萍,谢永辉,等.胰腺腺泡细胞癌临床病理特征分析[J].中华内分泌外科杂志,2014,8(6):519－521.

[2] 胡敏霞,赵心明,周纯武.胰腺腺泡细胞癌的影像学表现与病理学对照[J].放射学实践,2011,26(4):430－433.

[3] 马小龙,蒋慧,汪建华,等.胰腺腺泡细胞癌的CT特征分析[J].中华放射学杂志,2012,46(8):693－696.

[4] 王金花,谭婉嫦,刘立志,等.胰腺腺泡细胞癌CT、MRI诊断[J].中国CT和MRI杂志,2013,11(1):65－67.

[5] 玄飞,丁玉芹,何德明,等.胰腺腺泡细胞癌的CT和MRI诊断[J].实用放射学杂志,2014,30(7):1150－1153.

[6] 袁湘娟,张静,尹亮,等.胰腺腺泡细胞癌[18]F-FDG PET/CT显像1例[J].武警后勤学院学报(医学版),2013,22(12):1110－1111.

（张联合　杨　岗　陈荣灿）

Case 51   胰腺低分化肉瘤

简要病史

患者,男性,55岁。2个月前,在进食约20分钟后出现中上腹部胀痛,无腰背部放射痛,无恶心、呕吐,无烧心、反酸、嗳气,无呕血、黑便,无寒战、发热,无皮肤、巩膜黄染及尿色加深。患者自发病以来食欲较好,精神状态、体力情况较好,体重无明显变化,大小便正常。既往一般健康状况良好,否认有肝炎、结核等传染病病史,否认有高血压、糖尿病病史;近2年来,四肢出现多发皮疹,伴红晕,直径为10mm左右,伴瘙痒,按皮炎治疗,无明显缓解。否认有手术、外伤史。有吸烟史20余年,每日2~3包;有饮酒史20余年,每日约500g白酒。

实验室检查

肿瘤标志物CEA、CA19-9水平均在正常范围内;血常规检查未见明显异常;乙肝五项正常。

其他影像检查资料

CT影像见图51-1和图51-2。

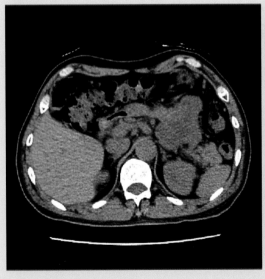 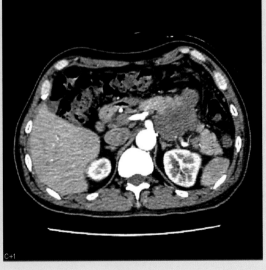

图51-1   图51-2

PET/CT 影像

PET/CT影像见图51-3~图51-5。

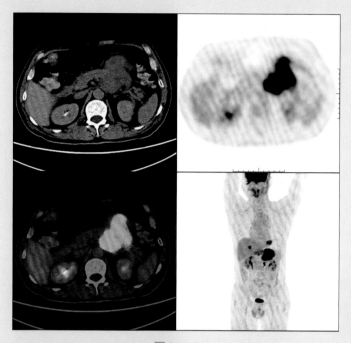

图 51 - 3

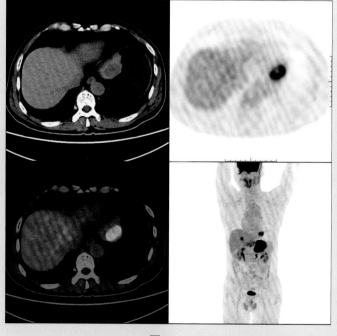

图 51 - 4

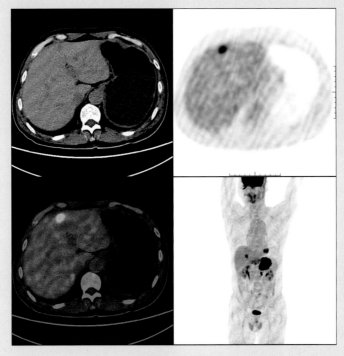

图 51 – 5

影像解读

　　CT影像示：胰腺体尾部分叶状低密度肿块，最大径为76mm×56mm，边界清晰（见图51 – 1）；增强后，动脉期可见肿块轻度不均匀强化（见图51 – 2）。

　　PET/CT影像（见图51 – 3～图51 – 5）示：肿块 ^{18}F-FDG摄取异常增高，SUV_{max} 为7.0；肝左外叶膈顶及左内叶肝包膜下另见2枚低密度结节，^{18}F-FDG摄取异常增高，SUV_{max} 为7.0。

最终诊断

　　行胰体尾部＋脾切除术，显微镜检查：肿瘤组织呈交织状及团块状排列，肿瘤细胞呈短梭形、不规则形，胞质丰富，核深染异型，核分裂可见，肿瘤组织中可见坏死；肿瘤侵犯至胰腺周围脂肪组织，胰腺切缘未见肿瘤。诊断：胰腺体尾部低分化肉瘤

　　免疫组化：CAM 5.2sp（－），P63（－），VI（＋），CD34（－），C-Kit（－），Dog-1（－），SMA（－），SCLC（－），NSE（±），P53（＋＋＋），Ki-67（约80％＋），Desmin（－），S-100（－），EMA（－），CD99（＋），CK8/18（－），CDX-2（－），CD68（－），β-Tub（－），Calretinin（－），MCA（－），TLE1（－）。

　　结合形态学，考虑胰腺体尾部低分化间叶性恶性肿瘤。

鉴别诊断

胰腺癌。

教学要点

胰腺原发性肉瘤是一种来源于胰腺间叶组织的恶性肿瘤。其中,平滑肌肉瘤相对比较常见,其他还包括粒细胞肉瘤、癌肉瘤、间胚叶性软骨肉瘤、纤维黏液肉瘤以及血管内皮细胞肉瘤。胰腺原发性肉瘤发病率低,发病率占所有胰腺恶性肿瘤的0.1%,临床十分罕见。其发病者多为青年人,且胰头多发,胰尾、胰体次之。根据发病部位不同,其临床症状也具有一定的差异,但大多数患者具有上腹部疼痛不适,发生于胰头者易引起梗阻性黄疸,与胰头癌症状相似。对于发生于胰体尾部的肉瘤,由于其常不导致胰管扩张,早期多无症状,因此易被误诊。该病中晚期在胰腺部位可出现肿块,当侵犯主胰管时也可能导致上游胰管扩张。本病例合并出现上游胰管扩张,发现胰尾部形态正常,可以与胰腺导管腺癌相鉴别。肉瘤的恶性程度高,目前治疗多以手术为优先方法,术后辅以放化疗的综合治疗则能够提高疗效。该病进展快,当确诊时大多已处于晚期,预后很差。但粒细胞肉瘤的化疗效果较好,能够显著提高患者的无病生存率。

参考文献

[1] Baylor S M, Berg J W. Cross-classification and survival characteristics of 5000 cases of cancer of the pancreas[J]. J Surg Oncol, 1973,5(4):335-358.

[2] Feather H E, Kuhn C L. Total pancreatectomy for sarcoma of the pancreas[J]. Ann Surg, 1951, 134(5):904-912.

[3] Aihara H, Kawamura Y J, Toyama N, et al. A small leiomyosarcoma of the pancreas treated by local excision[J]. HPB(Oxford), 2002,4(3):145-148.

[4] Maarouf A, Scoazec J Y, Berger F, et al. Cystic leiomyosarcoma of the pancreas successfully treated by splenopancreatectomy: a 20-year follow-up[J]. Pancreas, 2007,35(1):95-98.

[5] Aranha G V, Simples P E, Veselik K. Leiomyosarcoma of the pancreas[J]. Int J Pancreatol, 1995,17(1):95-97.

[6] Paydas S, Zorludemir S, Ergin M. Granulocytic sarcoma: 32 cases and review of the literature[J]. Leuk Lymphoma, 2006,47(12):2527-2541.

(孙高峰)

Case 52 局灶性自身免疫性胰腺炎

简要病史)))--

患者,男性,59岁。1个月前,在无明显诱因下出现皮肤、巩膜发黄,伴乏力、全身瘙痒,伴尿色黄,无恶心、呕吐,无发热,无腹痛、腹胀,无呕血、黑便,无腹泻、便秘,无解陶土样大便。既往有高血压病史6年,现未服药,血压控制不详;发现有糖尿病4个月,曾予以胰岛素治疗,现服用二甲双胍及阿卡波糖治疗,血糖控制不详。有吸烟史40余年,20支/天;有饮酒史20余年,白酒50mL/天;否认有乙肝、结核病史;否认有食物、药物过敏史;否认有外伤手术史;否认有输血史。

实验室检查)))--

IgG$_4$ 4.85g/L(0.03~2.01g/L)(↑)。

CRP 10.30mg/L(0~10mg/L)(↑)。

白蛋白37.3g/L(40~550g/L)(↓),总胆红素190μmol/L(0~20μmol/L)(↑),天冬氨酸氨基转移酶77U/L(15~40U/L)(↑)。

血清蛋白电泳:白蛋白52.6%,α$_2$球蛋白7.3%,γ球蛋白21.8%(↑),α$_1$球蛋白4.2%,β球蛋白14.0%,电泳白/球比值为1.1(↓)。

CA19-9(CLEIA) 95.6U/mL(0~35U/mL)(↑)。

血常规检查示白细胞计数正常。

AFP、CEA、CA125、CA15-3、铁蛋白水平均在正常范围内。

血淀粉酶正常:核糖核蛋白抗体、ANA系列、着丝点抗体、组蛋白抗体及核小体抗体正常。

其他影像检查资料)))--

CT平扫和增强、MRI平扫、MRI增强扫描分别见图52-1~图52-3。激素治疗1个月后行MRI平扫复查见图52-4。

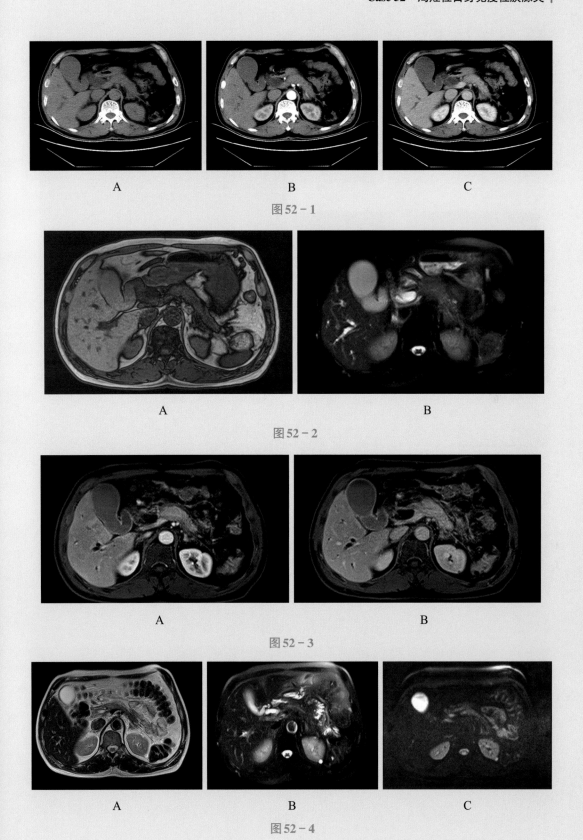

A　　　　　　　　　　B　　　　　　　　　　C

图 52 - 1

A　　　　　　　　　　　　　　B

图 52 - 2

A　　　　　　　　　　　　　　B

图 52 - 3

A　　　　　　　　　　B　　　　　　　　　　C

图 52 - 4

PET/CT影像)))

PET/CT影像见图52-5和图52-6。

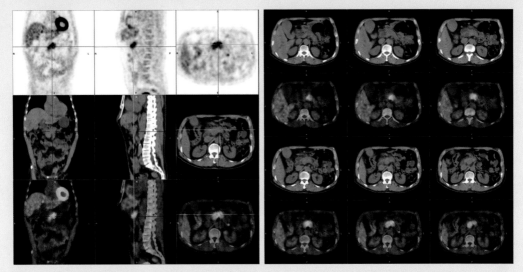

图52-5   图52-6

影像解读)))

  CT平扫示胰头颈部肿胀,胰体尾萎缩,周边见少许渗出改变,胰腺体部见囊性低密度灶(见图52-1A);增强后,动脉期、静脉期均未见明显强化(分别见图52-1B和C)。

  MRI平扫示胰头及胰颈肿胀,除钩突外,胰腺头颈体尾部信号普遍异常,T_1WI呈低信号,T_2WI呈稍高信号,胰腺体尾部胰管轻度扩张,且胰头颈部病灶区可见胰管(见图52-2A和B);增强后,胰头颈部强化程度低于胰腺尾部(见图52-3A和B)。

  PET/CT影像(见图52-5和图52-6)示胰头部饱满伴局灶性代谢增高,范围为29mm×31mm,SUV_{max}为6.3;胰尾萎缩性改变,胰尾旁见一枚直径约为8mm的高代谢结节,SUV_{max}为3.6。

  激素治疗1个月后,行MRI平扫复查(见图52-4A～C),示胰头颈部T_2WI信号略增高,较前片明显好转。

最终诊断)))

  胰腺穿刺组织仅见少许血性液体和数个腺上皮细胞,未见有诊断意义的结构(见图52-7)。

  临床最终诊断:自身免疫性胰腺炎。

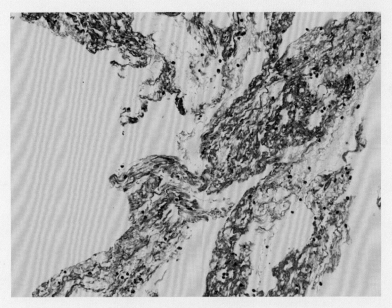

图 52 - 7

鉴别诊断

胰腺癌伴淋巴结转移。

教学要点

自身免疫性胰腺炎(AIP)是由自身免疫介导的一种特殊类型的慢性胰腺炎。目前,其发病机制尚不完全清楚。AIP多见于老年男性,起病隐匿,临床上无明显或仅有轻微症状,主要表现为无痛性黄疸,类固醇激素治疗效果显著。60%~70%的患者血清IgG/IgG$_4$或总球蛋白水平升高,属于IgG$_4$相关性疾病。当多器官或组织(如泪腺、腮腺、胆管、胰腺、前列腺等)累及且临床伴相关血清蛋白水平增高时,需高度怀疑该病。AIP患者B超、CT、MRI检查主要表现为胰腺弥漫性肿大,其影像学特征性表现是胰腺弥漫性肿大,存在低密度包膜样边缘,以及胰周"晕圈"和胰腺"腊肠样改变",较少存在胰腺钙化或假性囊肿。但有部分病例可表现为局限性胰头肿大,且因肝内胆管及胰管受累而表现为肝内外胆管扩张,故极易被误诊为胰腺癌。据文献报道,胰腺癌胰管通常见截断征,而局灶性胰腺炎胰管呈穿通征或逐渐变细,该特征具有较高的诊断价值。本病例综合了以上特征,虽然出现PET/CT胰头颈局灶性浓聚区及胰腺尾部旁高代谢淋巴结,但若结合病灶区胰管穿行及临床相应IgG$_4$指标,则不难诊断为局灶性自身免疫性胰腺炎伴胰腺尾部淋巴结炎性反应,肝内外扩张胆管及胰管受累。

参考文献

［1］ Yukutake M, Sasaki T, Serikawa M, et al. Timing of radiological improvement after steroid therapy in patients with autoimmune pancreatitis［J］. Scand J Gastroenterol, 2014,49(6):727 – 733.

［2］ Psarras K, Baltatzis M E, Pavlidis E T, et al. Autoimmune pancreatitis versus pancreatic cancer: a comprehensive review with emphasis on differential diagnosis ［J］. Hepatobiliary Pancreat Dis Int, 2011,10(5):465 – 473.

［3］ Nguyen V X, De Petris G, Ngnyen B D. Usefulness of PET/CT imaging in systemic IgG_4-related sclerosing disease. A report of three cases［J］. JOP, 2011,12(3):297 – 305.

［4］ Kawai Y, Suzuki K, Itoh S, et al. Autoimmune pancreatitis: assessment of the enhanced duct sign on multiphase contrast-enhanced computed tomography［J］. Eur J Radiol, 2012,81(11):3055 – 3060.

［5］ Sun G F, Zuo C J, Shao C W, et al. Focal autoimmune pancreatitis: radiological characteristics help to distinguish from pancreatic cancer［J］.World J Gastroenterol, 2013,19(23):3634 – 3641.

［6］ 刘莉,张建,贾国荣,等. 自身免疫性胰腺炎36例[18]F-FDG PET/CT 显像特征分析 ［J］. 中华核医学与分子影像杂志,2016,36(3):222 – 228.

（林　洁　郑祥武　殷薇薇　唐　坤）

Case 53　脾滤泡树突状细胞肉瘤

简要病史 ▶▶▶

患者,女性,59岁。8个月前,在无明显诱因下出现中上腹部阵发性隐痛,向肩部、背部放射;近一周,上述症状有所加重。无发热,无恶心、呕吐,无腹泻、黑便,无胸闷、气急等不适。血压120/80mmHg,体温36.1℃,神志清,精神可,无皮肤、巩膜黄染,无皮疹、皮下出血,全身浅表淋巴结无肿大,腹平坦、柔软,无压痛、反跳痛,腹部未及包块。外院B超检查示:肝脏内高回声,肝癌可能性大;脾上极低回声包块,建议进一步行CT检查。腹部增强CT示:脾占位,肝内占位,考虑转移的可能。否认有肝炎及结核病史。无吸烟、饮酒史。50岁绝经。

实验室检查 ▶▶▶

乙肝三系均为阴性。

肿瘤标志物AFP(1.5ng/mL)、CEA(1.4ng/mL)及CA19-9(5.1U/mL)水平无异常。

血常规、尿常规、大便常规、肝肾功能、凝血功能等均未见明显异常。

其他影像检查资料 ▶▶▶

腹部增强CT示:肝内多发低密度影,增强后可见强化;脾大,内可见低密度影,大小约为136mm×98mm,增强后可见间隔强化,病灶可见囊变及钙化,提示脾恶性肿瘤伴肝转移。

上腹部增强MRI+MRCP示:脾巨大血供占位及肝内多发类似占位,考虑脾血管肉瘤或者血管内皮细胞瘤的可能,伴肝内多发转移的可能;不完全排除肝、脾病灶均为血管瘤或转移瘤的可能,须结合临床其他检查以进一步明确诊断。

PET/CT 影像 〉〉〉 -

PET/CT 影像见图 53 – 1 和图 53 – 2。

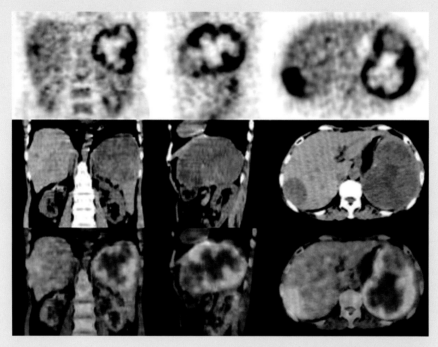

图 53 – 1

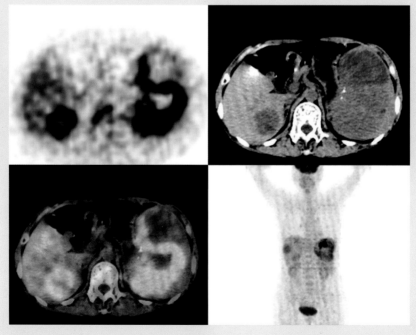

图 53 – 2

影像解读 》》

　　PET/CT 影像(见图 53 - 1 和图 53 - 2)示：脾大伴不规则低密度影,边界欠清,大小约为 136mm×95mm×120mm,密度不均匀,CT 值为 15～51Hu,其内见散在钙化及坏死,^{18}F-FDG 代谢不均匀性异常增高,SUV_{max} 为 11.0。肝内可见多发低密度灶,边界清,较大者约为 54mm×38mm×46mm,密度不均匀,CT 值为 21～45Hu,^{18}F-FDG 代谢异常增高,SUV_{max} 为 8.1。

最终诊断 》》

　　对患者行脾切除术,术后病理示：(脾)恶性肿瘤伴大片坏死,肿块大小为 150mm×100mm×80mm,结合免疫组化结果,符合滤泡树突状细胞肉瘤的诊断。

　　免疫组化：肿瘤细胞 CD31(－),CD34(－),Ki-67(20％＋),CD68(－),CD1a(－),CD21(＋),CD35(－),S-100(±),Melanoma(HMB45)(－),EMA(－),CD30(－),CD4(－),CK(pan)(－),ALK(－),CD3(－),Hepatocyte(－),Vimentin(＋),CD23(＋),LCA(－)。

　　临床诊断为脾滤泡树突状细胞肉瘤,肝脏多发转移瘤。

鉴别诊断 》》

　　1. 炎性假瘤。

　　2. 淋巴瘤。

　　3. 转移瘤。

教学要点 》》

　　滤泡树突状细胞肉瘤(FDCS)是一种罕见的低度至中度恶性肿瘤,由具有滤泡树突状细胞形态和免疫表型的梭形或卵圆形细胞增生形成。患者年龄分布较广,以成人居多,无明显性别差异。1/2～2/3 病例的病变位于淋巴结内,最常累及颈部及腋下淋巴结,也可发生于结外,几乎广泛分布于除脑以外的全身各组织器官,多见于扁桃体、鼻咽、口腔、胰腺、腹膜后以及肝脾等部位。FDCS 的临床表现与发病部位密切相关,发生于淋巴结内者的主要表现为生长缓慢的无痛性淋巴结肿大；结外病变多以局部肿块为临床表现,一般少见全身症状。发生于腹腔内的 FDCS 的体积多较大,范围为 40～200mm；发生于腹腔外的 FDCS 的体积相对较小,范围为 10～140mm。

　　目前,FDCS 的病因及发病机制尚未明确,部分患者可伴有 Castleman 病,特别是透明血管型 Castleman 病(HVCD)。有学者对 1 例鼻咽 HVCD 患者进行追踪研究后提出,HVCD 为 FDCS 的前驱病变。也有学者报道,发生于肝脾内的 FDCS 与 EB 病毒感染有一定的关系,但此观点尚有待进一步证实。

关于 FDCS 的诊断,目前尚无统一标准。由于脾 FDCS 较少见,且缺乏临床特异性,因此易被误诊为炎性假瘤、淋巴瘤或转移瘤等,通常需要通过病理学及免疫组化检查以明确诊断。部分患者伴有肝和肺等部位的转移,本病例影像学检查发现肝内多发转移瘤。

目前,关于 FDCS 的治疗方案仍存在争议,对于肿瘤病变较局限且手术能够完整切除者,手术为其首选治疗方法。但是,单纯手术存在较高的复发率,有学者报道单纯手术后 2 年和 5 年的复发率分别为 37.7% 和 72.6%。

参考文献 ▶▶▶

[1] 刘毫,吴诚义,余腾骅,等. 脾脏滤泡树突细胞肉瘤一例报告并文献复习[J].中华肿瘤防治杂志,2014,21(24):2005-2007.

[2] 方恒虎,康静波,贾海威,等. 滤泡性树突状细胞肉瘤研究进展[J]. 武警医学,2013,24(3):263-265.

[3] Shia J, Chen W, Tang L H, et al. Extranodal follicular dendritic cell sarcoma: clinical, pathologic, and histogenetic characteristics of an underrecognized disease entity[J]. Virchows Arch, 2006,449(2):148-158.

[4] 尹为华,余光银,马雅,等. 滤泡树突细胞肉瘤的临床病理分析[J].中华病理学杂志,2010,39(8):522-527.

[5] Youens K E, Waugh M S. Extranodal follicular dendritic cell sarcoma[J]. Arch Patho Lab Med, 2008,132(10):1683-1687.

[6] 马世荣,李康樗,徐玉乔,等. 滤泡树突细胞肉瘤 6 例临床病理分析[J]. 临床与实验病理学杂志,2010,26(5):565-568.

(任东栋)

Case 54　脾硬化性血管瘤样结节性转化

简要病史

　　患者,男性,38岁。患者腹胀伴消化不良3年余,2014年5月30日于杭州某三甲医院行腹部B超检查,示:脂肪肝,脾中上极低回声团,首先考虑脉管瘤的可能。余无明显不适。一周前,至该三甲医院复查,行上腹部CT检查,示:脾内肿块较前肿大,脉管瘤不典型,怀疑淋巴瘤。遂来我院就诊,要求行全身PET/CT检查。既往无肺结核病史,无肝炎病史,无高血压史,无糖尿病史,无手术史,无外伤史,无吸烟史,无饮酒史。育有一子一女,子女及配偶体健,父母健在,否认有家族肿瘤史。

实验室检查

　　血常规示:白细胞计数7.6×10⁹/L(4×10⁹/L～10×10⁹/L),中性粒细胞百分比61.9%(50%～70%),淋巴细胞百分比29.5%(20%～40%),血红蛋白161g/L(131～172g/L)。

　　血清肿瘤标志物 AFP、CEA、CA125、CA19-9、铁蛋白、总 PSA 水平均在正常范围内。

其他影像检查资料

　　超声检查:脾占位(建议进一步检查);脂肪肝,右肝低回声结节。
　　MR检查:①脾占位,首先考虑血管瘤;②肝囊肿。

PET/CT影像

　　PET/CT影像见图54-1和图54-2。

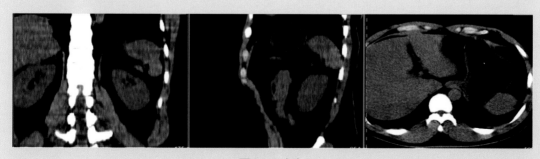

图54-1(1)

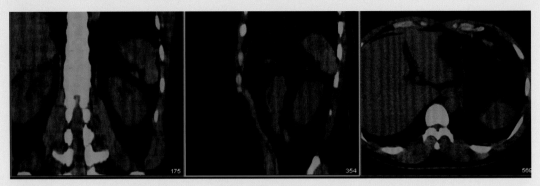

图 54 - 1(2)

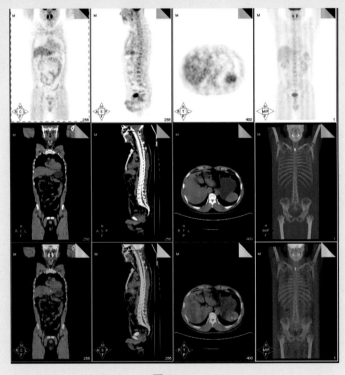

图 54 - 2

影像解读

PET/CT影像(见图54-1和图54-2)示：脾外形不大，上极内低密度影，边界清、光滑，病灶大小约为62mm×46mm，轻度放射性摄取增高，SUV_{max}约为3.0。

最终诊断

病理活检：(脾)硬化性血管瘤样结节性转化。免疫组化：CD31(＋)，Fli-1(＋)，CK(pan)(－)，CD34(＋)，Ki-67(＋)，CD8(＋)。

鉴别诊断

1. 脾内错构瘤

脾内错构瘤的特征性表现方式之一是内含脂肪及钙化,较易与脾硬化性血管瘤样结节性转化(SANT)鉴别,且其^{18}F-FDG代谢摄取较少。

2. 海绵状血管瘤

海绵状血管瘤的T_2WI信号比SANT高,动脉期呈现病灶边缘结节状以及血池样明显强化,门静脉期及延迟期强化向中央推进,呈等密度或信号均匀填充,^{18}F-FDG代谢可以摄取。

3. 血管肉瘤

血管肉瘤的影像学表现为密度混杂,可有钙化、坏死以及出血,常多发,^{18}F-FDG代谢可异常增高。

教学要点

SANT是一种少见的脾良性病变。SANT在临床上缺乏特异性,患者多为女性,发病年龄在22～74岁。SANT的影像学特点为单发,无包膜,无囊变坏死,有星芒状瘢痕但始终无强化,可特异性地从动脉期到延迟期呈逐渐向心性充填的"辐轮状"强化,其影像学表现与病理有一定的相关性。本病例脾病变呈低密度灶,^{18}F-FDG代谢轻度增高,无特征性表现,故最终诊断需依赖病理组织学检查。

参考文献

[1] Cao, J Y, Zhang H, Wang W P. Ultrasonography of sclerosing angiomatoid nodular transformation in the spleen[J]. Word J Gastroenterol, 2010,16(29):3727 - 3730.

[2] 杨旦君,谭延斌,钱姿桦,等. 脾脏硬化性血管瘤样结节性转化的MRI表现[J].临床放射学杂志,2015,34(4):572 - 576.

[3] 徐吉雄,周芸. 脾硬化性血管瘤样结节性转化的影像分析(附4例报告及文献复习)[J]. 齐齐哈尔医学院学报,2013,34(20):3010 - 3012.

[4] 汪兵,史良会. 脾脏硬化性血管瘤样结节性转化一例并文献复习[J]. 中华临床医师杂志(电子版),2016,10(9):98 - 102.

（林丽莉　赵　葵）

Case 55 脾恶性淋巴瘤和胃体、胃窦低分化腺癌

简要病史)))

患者,男性,64岁。患者参加体检,B超检查发现脾大1个月,无发热。外院行腹部CT检查,提示脾大,来我院行PET/CT做进一步检查。

实验室检查)))

血常规、尿常规检查均正常。
乙肝表面抗体阳性。
肿瘤标志物检验均为阴性。
肝肾功能检查正常。

PET/CT影像)))

PET/CT影像见图55-1和图55-2。

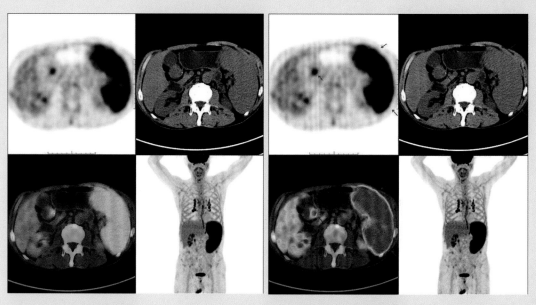

图55-1   图55-2

影像解读 ▶▶▶ --------------------------------

　　PET/CT影像(见图55－1和图55－2)示:脾大,^{18}F-FDG代谢弥漫性增高,SUV_{max}为5.1,考虑淋巴瘤的可能;胃窦小弯侧局部^{18}F-FDG代谢增高,SUV_{max}为3.8,考虑淋巴瘤浸润的可能;两肺门较对称淋巴结肿大,SUV_{max}为8.8,考虑炎性增生淋巴结的可能;食管中下段^{18}F-FDG代谢增高,考虑食管炎的可能。

最终诊断 ▶▶▶ --------------------------------

　　1. 患者体检B超检查发现脾大,在当地医院行CT增强检查,诊断为脾大,原因不明而来我院行PET/CT检查。PET/CT检查发现脾^{18}F-FDG代谢弥漫性增高,考虑淋巴瘤的可能;胃窦局部^{18}F-FDG代谢增高灶,考虑淋巴瘤浸润的可能,建议行胃镜检查活检,胃镜活检病理考虑胃癌的可能。综合考虑除脾外无其他脏器明显淋巴瘤浸润,临床会诊建议对胃、脾同时行手术切除,但在胃手术切除标本中病理检查发现两处低分化腺癌。

　　2. 手术病理诊断

　　(1) 远端胃大部切除。①胃体溃疡型低分化腺癌(瘤体大小约为20mm×13mm×5mm),浸润至黏膜下层。②胃窦浅表凹陷型低分化腺癌(瘤体大小约为15mm×10mm),局灶浸润至黏膜肌。免疫组化:CK(＋),Cyclin D1(＋),C-erbB-2(－),P53(＋),CD34(－),Ki-67(约70％＋)。③(胃小弯)0/18只,(胃大弯)6/15只,(第11组)0/3只,(第16组)0/3只,淋巴结癌转移。④上、下切缘均为阴性。

　　(2) 脾切除。脾及脾门淋巴结:滤泡性淋巴瘤(滤泡性,Ⅰ级)。免疫组化:CD20(＋),Pax-5(＋),Bcl-2(＋),CD21、CD23示增生FDC网,CD3(－),CD5(－),Kappa(－),Lambda(－),滤泡区Ki-67(约70％＋)。

鉴别诊断 ▶▶▶ --------------------------------

　　脾大(非肿瘤性)。

教学要点 ▶▶▶ --------------------------------

　　淋巴瘤是原发于淋巴结或淋巴组织的恶性肿瘤,临床以无痛性、进行性淋巴结肿大为主要表现。本病可发生于任何年龄,但发病年龄高峰在31～40岁,这可能与基因突变、病毒和其他病原体感染、放射线、化学药物及合并自身免疫疾病等有关。恶性淋巴瘤是具有相当异质性的一大类肿瘤,虽然好发于淋巴结,但是由于淋巴系统的分布特点,因此淋巴瘤属于全身性疾病,几乎可以侵犯全身任何组织和器官。因此,恶性淋巴瘤的临床表现既具有一定的共同特点,同时按照不同的病理类型、受侵部位和范围又存在着很大的差异。

在临床工作中经常发现单脏器侵犯淋巴瘤,如脾、睾丸、肾淋巴瘤等,但同时合并其他脏器癌症的情况并不常见。本病例PET/CT显像仅显示胃窦局部[18]F-FDG代谢增高,而胃体病灶代谢并未增高,说明即使同样是胃低分化腺癌,也存在肿瘤代谢异质性,需在今后工作中引起重视。

参考文献

[1] 廖秋林,周本成,冯晓冬,等. 消化道双原发癌合并脾脏恶性淋巴瘤一例[J].癌症(Chinese Journal of Cancer),2003,22(11):1241-1242.

[2] 杨晓净,龚玉萍. 弥漫大B细胞淋巴瘤合并胃癌一例[J]. 中华临床医师杂志(电子版),2013,7(8):213.

(王祖飞)

Case 56　脾炎症性肌纤维母细胞瘤

简要病史

　　患者,女性,62岁。1周前开始出现排尿终末期下腹隐痛,无放射痛,无腹胀,小便未见异常。遂于当地医院就诊,行腹部B超检查,示:左上腹(左肾上极内上方、脾上极内下方、胃部左后方、胰尾外侧)探及一囊性包块,大小约为65mm×51mm,边界清,内透声差,其内可见絮状低弱回声沉积,包块后方回声增强,可随呼吸上下移动。查体无殊。

实验室检查

　　CRP　50.80mg/L(0~3mg/L)(↑)。

其他影像检查资料

　　腹部CT检查:脾内可见一类圆形稍低密度影,边界尚清,大小约为52mm×53mm×44mm;增强扫描动脉期明显不均匀强化,其内似见迂曲血管影,门脉期及延迟期呈持续性强化。病灶内可见小片状无强化区,病灶与胃后壁关系密切。考虑恶性肿瘤的可能。

PET/CT影像

　　PET/CT影像见图56-1。

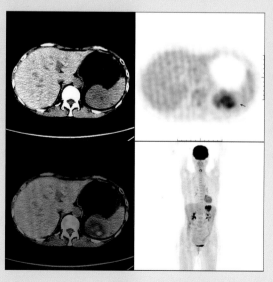

图56-1

影像解读 >>> --

PET/CT影像(见图56-1)示:脾内见一稍低密度肿块影,大小为54mm×53mm,密度不均匀;可见斑片状低密度影,肿块可见不均匀性明显放射性浓聚,SUV_{max}为10.4,考虑恶性肿瘤的可能。

最终诊断 >>> --

病理诊断:(脾)镜下见肿瘤界限尚清,肿瘤细胞呈梭形或束状排列;细胞有轻度异型性,核分裂罕见;间质见大量淋巴细胞、浆细胞及中性粒细胞浸润,有较多淋巴滤泡形成及散在炎症坏死,形态结合免疫组化结果,考虑炎症性肌纤维母细胞瘤的可能。

免疫组化:S-100(少量散在,＋),CD35(－),CK(－),Vimentin(＋),SMA(＋),ALK(±),CD10(－),Bcl-6(－),CD68(部分＋),Ki-67(10%＋),CD3(－),CD45RO(－),CD20(－),CD79a(－),CD21(FDC＋),CD23(FDC＋),Bcl-2(＋),CD1a(－)。

最终诊断为脾炎症性肌纤维母细胞瘤。

鉴别诊断 >>> --

1. 纤维瘤病或韧带样纤维瘤。
2. 血管肌纤维母细胞瘤。
3. 纤维肉瘤。
4. 平滑肌瘤。
5. 炎症性恶性纤维组织细胞瘤。
6. 脾淋巴瘤。

教学要点 >>> --

炎症性肌纤维母细胞瘤(IMT)是一种特殊类型的病变,主要发生于儿童和年轻人,平均发病年龄为10岁,中位年龄为9岁,但患者的年龄范围可为整个成人期。IMT的临床症状和影像学表现使其易被误诊为恶性肿瘤,且其病理组织学形态复杂,诊断较困难。IMT于1990年由Pettinato首次提出,是一种少见类型的梭形细胞肿瘤,是由肌纤维母细胞性梭形细胞以及浆细胞、淋巴细胞、嗜酸性粒细胞等炎症细胞组成的病变。因其病理组织学变化多样,故曾以炎性假瘤、浆细胞肉芽肿、炎症性纤维肉瘤、炎症性肌纤维组织细胞增生等来命名。1994年,WHO在软组织分类中正式将IMT归入软组织肿瘤。2002年,WHO在分类中才将IMT归于纤维母细胞/肌纤维母细胞源性肿瘤的中间性(偶有转移)类目下,定义为由分化的肌纤维母细胞性梭形细胞组成的肿瘤,常伴有丰富的浆细胞和(或)淋巴细胞浸润。WHO新版分类已将其归为交界性,少数可转移,组织学特征与生物学行为有一定关系但并非完全一致。目前,人们对这类肿瘤的认识尚不深刻。

IMT可以发生于身体任何部位,主要累及软组织和内脏,最常发生于肺部。IMT患者大部分起病隐匿,临床表现除发现肿块外,少数(15%～30%)患者还可出现发热、小细胞低色素性贫血、血小板增多症、体重减轻、红细胞沉降率升高和血清免疫球蛋白增多等全身症状,并且症状随部位而异(如发生于肺部,常引起胸痛、呼吸困难;发生于腹腔器官,常引起胃肠道梗阻等)。少数IMT具有复发倾向及恶变潜能,手术切除是主要的治疗手段。在肿瘤切除后,上述症状可消失;当症状再次出现时,提示肿瘤复发。手术切除后复发率为23%～27%。复发的病例通常肿瘤体积较大(平均直径为84mm)或病变位于难以完全切除的部位(如心脏、上呼吸道、肠系膜、大网膜、腹膜、盆腔及腹膜后),偶有转移报道。患者年龄大亦是预后不良的因素。脾IMT发病年龄范围较广,多见于中年人,无明显性别差异,临床表现常起病隐匿,可有左上腹不适、脾大、消化道症状(恶心、消化不良、出血),伴发热、体重下降等非特异性症状,腹部超声、CT扫描、MRI检查可发现脾内占位,常被误诊为恶性肿瘤。其发生可能与下列因素有关:①与自身免疫反应有关;②本病是一种内源性或外源性过敏原引起的变态反应;③本病是外伤、贫血等因素引起的反应性改变。此外,也有报道称发生于肝、脾的IMT可能与EB病毒感染有关。

因为IMT的肿瘤细胞具有平滑肌细胞和纤维母细胞的梭形细胞形态特征,肿瘤组织间可见胶原化纤维组织、黏液水肿样变及炎症细胞浸润,所以实际看到的图像常常是多样化的。腹部IMT在同一组织区域可表现为多灶性、分布不均的肿块,边界不清,浸润周围组织,软组织肿块大小与肿块内炎症细胞和纤维成分多少相关;在增强CT上可以表现为强化,MRI表现为T_1和T_2低信号,与纤维成分相关。一般说来,肝脏、腹膜后及泌尿系统IMT表现为边界清晰的肿块,而胃肠道或胆道系统IMT则多为边界不清和浸润生长。IMT在PET/CT影像上可表现为低—高代谢,这取决于肿瘤细胞结构多形性、细胞生物学行为、炎症细胞成分多少及其活性。

参考文献 ▶▶▶ --

[1] Dong A, Wang Y, Dong H, et al. Inflammatory myofibroblastic tumor: FDG PET/CT findings with pathologic correlation[J]. Clin Nucl Med, 2014, 39(2):113 - 121.

[2] Tan H, Wang B, Xiao H, et al. Radiologic and clinicopathologic findings of

inflammatory myofibroblastic tumor[J]. J Comput Assist Tomogr, 2017,41(1):90 – 97.

[3] Surabhi V R, Chua S, Patel R P, et al. Inflammatory myofibroblastic tumors: current update[J]. Radiol Clin North Am, 2016,54(3):553 – 563.

[4] 林建韶,张建民,惠京,等. 炎症性肌纤维母细胞瘤及低度恶性肌纤维母细胞肉瘤 [J]. 临床与实验病理学杂志,2007,23(4):385 – 388.

[5] 张华,庄恒国. 炎症性肌纤维性母细胞瘤临床病理学因素分析[J]. 南方医科大学 学报,2009,29(5):1080 – 1082.

[6] 蔡兆根,于东红,汪向明,等. 20 例炎症性肌纤维母细胞瘤临床病理分析[J].实用 肿瘤杂志,2008,23(1):39 – 42.

[7] 张仙土. 脾脏炎性肌纤维母细胞瘤二例临床病理分析[J]. 肿瘤研究与临床, 2006,18(3):196 – 197.

（程木华　谢良骏）

Case 57　腹壁韧带样型纤维瘤病

简要病史

　　患者,女性,32岁。2个月前,发现右上腹壁有多个鹌鹑蛋样大小包块,无红、肿、热、痛,无腹痛、腹胀。血压136/92mmHg,体温36.5℃,神志清,无特殊病容,皮肤黏膜正常,浅表淋巴结未及肿大。右上腹壁可触及多个包块,互相融合,范围约为80mm×100mm,质韧,表面欠光滑,边界欠清,活动度小,与周围组织及皮肤无黏连,触之无疼痛;下腹壁见一长约110mm的陈旧性手术瘢痕,切口区无异常。4年前和6年前分别行剖宫产术。无吸烟、饮酒史。月经正常。

实验室检查

　　血常规、大小便常规、凝血全套、肝功能、肾功能检查未见明显异常。

其他影像检查资料

　　B超检查:腹壁肌层低回声团块;双侧乳腺小叶增生。
　　上腹部CT检查:右前上腹壁软组织肿瘤,需结合临床诊断。

PET/CT影像

　　PET/CT影像见图57-1和图57-2。

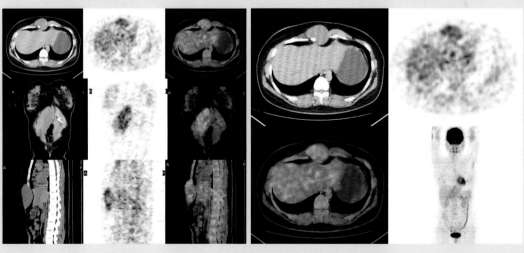

图57-1　　　　　　　　　　　　　　　　图57-2

影像解读)))

PET/CT影像(见图57-1和图57-2)示:右上腹腹直肌内软组织肿块影,大小为47mm×64mm×104mm,边界清,密度尚均匀,CT值为32~38Hu,^{18}F-FDG代谢不均匀异常增高,SUV$_{max}$为7.2。

最终诊断)))

(肿块切除)病理诊断(见图57-3):右上腹壁韧带样纤维瘤病,浸润横纹肌。免疫组化:SMA(大细胞,-),Bcl-2(-),CD34(-),CK(pan)(-),EMA(-),S-100(-),Vimentin(+),MSA(大细胞,+)。

最终诊断为韧带样型纤维瘤病。

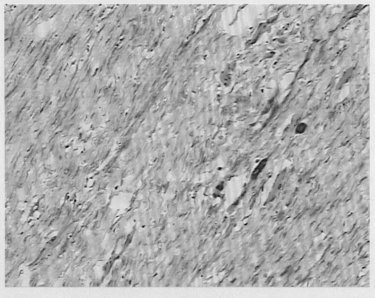

图57-3

鉴别诊断)))

1. 纤维肉瘤。

2. 肌肉淋巴瘤。

3. 恶性纤维组织细胞瘤。

教学要点)))

韧带样型纤维瘤病又称侵袭性纤维瘤病或硬纤维瘤,是一种发生于深部肌腱膜组织的克隆性纤维母细胞增生性肿瘤,具有浸润生长、局部复发倾向,但不具有转移能力,生物学行为介于纤维母细胞瘤和纤维肉瘤之间。该病临床上比较罕见,仅占软组织肿瘤的3%及全部恶性肿瘤的0.03%,发病率为2/100万～4/100万,多见于年轻育龄期女性,尤其以经产妇多见,发病原因尚不明确,可能与手术、创伤、激素、遗传等因素有关。该病可发生于任何有肌肉、筋膜、腱膜的组织结构,最好发于腹壁,而腹壁韧带样型纤维瘤病最好发部位为腹直肌。韧带样型纤维瘤病的临床表现为生长缓慢的无痛性肿块,质硬韧,界限不清,部分患者因肿瘤浸润或包绕邻近神经而出现放射痛或刺痛、麻木感等不适。本例患者PET/CT检查示病灶^{18}F-FDG代谢不均匀异常增高,SUV_{max}为7.2,病灶的高代谢可能与该病的生物学特征有关,易被误诊为纤维肉瘤、肌肉淋巴瘤等,明确诊断需要病理学检查。临床治疗按低度恶性软组织肿瘤来处理,以手术切除为主,手术切缘一般在病变边缘20mm以上,但由于存在浸润性的生物学行为,因此手术后易复发,局部复发率为25%～80%。

参考文献

[1] Lamboley J L, Moigne F L, Proust C, et al. Desmoid tumor of the chest wall[J]. Diagnostic and Interventional Imaging, 2012,93(7-8):635-638.

[2] Fletcher C D. The evolving classification of soft tissue tumours-an update based on the new 2013 WHO classification[J]. Histopathology, 2014,64(1):2-11.

[3] 杨小梅,乔宠,周颖,等. 妊娠期妇女腹壁韧带样瘤1例报告并文献复习[J].中国实用妇科与产科杂志,2014,30(4):308-311.

[4] 孙国志,王猛,朱卫红. 腹壁韧带样瘤16例临床分析[J]. 中华疝和腹壁外科杂志(电子版),2012,6(1):578-582.

（于　军　任东栋）

Case 58   异位左肾发育不全、输尿管开口异常

简要病史

患儿,女性,9岁。腹痛原因待查入院。会阴部不自觉流液且有尿味。行腹部B超及薄层CT检查:未见左肾,缺如? 萎缩? IVP+KUB:左肾及左输尿管缺如。临床要求:找左肾及尿道异位开口。

实验室检查

尿素氮 5.88mmol/L(1.70～6.78mmol/L),肌酐 76.00μmol/L(44～133μmol/L),尿酸 283.0μmol/L(170～390μmol/L)。

其他影像检查资料

CT影像见图58-1～图58-4。

超声检查见图58-5。

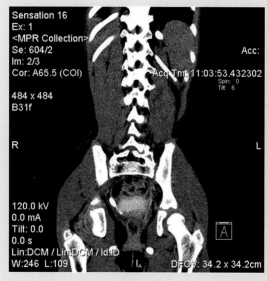

图58-1

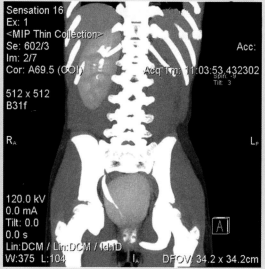

图58-2

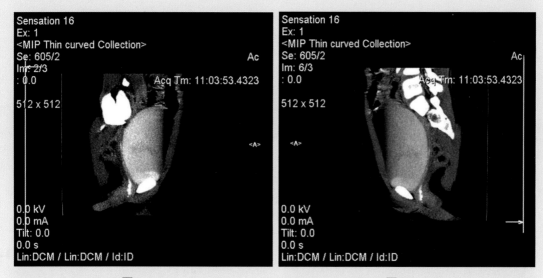

图 58 - 3   图 58 - 4

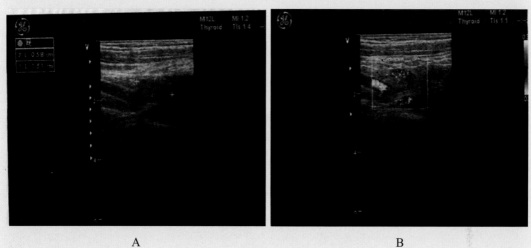

A   B

图 58 - 5

SPECT影像

SPECT影像见图58-6～图58-8。

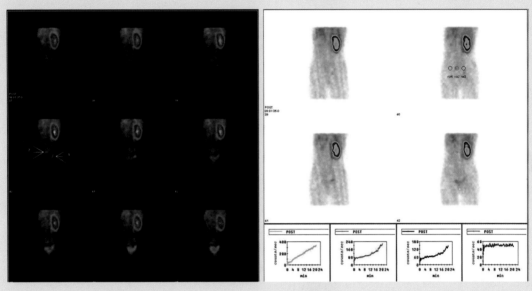

图58-6   图58-7

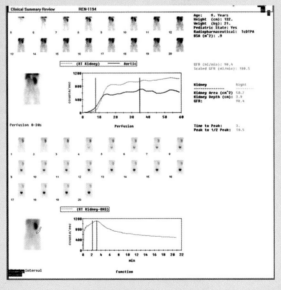

图58-8

影像解读

图58-1和图58-2 CT图示膀胱后输尿管。图58-3和图58-4示膀胱后输尿管开口于阴道。再次行腹部CTU检查示:①膀胱左后细条状高密度影,考虑畸形输尿管

的可能。②阴道内对比剂潴留,考虑输尿管异位开口的可能,不能排除泌尿生殖系统瘘管。③右肾代偿性肥大。

图58-5为再次行腹部B超检查的结果:后腹膜髂总动脉分叉处有15mm×8mm低回声区,边界尚清,CDFI内可见树枝状血管分布。膀胱前上方靠近腹壁处可见20mm×6mm低回声区,有管状结构与膀胱相连,CDFI周边可见稀少血流。结论:后腹膜左侧髂动脉分叉处异位肾脏发育不良;膀胱前上方脐尿管囊肿?

图58-6为肾功能动态显像图,箭头1、2所示为比膀胱更早出现的放射性高活性区;图58-7示肾功能动态显像系列图中,在膀胱区上部发现高放射活性区域ROI1和ROI2。ROI3为ROI2的对称点,ROI4为与ROI2和ROI3在同一水平面上的腹部一点。分别作ROI1、ROI2、ROI3和ROI4的时间放射性活度曲线,可见ROI1(绿色曲线)直线上升,ROI2(粉色)、ROI3(黑色)缓慢上升,ROI4(蓝色)为高平台型水平线。考虑ROI1为右输尿管入膀胱区,ROI3(黑色)为右输尿管经过区,ROI2(粉色)存在异位肾脏。

在肾功能动态显像检查过程中,观察到会阴部与ROI1同时出现亮点,可惜持续时间太短而无法保存图像。

图58-8为肾功能动态显像图,右肾GFR 98.4mL/min。

最终诊断

病理报告(见图58-9):左肾发育不全。

最终诊断:① 盆腔左侧异位肾脏。② 左输尿管异位开口。③ 左肾发育不良。

手术结果:左髂动脉分叉处内上方存在一个15mm×10mm×5mm大小的肿块,与左髂动脉相连,向下与一条较粗管相连。

手术后随访:会阴部不自觉流液消失。

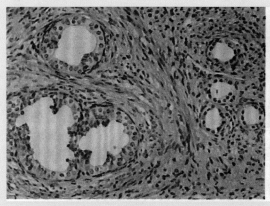 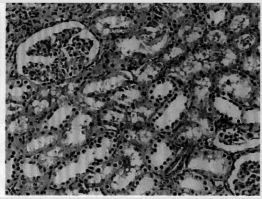

A   B

图58-9

鉴别诊断

1. 孤立肾、异位肾脏发育不良。
2. 腹部肿块。

教学要点

发育不良肾脏可位于肾窝或盆腔内,可无症状,如伴有输尿管异位开口,则可致尿失禁。先天性单肾发育不良中以左肾多见,且多见于女童。静脉尿路造影时,发育不良的肾脏常不显影,而对侧肾肥大易被误诊为孤立肾。发育不良的肾脏较小,B超检查多不能探及。本例患儿自出生后有会阴部潮湿且有尿味,家长未予以重视。手术切除发育不良肾脏及输尿管,效果确切。肾功能动态显像检查在本例诊断中的作用:术前证实异位肾脏的存在,提示进一步检查的部位。

参考文献

[1] 袁继炎,周学锋,杨小进. 先天性单侧肾发育不良合并输尿管异位开口的诊治体会[J]. 中华小儿外科杂志,2002,23(6):491 - 492.

[2] 张敬悌,王学文,葛文安,等. 先天性单侧肾发育不良的诊治体会(附23例报告)[J]. 临床小儿外科杂志,2006,5(6):455 - 456.

[3] 王旭,郭毅,陈寿康,等. 先天性肾脏畸形202例回顾分析[J]. 中华实用儿科临床杂志,2008,23(5):364 - 365.

(郑思廉　周春苗　应赟云　陈跃英　翁旭东)

Case 59 左肾透明细胞癌+膀胱平滑肌瘤

简要病史))⟩ --

患者,男性,42岁。体检B超检查发现左肾占位,无腰痛,无血尿,既往有抑郁症病史。

实验室检查))⟩ --

血常规、尿常规检查无异常。

甲胎蛋白、癌胚抗原、糖类抗原等肿瘤指标均为阴性。

肝、肾功能检查正常。

其他影像检查资料))⟩ -----------------------------

B超检查见图59-1。

CT影像见图59-2和图59-3。

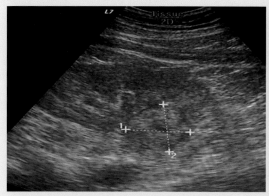 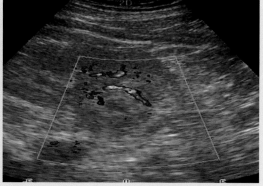

A   B

图 59-1

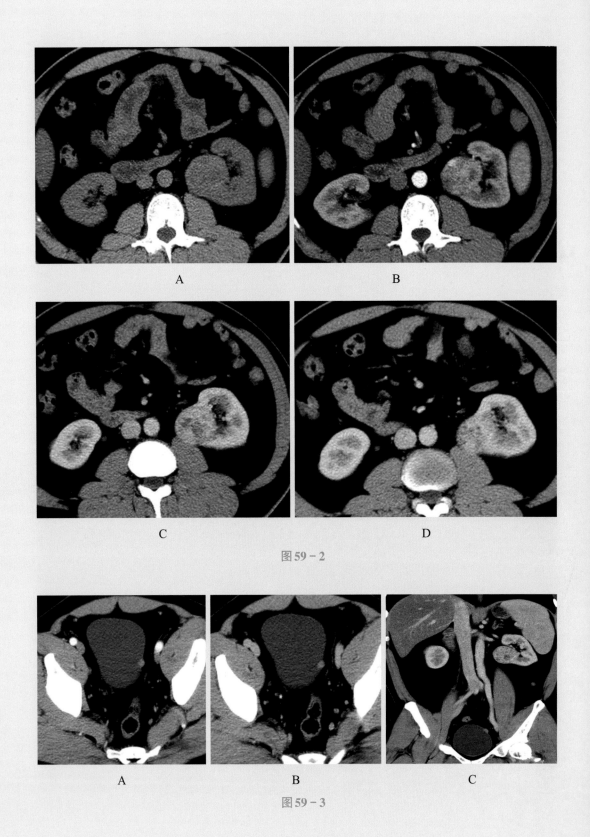

图 59 - 2

图 59 - 3

PET/CT影像)))

PET/CT影像见图59－4和图59－5。

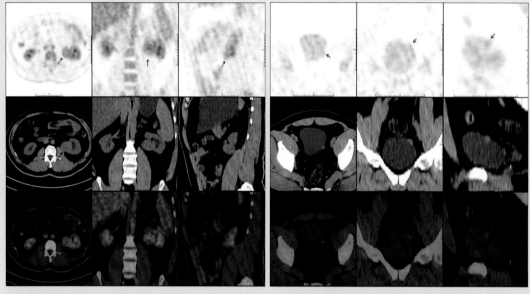

图59－4　　　　　　　　　　　　　　　　　　图59－5

影像解读)))

B超检查(见图59－1)示:左肾41mm×35mm强回声团,边界清,内部回声欠均,伴左肾局限性积水。

CT影像示:左肾可见团块,大小为47mm×37mm,增强呈不均性强化,排泄期强化减退(见图59－2);膀胱左侧壁结节,向壁外生长,大小为11mm×9mm,平扫密度偏高但均匀,增强扫描呈轻度均匀强化(见图59－3)。

PET/CT影像(见图59－4和图59－5)示:左肾中下极肾门旁类圆形团块,局部凸出包膜,放射性摄取稍增高,SUV_{max}为4.2;左肾上极肾盏稍扩张积水;膀胱左侧壁结节放射性摄取未见明显增高。

最终诊断)))

1. 因患者体检发现左肾肿块,在行CT增强过程中又发现膀胱左侧壁结节,首先需要考虑左肾肿瘤良、恶性问题,其次考虑膀胱结节是原发还是转移。因此,行PET/CT检查,但PET/CT检查结果示左肾肿块、膀胱结节均无明显[18]F-FDG代谢增高,考虑到肾透明细胞癌常常[18]F-FDG代谢无增高,再结合平扫及增强CT表现,按二元论来分析诊断此病例,即对左肾考虑透明细胞癌的可能,对膀胱考虑良性结节、平滑肌瘤的可能性较高。

2. 手术病理诊断:左肾透明细胞性癌2级,紧贴包膜,肾盂未见侵犯,肾动静脉未见瘤栓,输尿管切缘阴性;膀胱平滑肌瘤。

鉴别诊断

1. 少脂型肾血管平滑肌脂肪瘤。
2. 膀胱上皮类癌。

教学要点

绝大多数肾癌为肾透明细胞癌,占肾癌的70%～80%。其临床表现早期常无症状,或只有发热、乏力等全身症状,至肿瘤体积增大时才被发现。临床主要表现为血尿、肾区痛和肿块。肾细胞癌分期多采用 Robson 分期法,即:Ⅰ期癌限于肾包膜内;Ⅱ期癌已穿破包膜,侵入脂肪层,但仍局限在肾筋膜内;Ⅲ期癌已侵入肾静脉和(或)下腔静脉,局部淋巴结可能有转移;Ⅳ期癌已穿破肾筋膜,侵入邻近脏器或发生远处转移。

对肾癌行 B 超、CT、MR 或 PET/CT 等影像学检查,其中以增强 CT 较有优势,根据其增强各期的强化特点,基本可与良性肾肿瘤相鉴别。而在 PET/CT 显像中,透明细胞癌往往无明显 ^{18}F-FDG 代谢增高,极易被漏诊或误诊。至于本病例膀胱结节,向壁外生长,增强无明显强化,基本可考虑良性病变,与左肾肿瘤没有相关性。

参考文献

[1] 李建林,谭业颖,耿军祖,等. MSCT 强化度和 PET-CT SUV 值与肾透明细胞癌病理分级相关性研究[J]. 泰山医学院学报,2010,31(4):277 - 279.

[2] 王祖飞,纪建松,苏金亮,等. 肾嗜酸细胞腺瘤 CT 及 MRI 表现[J]. 放射学实践,2011,26(9):974 - 977.

(王祖飞)

Case 60　泌尿生殖系统结核

简要病史)))

患者,男性,64岁。右侧睾丸肿痛3个月余,查体右侧睾丸明显肿大,触痛。无尿频、尿急,无尿痛,无血尿,无黑便,无腹痛,无发热,无恶心、呕吐,无胸闷、气急等不适。神志清,精神可。既往史无殊。

实验室检查)))

AFP、CEA、CA125、CA19-9、CA15-3及铁蛋白水平均在正常范围内;血常规未见明显异常;乙肝表面抗原阴性。

其他影像检查资料)))

B超检查:右侧阴囊内实性占位,考虑附睾尾部来源,累及睾丸和阴囊壁。

PET/CT影像)))

PET/CT影像见图60-1~图60-5。

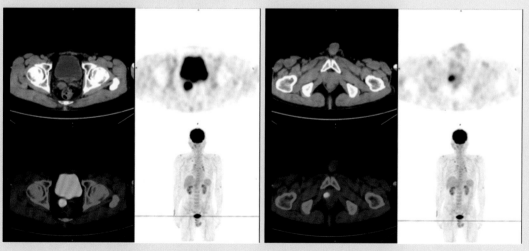

图60-1　　　　　　　　　　　　　图60-2

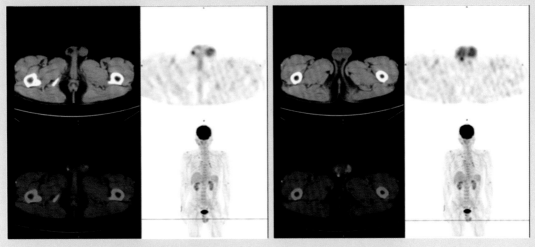

图60-3   图60-4

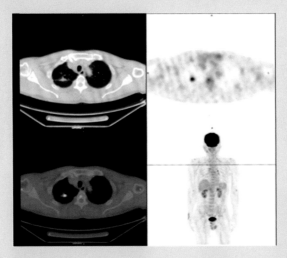

图60-5

影像解读))--

　　PET/CT影像示：右侧精囊腺肿大，边界尚清，密度不均，^{18}F-FDG代谢明显增高，SUV$_{max}$为11.1（见图60-1）。前列腺、附睾、睾丸^{18}F-FDG代谢增高，SUV$_{max}$为6.5（见图60-2～图60-4）。右肺上叶病灶，^{18}F-FDG代谢增高，SUV$_{max}$为5.4（见图60-5）。

最终诊断))--

　　术后病理：右侧睾丸、附睾慢性肉芽肿性炎伴坏死、出血，首先考虑结核。

鉴别诊断)))) --

1. 泌尿生殖系统炎症。
2. 泌尿生殖系统肿瘤。

教学要点)))) --

在男性泌尿生殖系中,前列腺、精囊、输精管、附睾及睾丸都可罹患结核病。该病一般发展缓慢,附睾、睾丸逐渐肿大,无明显疼痛。该病的致病菌为结核杆菌。结核杆菌属于分枝杆菌,对人有致病性者主要为人型杆菌及牛型杆菌。泌尿生殖系统结核通常为结核杆菌由肾到前列腺、精囊,再到附睾、睾丸感染所致;也有部分通过血行感染所致。本病例泌尿生殖系统有结核病灶,同时还发现右肺上叶结核病灶,充分显示了PET/CT检查的优势。

(黄　佳　郑　勇)

Case 61   ¹⁸F-FDG 高代谢肾血管平滑肌脂肪瘤

▶ **简要病史** 》》

　　患者,女性,54岁。体检发现双肾肿瘤1年。精神可,皮肤、巩膜无黄染,全身浅表淋巴结未及明显肿大。既往有精神分裂症病史20余年。无吸烟、饮酒史。

▶ **实验室检查** 》》

　　肿瘤标志物 AFP、CEA、CA125、CA19-9、CA15-3 及铁蛋白水平均在正常范围内;血常规未见明显异常;乙肝表面抗原为阴性。

▶ **其他影像检查资料** 》》

　　2015年10月13日,行泌尿系B超检查,示:右肾上极实质占位(考虑肾肿瘤),右肾中极偏强回声团,错构瘤考虑多囊肾(双侧);双肾多发性结石,肝内多发偏强回声团(考虑血管瘤)。

　　2016年12月25日,行泌尿系增强CT(见图61-1),示:双肾多发实性占位,考虑肿瘤性病变,肾癌较血管平滑肌脂肪瘤的可能大;双肾多发囊肿,部分囊壁钙化;双肾结石。

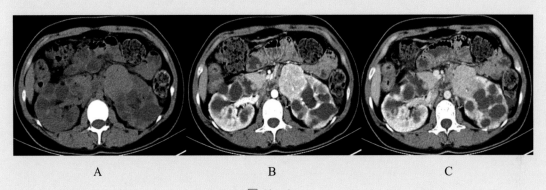

　　A　　　　　　　　　　　B　　　　　　　　　　　C

图61-1

PET/CT影像)))　---

PET/CT影像见图61-2。

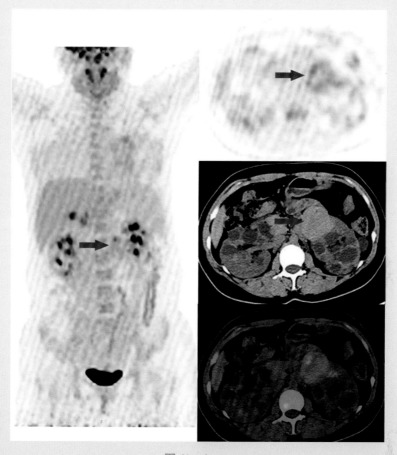

图61-2

影像解读)))　---

　　增强CT影像(见图61-1)示:双肾多发软组织密度灶,较大者位于左肾中极(大小为60mm×50mm),肿块凸出于肾表面;动脉期,该病灶明显强化,边界尚清;门脉期,该病灶强化程度有所下降,较肾实质略低,边界清,肿块内未见明显脂肪密度影。

　　PET/CT影像(见图61-2)示:双肾多发软组织密度灶,较大者位于左肾中极(大小为60mm×50mm),放射性摄取不均匀性增高,SUV$_{max}$为6.23;延迟扫描SUV$_{max}$为10.86,病灶边界尚清,密度尚均匀,其内未见明显脂肪密度影。腹膜后未见明显肿大淋巴结。全身所见其余部位未见异常^{18}F-FDG代谢增高灶。

最终诊断)))) --

病理结果见图 61-3。

免疫组化染色：CK（pan）（－），EMA（－），Melanoma（HMB45）（＋），Melan-A（＋），S-100（－），Desmin（－），CgA（－），Syn（－），SMA（＋），CD56（＋）。

临床诊断为左肾血管平滑肌脂肪瘤，大小为 60mm×40mm×35mm。

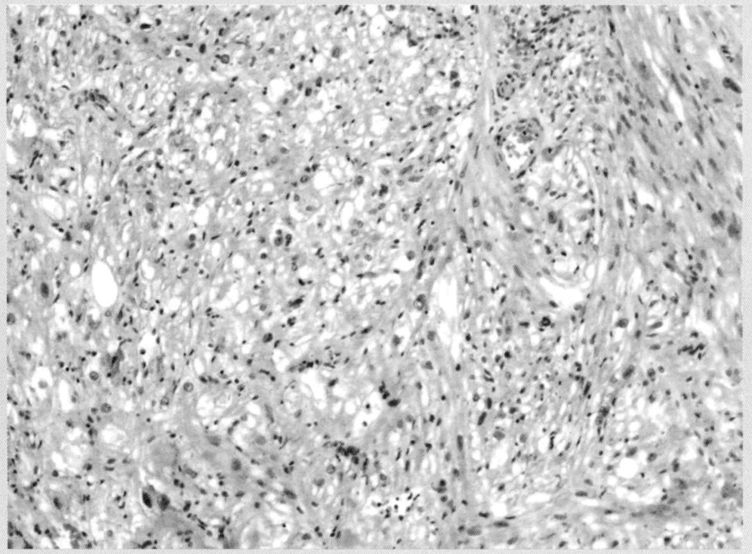

图 61-3

鉴别诊断)))) --

肾细胞癌。

教学要点)))) --

肾血管平滑肌脂肪瘤（AML）又称错构瘤，是一种由成熟或不成熟脂肪、厚壁血管和平滑肌以一定比例组成的良性间叶性肿瘤，由于肾基质缺乏脂肪和平滑肌，因此通常被认为属错构瘤。AML 起源于血管周围上皮样细胞，具有独特的免疫组织学特性，是单克隆增生而形成的真性肿瘤。AML 的典型临床表现如下：单侧、双侧肾脏增大或局部突出，其内见圆形、类圆形或分叶状不均匀肿块影，其中可见斑片状或多房状低密度脂肪影，CT 值为－20～110Hu，界限一般较清晰。据特征性脂肪密度，一般可明确诊断。乏脂肪肾血管平滑肌脂肪瘤与均质肾透明细胞癌表现具有相似性，CT 平扫病灶难以定性，但经过动态 CT 增强观察，发现两者具有以下差异：①乏脂肪肾血管平滑肌脂肪瘤平扫相对肾实质密度偏高，均质肾透明细胞癌平扫相对肾实质密度略等偏低。②乏脂肪肾血管平滑肌脂肪瘤在强化特点上多表现为均匀强化，均质肾透明细胞癌多呈不均匀强化。③均质肾透明细胞癌总体强化程度高于乏脂肪肾血管平滑肌脂肪瘤，且皮髓期与实质期 CT 值的差值也高于乏脂肪肾血管平滑肌脂肪瘤。MR 表现如下：①含脂肪多的肿块，其在 T_1WI 上显示高信号，在 T_2WI 上出现较高信号。在脂肪抑制象上，信号明显减低。增强压脂扫描，肿瘤实质部分可不均匀强化。②含脂肪少的肿块，其 T_1WI 及 T_2WI 上显示较低或中等信号。在 PET 表现方面，周硕等研究 25 例 AML 患者的 ^{18}F-FDG PET/CT 显像，全部为 ^{18}F-FDG 低摄取，SUV_{max} 为 1.41 ± 0.38。Lin 等研究 21 例 AML 患者的 ^{18}F-FDG PET/CT 显像，全部为 ^{18}F-FDG 低摄取，所有患者的 SUV_{max} 值均小于 1.98。有学者研究发现 1 例 AML 患者 ^{18}F-FDG 高摄取病变。Yamamoto 等报道了 2 例 AML 患者，其中 1 例 ^{18}F-FDG 低摄取，1 例 ^{18}F-FDG 高摄取。霍力等研究发现，^{11}C-乙酸盐 PET/CT 显像对 ^{18}F-FDG PET/CT 显像有一定的弥补作用。综上所述，大部分 AML 病例 ^{18}F-FDG PET/CT 显像表现为 ^{18}F-FDG 低摄取，个别表现为 ^{18}F-FDG 高摄取，需结合其他相关影像学检查及影像学特点进行诊断。

鉴别诊断要点如下：①肿瘤的位置。不典型 AML 多数生长在肾外围，即肿瘤主体大部分位于肾轮廓线之外；而肾癌一般大部分位于肾轮廓线之内。②肿瘤的外形。不典型 AML 的形态欠规整，轮廓光整。肿瘤与肾实质交界面清晰，见杯口状隆起，即"杯口征"；部分病例的肿瘤与肾实质交界平直，略呈尖端指向肾门的楔形改变，形似劈开的裂缝，即"劈裂征"。而肾癌则常呈较完整的圆形或类圆形，与肾实质交界面不清。AML 可出现"杯口征""劈裂征"，肾癌少有此征。③肿瘤的密度。AML 一般无液化坏死及钙化灶，CT 平扫时大部分呈均匀略高密度；而肾癌呈等、低密度，且不均匀，可有囊变坏死；一般病灶出血多见于 AML。④增强扫描。AML 在肾皮质期增强图像上呈明显均匀强化，在肾实质期与相邻的肾实质相比则呈均匀低密度，并见延迟强化；而肾癌少见均匀强化及延迟强化。AML MRI 的 T_1WI、T_2WI 上病灶内有脂肪性中、高信号灶，T_2WI 在脂肪抑制时呈低信号或信号明显下降，这是 AML 区别于肾癌最具特征性的征象。在诊断 AML 时要注意以下几点。①多中心：AML 有多中心起源的特点，肿瘤可在单侧、双侧肾脏呈多发病灶。②向外生长：AML 是良性肿瘤，呈膨胀性生长，一般位于肾实质，多向肾轮廓外凸出，较少向肾盂方向生长，与正常肾组织界限清晰，以膨胀生长方式取代正常肾组织。③易出血：AML 自发出血的机会远较肾癌常见。AML 为无包膜的实性肿物，瘤体位于肾表面者易发生破裂出血而引起急腹症。

参考文献

［1］施德恩,颜森森,陈若茜. CT增强鉴别乏脂肪肾血管平滑肌脂肪瘤与均质肾透明细胞肾癌的影像研究[J]. 实用医学影像杂志,2016,17(6):491-493.

［2］周海生,张爱伟,陈伟建. MRI扩散加权成像在乏脂肪肾血管平滑肌脂肪瘤和肾癌间的鉴别诊断价值[J]. 温州医科大学学报,2016,46(6):447-450.

［3］周硕,林美福,陈文新. ^{18}F-FDG PET/CT显像在肾血管平滑肌脂肪瘤诊断中的价值[J]. 包头医学院学报,2014,30(4):39-41.

［4］Lin C Y, Chen H Y, Ding H J, et al. FDG PET or PET/CT in Evaluation of Renal Angiomyolipoma[J]. Korean J Radiol, 2013,14(2):337-342.

［5］Yamamoto R, Inoue T, Numakura K, et al. Extrarenal retroperitoneal angiomyolipoma masquerading as retroperitoneal liposarcoma: a report of two cases [J]. Hinyokika Kiyo, 2016,62(6):317-322.

［6］霍力,周前,吴战宏,等. ^{11}C-乙酸盐PET显像在肾脏肿瘤诊断中的作用[J]. 中华核医学与分子影像杂志,2006,26(4):205-208.

（程爱萍　傅立平　孙美玲　王晓刚　付涧兰）

Case 62 ^{99m}Tc-MDP骨显像膀胱憩室显影

简要病史

患者,男性,65岁。于"肺癌确诊2个月,第二次化疗后21天"入院。3个月前,在无明显诱因下出现咳嗽、咳痰,咳黄白色黏稠痰,量不多,能咳出;伴有右侧胸痛及发热,胸痛以咳嗽时为主;体温为38.5℃;在当地医院行肺部CT检查,提示"肺部感染",住院予以多种抗生素抗感染治疗后胸痛缓解,但体温改善不明显;复查胸部CT,提示病灶进展;2个月前,到我院行支气管镜检查,提示"右上各支气管黏膜粗糙,后段开口略狭窄"。术后病理提示"(右上叶支气管开口活检)鳞状细胞癌"。排除禁忌后于2015年8月5日和9月1日在我院行GP方案(吉西他滨1500mg+顺铂100mg)化疗,化疗过程顺利,无明显恶心、呕吐。初步诊断:肺癌(右肺,鳞癌,$T_3N_3M_{1a}$ Ⅳ期)。

20年前行"右斜疝"手术,手术顺利,已治愈。

实验室检查

肿瘤标志物AFP、CEA、CA125、CA19-9水平在正常范围内;血常规检查未见明显异常;血碱性磷酸酶水平正常,血钙、血磷水平正常。

其他影像检查资料

MR影像见图62-1。

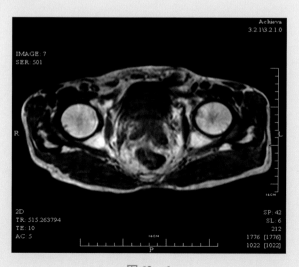

图62-1

SPECT影像)))------------------------------------

SPECT影像见图62-2。

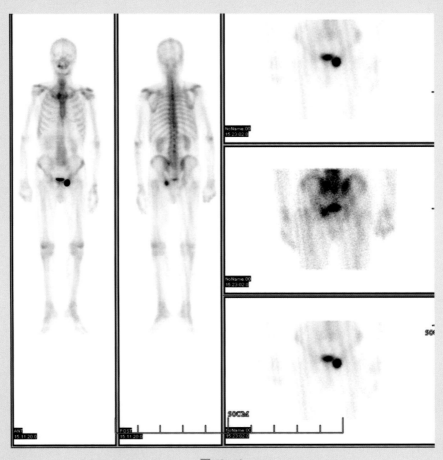

图62-2

影像解读)))------------------------------------

SPECT影像(见图62-2)示：全身骨骼显像清晰，左侧骶髂关节、左侧耻骨上支显像剂分布局灶性浓聚，余部位骨骼未见明显异常浓聚或稀疏缺损区。结论：左侧骶髂关节、左侧耻骨上支骨质代谢局灶性活跃，建议进一步行MRI检查。

MR影像(见图62-1)示：左侧腹股沟区囊性灶，考虑膀胱憩室，并结合有无局部手术史考虑腹壁疝形成。骨盆骨未见明显异常信号，尚无明确转移征象。

鉴别诊断)))------------------------------------

左侧耻骨上支处浓聚灶，考虑：肿瘤骨转移？膀胱憩室？尿液污染？

教学要点)))

全身骨显像用于肿瘤骨转移的早期筛查和疗效评价,同时为一些特征性骨骼疾病提供信息,其临床价值得到肯定。99mTc-MDP药物进入人体内后,大部分浓聚于骨骼,小部分经泌尿系统排泄,软组织分布较少;在骨骼显影的强烈对比下,软组织本底水平较低。由于药物通过泌尿系统排泄,故肾脏、膀胱、输尿管等部位的显像剂摄取被认为是正常显影,同时药物标记、图像采集的技术因素、患者的准备和体表污染也会导致一些骨外软组织摄取。

本病例全身骨显像图像上左侧耻骨上支显像剂分布局灶性浓聚,结合MRI图像考虑膀胱憩室所致,如能同时行SPECT/CT断层融合显像,则能更好地显示解剖定位。

参考文献)))

[1] 曾德春,陈跃,蔡亮,等. 99mTC-MDP全身骨显像异常骨外软组织摄取分析[J].重庆医学,2016,45(15):2073－2074,2077.

(鲍艳芳　董孟杰)

Case 63　膀胱嗜铬细胞瘤

简要病史

　　患者,女性,67岁。3个月前,在无明显诱因下出现发热,体温波动于38～39℃,最高体温达39.0℃,伴畏寒,无寒战,有乏力,伴头晕,偶伴尿频、尿急、尿痛,尿量尚可,但排尿时无头痛、心悸、面部潮红等不适,无咳嗽、咳痰,无恶心、呕吐,无皮疹,无关节疼痛,无午后潮热及夜间盗汗,无腹痛,无呕血、黑便,遂至当地医院住院就诊,予抗感染及对症支持治疗近1个月,病因未明确,体温仍有波动。22天前,患者至我院急诊就诊,CT平扫及增强检查示"盆腔前方占位:右侧附件来源肿瘤首先考虑"。予头孢哌酮钠舒巴坦钠抗感染及对症支持等治疗,病情无好转。患者自发病以来,神志清,精神可,胃纳如上述,睡眠可,大便黄软,小便如上述,近期体重下降2kg。否认有高血压、糖尿病、心脏病、肾病等病史。50岁绝经。

实验室检查

　　血常规:白细胞计数8.64×10⁹/L;中性粒细胞百分比81.4%(40.0%～75.0%)(↑);平均血红蛋白含量25.9pg(27.0～34.0pg)(↓)。尿常规:隐血(＋),红细胞13/μL(0～5/μL)(↑);CRP 270.0mg/L(0～8.0mg/L);铁蛋白696.2μg/L(↑)。血培养:培养5天,无细菌及真菌生长。尿培养:无细菌及真菌生长。

其他影像检查资料

　　CT影像见图63-1。

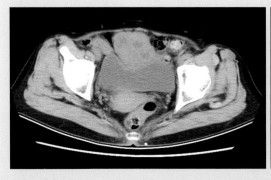
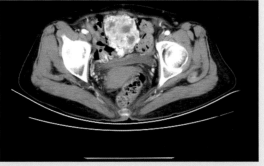

A　　　　　　　　　　　　　　　　B

图63-1

PET/CT影像)))

PET/CT影像见图63-2。

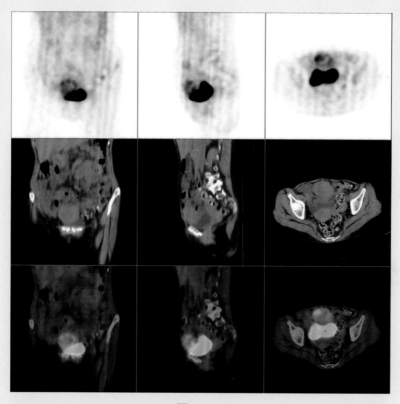

图63-2

影像解读)))

CT影像(见图63-1)示:盆腔内膀胱前可见一肿块影,大小为46mm×57mm,膀胱前壁受压改变且与其分界不清,肿块内密度不均,见多发囊状低密度影;增强后,肿块实质区明显强化,囊性区不强化。

PET/CT影像(见图63-2)示:肿块内实质区代谢异常增高,SUV_{max}为6.1,余部未见明显异常高代谢灶。

最终诊断

最终诊断为"膀胱顶壁"嗜铬细胞瘤(大小为 50mm×50mm×40mm)伴小灶区坏死(见图 63-3)。

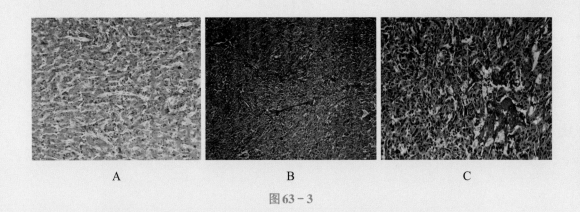

A   B   C

图 63-3

鉴别诊断

1. 膀胱来源恶性肿瘤。
2. 侵袭性间质瘤。

教学要点

膀胱嗜铬细胞瘤是一种来源于膀胱壁副交感神经节的嗜铬组织的内分泌肿瘤,约占膀胱肿瘤的 0.06%,嗜铬细胞瘤的 1.00%。其典型的临床症状是排尿时由于儿茶酚胺的释放而出现高血压和全身症状,如头痛、视力模糊、心悸、脸红等,发生率为 60%~70%;但是约 27% 的膀胱嗜铬细胞瘤无内分泌功能,无典型临床表现。其影像学表现通常为较小结节,少许呈肿块状软组织密度影,结节内可见囊变,增强肿瘤实质部分表现为快速、显著和较长时间的强化。

嗜铬细胞瘤是一种神经内分泌细胞来源的肿瘤,代谢极活跃,可以表现为葡萄糖摄取增加。有研究认为,SUV_{max} 值与嗜铬细胞瘤的来源密切相关,通常异位嗜铬细胞瘤的 SUV_{max} 值明显高于肾上腺嗜铬细胞瘤。Timmers 等对比 52 例病例的不同影像学检查发现,PET/CT 显像诊断的灵敏度较 ^{123}I-MIBG 高,分别为 83% 和 57%。但是,单纯以 PET/CT 对膀胱嗜铬细胞瘤进行定性诊断仍具有一定困难,尤其本例患者的临床症状不明显,仅以 PET 检查 ^{18}F-FDG 代谢增高特征易被误诊为膀胱恶性肿瘤性病变,故还需结合 CT 或 MR 增强检查以综合诊断。

参考文献))) --

[1] Mackenzie I S, Gurnell M, Balan K K, et al. The use of 18-fluoro-dihydroxyphenylalanine and 18-fluorodeoxyglucose positron emission tomography scanning in the assessment of metaiodobenzylguanidine-negative phaeochromocytoma[J]. European Journal of Endocrinology, 2007,157(4):533 - 537.

[2] 席云,张敏,郭睿,等. ^{18}F-FDG PET/CT 显像 SUV_{max} 与嗜铬细胞瘤恶性程度的相关性探讨[J]. 中华核医学与分子影像杂志,2012,32(4):259 - 264.

[3] Timmers H J, Chen C C, Carrasquillo J A, et al. Comparison of ^{18}F-fluoro-L-DOPA, ^{18}F-fluoro-deoxyglucose, and ^{18}F-fluorodopamine PET and ^{123}I-MIBG scintigraphy in the localization of pheochromocytoma and paraganglioma[J]. Journal of Clinical Endocrinology & Metabolism, 2009,94(12):4757 - 4767.

（唐　坤　郑祥武　殷薇薇　林　洁）

Case 64 前列腺横纹肌肉瘤

简要病史

患者,男性,20岁。2个月前,在无明显诱因下出现腰背疼痛,且进行性加重;后又出现下肢僵直感,卧床,不愿下床自主活动。查体:神志清,精神疲软,贫血貌,消瘦,无发热、黄疸,浅表淋巴结未触及。实验室检查提示贫血,给予叶酸片及维生素B$_{12}$注射液以对症处理,症状未见明显改善,后转入上级医院就诊。骨髓穿刺:骨髓转移性肿瘤骨髓象,建议骨髓活检。为进一步明确原发病灶行PET/CT检查。

实验室检查

血常规检查:白细胞计数5.9×10^9/L,血红蛋白76g/L,红细胞计数2.63×10^{12}/L,血细胞比容23.2%。铁蛋白749ng/mL,其他血清肿瘤标志物(包括血T-PSA及F-PSA)水平均在正常范围内。

其他影像检查资料

CT影像见图64-1。

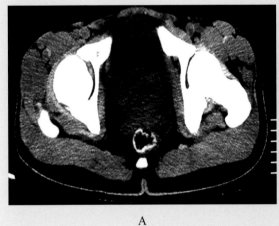
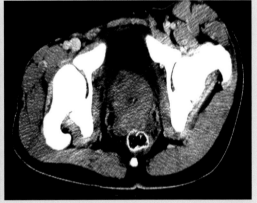

A   B

图64-1

核医学影像 〉〉〉---

全身骨显像见图64-2。PET/CT影像见图64-3~图64-6。

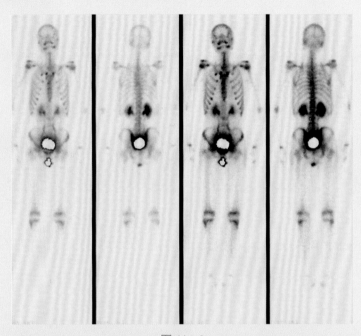

图64-2

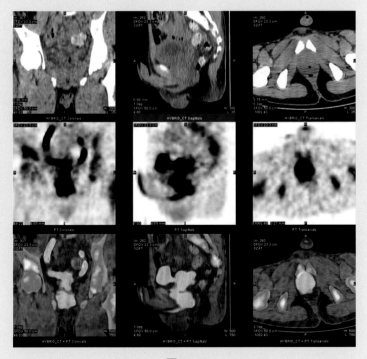

图64-3

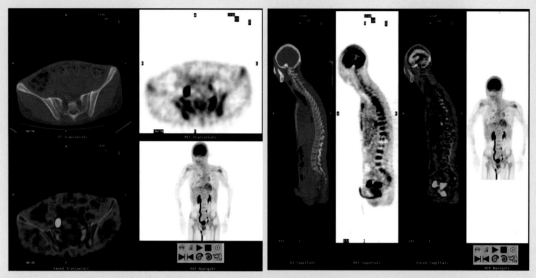

图64-4　　　　　　　　　　　　　　　　　　　图64-5

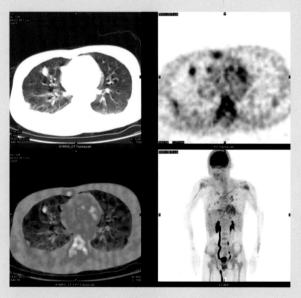

图64-6

影像解读))))--

　　CT影像示：前列腺体积增大，密度不均，轮廓欠光整；增强后，前列腺轻度不均匀强化（见图64-1）。

　　全身骨显像示：胸骨、前肋骨代谢略活跃（见图64-2）。

　　CT影像示前列腺体积明显增大，凸向膀胱，密度欠均匀；PET示前列腺放射性摄取弥漫性增高，SUV_{max}为7.01（见图64-3）。

PET/CT影像示：全身多处骨骼^{18}F-FDG代谢活跃（以锁骨、胸骨、脊柱、骨盆及双上下肢近端骨为著），SUV$_{max}$为5.59；CT对应处骨质密度稍减低，骨小梁结构存在，骨皮质连续，骨髓腔密度不同程度地模糊增高（见图64-4和图64-5）。

CT影像示两肺多发软组织密度结节影，边界清；PET对应结节放射性摄取增高，SUV$_{max}$为3.83（见图64-6）。

最终诊断 >>>

穿刺病理诊断（见图64-7）：腺泡状横纹肌肉瘤。

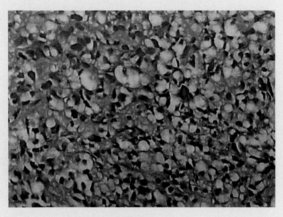

图64-7

免疫组化：SMA（部分＋），Desmin（＋），MyoD1（＋），S-100（－），CD99（－），EMA（－），HMB45（－）。

鉴别诊断 >>>

1. 前列腺癌。
2. 前列腺横纹肌肉瘤。

教学要点 >>>

横纹肌肉瘤是软组织中一种较常见的恶性肿瘤，也是儿科最为常见的软组织恶性肿瘤。横纹肌肉瘤来源于横纹肌组织或向横纹肌分化的原始间叶细胞，可发生于人体的各个部位，其中泌尿生殖系统约占29%，多见于膀胱、前列腺、睾丸、阴道等。横纹肌肉瘤在病理学上分为胚胎性横纹肌肉瘤（约占所有横纹肌肉瘤的80%，多发生于婴幼儿）、腺泡状横纹肌肉瘤（多发生于青壮年）和多形性横纹肌肉瘤三种。

前列腺横纹肌肉瘤极为罕见，约占前列腺恶性肿瘤的0.1%，但恶性程度较高，生长迅速,呈浸润生长,易发生淋巴结或血行转移,侵犯周围组织器官;大部分患者在就诊时已达临床Ⅲ、Ⅳ期,有转移的患者无进展生存率只有15%。

本例患者年龄为20岁,处于横纹肌肉瘤好发年龄段,发现时已有双肺和全身多发骨转移,双侧肺门淋巴结转移,属临床Ⅳ期。横纹肌肉瘤的治疗主要依赖于最初分期。诊断和分期的方法包括临床及实验室检查、超声检查、胸部X线片、CT、MRI、骨显像和骨髓穿刺等。CT和MRI是诊断本病的主要影像学手段,而^{18}F-FDG PET/CT也已被广泛用于横纹肌肉瘤的探查、分期。

Völker等对46例经组织学证实的肉瘤(包括12例横纹肌肉瘤)患儿进行前瞻性多中心^{18}F-FDG PET/CT显像研究,结果显示PET探查原发肿瘤的准确性为100%,探查淋巴结累及和骨转移的灵敏度分别为95%和90%,而常规影像检查的相应值仅为25%和57%;但CT对肺转移的诊断灵敏度为100%,高于PET的25%。Federico等报道,^{18}F-FDG PET/CT探查横纹肌肉瘤患儿治疗前淋巴结的灵敏度、特异度和准确度分别为94%、100%和95%,而常规显像的准确度仅为49%。Ricard等分析了13例儿童和青少年横纹肌肉瘤的^{18}F-FDG PET/CT显像结果,并与CT、MRI及骨显像等常规影像技术进行比较,结果显示,PET/CT确诊了1例被常规影像误诊的前列腺横纹肌肉瘤,更正了4例淋巴结分期和2例骨转移,改变了2例患儿的治疗方案。PET/CT在淋巴结、骨、骨髓和软组织转移的诊断上优于常规影像技术。此外,通过注射利尿剂,促进排尿再憋尿后,行盆腔局部延迟显像,可帮助排除膀胱内尿液放射性对包括前列腺恶性病灶在内的盆腔病灶的干扰。

前列腺横纹肌肉瘤主要通过以下几点与前列腺癌相鉴别。

(1)前列腺横纹肌肉瘤发病年龄较轻,病程进展快,尿潴留出现早,前列腺肿大且质较软,PSA水平正常,肿瘤主要累及中央叶。而前列腺癌好发于老年人,病程较长,早期可无症状,晚期出现与前列腺增生类似的下尿道症状,同时血清酸性磷酸酶及PSA水平常升高,肛门检查可触及大小不一、坚硬且界限不清的结节,肿瘤主要生长在周围带。

(2)前列腺癌在CT上表现为不规则增大或局限性外突,癌灶常为等或稍低密度;在MRI T_2WI上表现为高信号外周带内出现低信号结节影,此为前列腺癌的特征性改变;CT及MRI动态增强可显示肿瘤密度(或信号强度)随时间变化的规律,反映前列腺癌的血供特点,易于检出癌结节。

(3)前列腺癌骨转移多为成骨性骨转移,而前列腺横纹肌肉瘤骨转移主要为骨髓转移。

(4)前列腺横纹肌肉瘤^{18}F-FDG PET/CT显像呈明显弥漫性高摄取,而前列腺癌往往呈假阴性。

综上所述,本例患者因腰背疼痛就诊,常规影像检查先发现肺、胸膜和骨转移灶,[18]F-FDG PET/CT不仅找到了原发灶,而且发现了更多的骨转移灶和肺门淋巴结转移,为横纹肌肉瘤患者的最初分期和治疗后的再分期提供了有价值的信息。

参考文献

[1] 邵虹,施美华,王静蕾,等. 骨显像在儿童常见恶性实体瘤骨转移中的应用[J].中华核医学与分子影像杂志,2007,27(5):275-277.

[2] 王雪刚,章小平,陈力,等. 成人泌尿系横纹肌肉瘤的诊治及预后(附8例报告及文献复习)[J]. 临床泌尿外科杂志,2013,28(3):185-188.

[3] Breitfeld P P, Meyer W H. Rhabdomyosarcoma: new windows of opportunity[J]. Oncologist, 2005,10(7):518-527.

[4] Wu H Y, Snyder H M, Womer R B. Genitourinary rhabdomyosarcoma: Which treatment, how much, and when?[J]. J Pediatr Urol, 2009,5(6):501-506.

[5] 王强,孙家庆,晁亮,等. 前列腺胚胎性横纹肌肉瘤1例报告并文献复习[J]. 现代泌尿生殖肿瘤杂志,2012,4(6):337-339.

[6] Ricard F, Cimarelli S, Deshayes E, et al. Additional Benefit of F-18 FDG PET/CT in the staging and follow-up of pediatric rhabdomyosarcoma[J]. Clin Nucl Med, 2011, 36(8):672-677.

[7] Van Rijn R R, Wilde J C, Bras J, et al. Imaging findings in noncraniofacial childhood rhabdomyosarcoma[J]. Pediatr Radial, 2008,38(6):617-634.

[8] Baum S H. Frühwald M, Rahbar K, et al. Contribution of PET/CT to prediction of outcome in children and young adults with rhabdomyosarcoma[J]. J Nucl Med, 2011,52(10):1535-1540.

[9] Völker T, Denecke T, Steffen I, et al. Positron emission tomography for staging of pediatric sarcoma patients: results of a prospective multicenter trial[J]. J Clin Oncol, 2007,25(34):5435-5441.

[10] Federico S M, Spunt S L, Krasin M J, et al. Comparison of PET-CT and conventional imaging in staging pediatric rhabdomyosarcoma[J]. Pediatr Blood Cancer, 2013,60(7):1128-1134.

[11] 支科,何建军,王全师,等. PET/CT显像发现淋巴瘤一例[J]. 中华核医学与分子影像杂志,2006,26(3):170.

(潘建虎 孙 达 沈小东 陈泯涵)

Case 65　前列腺脓肿

简要病史

患者,男性,49岁。尿频、尿不净1周余,无血尿,无黑便,无腹痛,无发热,无恶心、呕吐,无胸闷、气急等不适;神志清,精神可。既往史无殊。

实验室检查

血常规示:白细胞计数13.5×10^9/L(↑),嗜中性粒细胞计数10.9×10^9/L(↑),淋巴细胞计数1.5×10^9/L,单核细胞计数1.0×10^9/L(↑),红细胞计数4.27×10^{12}/L,血小板计数152×10^9/L。

超敏CRP 43.8mg/L(0~8.0mg/L)(↑)。

AFP、CEA、CA125、CA19-9、CA15-3、铁蛋白水平均在正常范围内。

PET/CT影像

PET/CT影像见图65-1和图65-2。

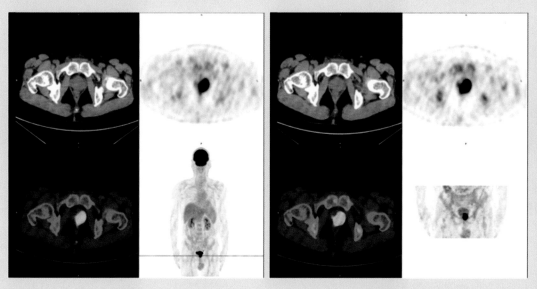

图65-1　　　　　　　　　　　　　　　　图65-2

影像解读)))　---

　　PET/CT影像示:前列腺左侧带略饱满,密度尚均,^{18}F-FDG代谢明显增高,SUV$_{max}$为14.5(见图65-1);延迟显像^{18}F-FDG代谢持续增高,SUV$_{max}$为21.7(见图65-2)。

最终诊断)))　---

　　临床诊断为(术后)前列腺脓肿。

鉴别诊断)))　---

　　前列腺癌。

教学要点)))　---

　　前列腺脓肿是急性前列腺炎、尿道炎和附睾炎的一种并发症。常见致病菌为需氧革兰阴性杆菌,其次为金黄色葡萄球菌。患者年龄通常为40～60岁,有尿频、排尿障碍或尿潴留、会阴部疼痛及急性附睾炎症状,血尿和脓性尿道分泌物较少见。某些患者可有发热症状,直肠检查可发现有前列腺触痛和波动,但前列腺肿大往往是所见的唯一异常,而有时前列腺触诊感觉正常。白细胞计数可增多,虽常见有脓尿和菌尿,但尿液也可正常,少数患者的血培养呈阳性。根据患者的临床症状、实验室检查及影像学检查,一般能与前列腺癌作出鉴别诊断。

　　　　　　　　　　　　　　　　　　　　　　　　　(黄　佳　郑　勇)

Case 66　卵泡膜细胞瘤伴 Meigs 综合征

简要病史))

　　患者,女性,52 岁。体检发现盆腔包块 9 个月,未予以重视;20 天前,在无明显诱因下,下腹持续性轻度胀痛,自觉下腹部逐渐增大;近 1 周,下腹胀痛明显加重,下腹增大明显,偶伴胸闷及肛门坠胀感。我院门诊 B 超检查提示"盆腔团块,腹腔大量积液",查 CA125 1700.6U/mL,门诊拟"盆腔包块:卵巢肿瘤?"收住入院。查体:腹部无压痛及反跳痛,移动性浊音(+);盆腔包块触诊不满意,双附件触诊不满意。入院后行腹腔穿刺,腹水送检未见肿瘤细胞,缺乏病理依据。

实验室检查))

　　CA125(化学发光法)1700.6U/mL(↑),SCC 0.80μg/L,CEA(化学发光法)0.7μg/L,AFP(化学发光法)3.0μg/L,CA19-9(化学发光法)2.9U/mL。

其他影像检查资料))

　　B 超检查见图 66-1。

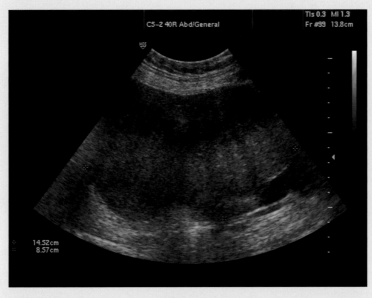

图 66-1

PET/CT影像

PET/CT影像见图66-2和图66-3。

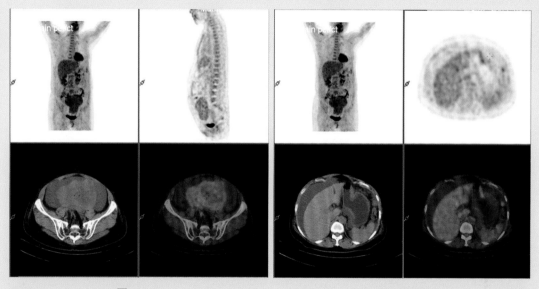

图66-2   图66-3

影像解读

B超检查(见图66-1)示:盆腔团块(大小为145mm×86mm×91mm的低回声团块),腹腔积液(腹腔内探及大量的液性暗区,最深处约80mm)。术中所见:腹腔内见大量淡黄色腹水,约4000mL;盆腹膜及肠管表面光滑,大网膜肉眼所见光滑,未见明显肿瘤种植结节。左侧卵巢肿瘤大小为150mm×90mm×90mm,外表略隆起,质硬,包膜光滑,余无异常探及。

PET/CT影像示:盆腔见巨大软组织肿块,大小为142mm×107mm,实质区代谢弥漫性轻度增高,SUV_{max}为3.8,灶内另见片状低密度影伴代谢分布稀疏(见图66-2);左上腹部大网膜区多发略高密度软组织结节,大者直径为10mm,其内代谢未见异常增高(见图66-3);盆腹腔积液;肠系膜区见类似性质小灶,胸部层面两侧见少量胸水形成。

最终诊断

病理结果见图66-4。

临床诊断为"左卵巢"卵泡膜细胞瘤。

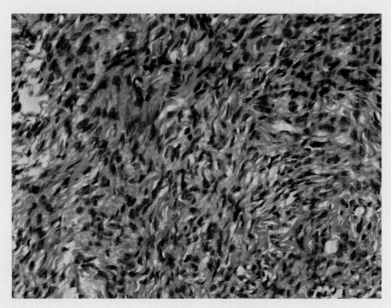

图66-4

鉴别诊断))

盆腔附件原发恶性肿瘤或附件转移瘤伴胸腹水形成。

教学要点))

卵泡膜细胞瘤起源于卵巢性索间质,占全部卵巢肿瘤的0.5%~1.0%,术前常被误诊或不能确诊。卵巢卵泡膜细胞瘤常伴Meigs综合征,即合并硬化性腹膜炎、形成胸腹水。本病例附件肿瘤灶虽然巨大,但呈^{18}F-FDG低代谢显像的良性肿瘤性代谢特点,网膜、系膜多发结节亦呈低代谢显像(脂膜炎改变)。综合上述特点,本例患者影像学表现具有典型性,但在临床工作中还需要与卵巢低代谢的原发恶性肿瘤或转移性肿瘤伴胸腹水形成相鉴别,与网膜及系膜多发低代谢种植转移灶相鉴别;一元论的思路可能联想到附件或胃肠道的^{18}F-FDG低代谢恶性肿瘤伴盆腹腔广泛种植转移的诊断(如印戒细胞癌、黏液腺癌等肿瘤)。患者血清肿瘤标志物CA125高达1700.6U/mL,在一定程度上也误导影像定性诊断思路。据文献报道,卵泡膜细胞瘤产生胸腹腔积液的原因不明,推测为腹膜的炎性反应、肿瘤压迫对腹膜的刺激、淋巴管阻塞和通透性增加及腹膜间质水肿引起;而血清CA125水平升高,是间皮细胞CA125的表达而不是由肿瘤本身引起的。因此,掌握和熟悉卵泡膜细胞瘤的临床特征及综合影像学的表现,尤其当^{18}F-FDG显像为低代谢时,应考虑卵巢卵泡膜细胞瘤伴Meigs综合征的可能。

参考文献)))

[1] 李雪丹,王晓枫.谭芳.卵巢卵泡膜细胞瘤的CT诊断[J].中华放射学杂志,2005, 39(5):535-537.

[2] Timmerman D, Moerman P, Vergote I. Meigs' syndrome with elevated serum CA125 levels: two case reports and review of the literature[J]. Gynecol Oncol, 1995,59(3): 405-408.

（殷薇薇　林　洁　唐　坤　郑祥武）

Case 67　右卵巢平滑肌肉瘤伴肺部转移

简要病史

患者,女性,42岁。反复腹痛半年余,加重1个月余,无尿痛,无血尿,无黑便,无发热,无恶心、呕吐,无胸闷、气急等不适;神志清,精神可。余既往史无殊。

实验室检查

人绒毛膜促性腺激素(HCG):316.70mU/mL(0~10.00mU/mL)。

AFP、CEA、CA125、CA19-9、CA15-3水平均在正常范围内;血常规未见明显异常。

其他影像检查资料

增强CT影像见图67-1。

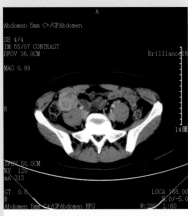
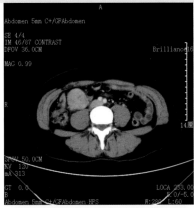
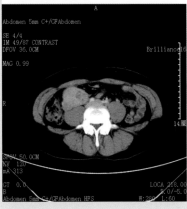
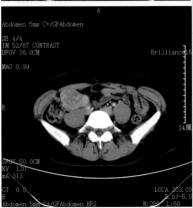

图67-1

PET/CT影像

PET/CT影像见图67-2～图67-4。

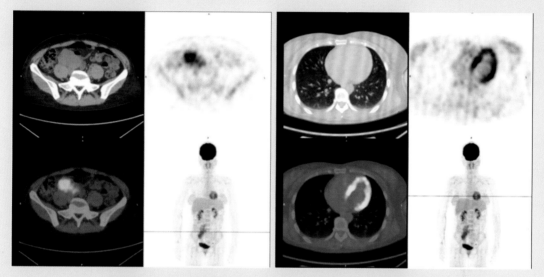

图67-2   图67-3

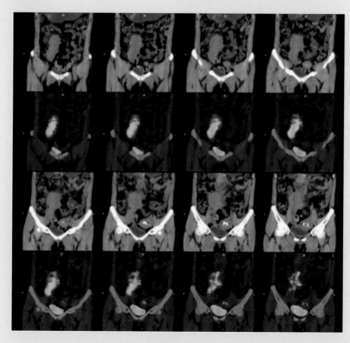

图67-4

影像解读 ▶▶

腹部增强CT示：右侧腹盆腔长柱状软组织肿块影，大小为125mm×55mm×42mm，边界尚清，似与右侧卵巢相连，密度不均，强化不均（见图67－1）。

PET/CT影像示：右侧腹盆腔软组织肿块^{18}F-FDG代谢不均性增高，SUV_{max}为6.3（见图67－2）。右肺下叶两枚小结节，大者直径为10mm，^{18}F-FDG代谢增高，SUV_{max}为2.5（见图67－3）。PET/CT 3×3融合图像示病灶与右侧卵巢关系密切（见图67－4）。

最终诊断 ▶▶

（手术免疫组化）右卵巢平滑肌肉瘤伴肺部转移（见图67－5）。

右卵巢肿块：S-100（－），SKMA（横纹肌）（＋），SMA（平滑肌）（＋＋＋），Vimentin（＋），CD31（＋），CD34（＋），CD117（－），Actin（HHF35）（＋＋＋），Ki-67（＞50％＋），CKAE1/CKAE3（－），支持平滑肌肉瘤的诊断结果。

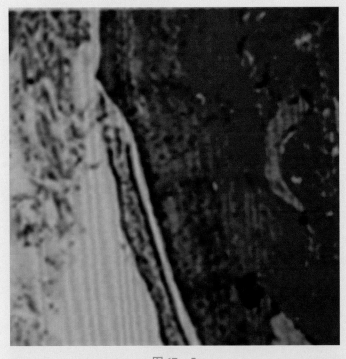

图67－5

鉴别诊断))) --

1. 上皮性卵巢肿瘤。

2. 卵巢恶性中胚叶混合瘤及恶性纤维组织细胞瘤。

3. 卵巢癌及转移瘤。

教学要点))) --

　　原发性卵巢平滑肌肉瘤（POLMS）极为罕见，发生率不足卵巢恶性肿瘤的1%，恶性程度高且预后差，肿瘤切除术后易复发，好发年龄为绝经期后，少数为绝经期前。POLMS一般无特殊症状，仅表现为腹痛或下腹部触及肿块。POLMS的影像学表现亦无特异性，一般表现为盆腔肿块，增强扫描有强化。^{18}F-FDG PET/CT除对病灶大小、范围及对周围组织是否有侵犯能直观显示外，还能评估全身转移情况。本病淋巴转移少见，通常是种植和血行播散，常见肺内及腹腔内转移。

参考文献))) --

[1] 李晶,王学建. 卵巢平滑肌肉瘤一例[J]. 中华放射学杂志,2004,38:325-326.

[2] Taskin S, Taskin EA, Uzüm N, et al. Primary ovarian leiomyosarcoma: a review of the clinical and immunohistochemical features of the rare tumour [J]. Obstet Gynecol Surv, 2007;62(7):480-486.

[3] 梁军,高青雯. 卵巢平滑肌肉瘤切除术后复发1例[J]. 中国实用妇科与产科杂志,1996,12:120.

（黄　佳　郑　勇）

Case 68　睾丸淋巴瘤

简要病史 》》

患者,男性,55岁。发现双侧睾丸增大2个月余,发热1个月余。半个月前,外院超声检查示:双侧睾丸增大。我院B超检查提示:双侧睾丸增大,回声欠均(右侧明显)。否认有高血压、糖尿病、肺结核、肝炎病史,否认有外伤史,否认有手术史,有吸烟、饮酒史,无家族肿瘤病史。

实验室检查 》》

肿瘤标志物检验:CEA 5.3ng/mL,CA125 37.7U/mL,铁蛋白4006.3ng/mL。

其他影像检查资料 》》

B超检查:双侧睾丸增大(回声欠均匀),请结合临床诊断。

腹部增强CT:肝大,肝脏小囊肿;胆囊壁毛糙。左肾旋转不良。右肾小结节,血管平滑肌脂肪瘤待排。盆腔积液。两侧胸腔积液、心包积液。

PET/CT影像 》》

PET/CT影像见图68-1～图68-3。

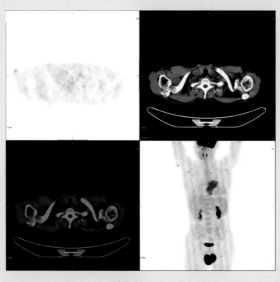

图68-1

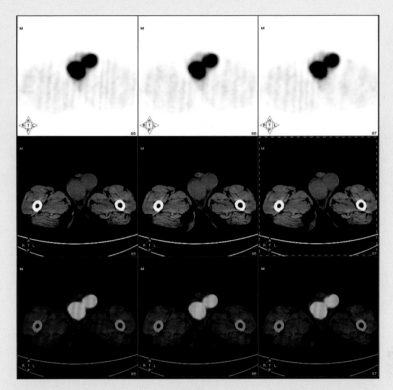

图 68 − 2

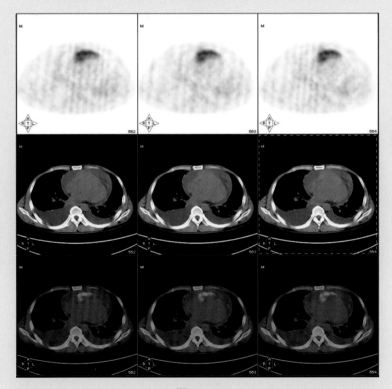

图 68 − 3

影像解读)))

　　PET/CT影像(见图68-1～图68-3)示:双侧睾丸增大,密度增高,¹⁸F-FDG代谢明显增高,肝、脾大,脾¹⁸F-FDG代谢略增高,考虑睾丸淋巴瘤的可能,建议活检以明确诊断;心脏血管间隙内团片状影,¹⁸F-FDG代谢增高,考虑淋巴瘤侵犯;左侧大腿前侧局部皮肤略增厚,轻度¹⁸F-FDG代谢增高;右侧上臂内侧皮下结节影,¹⁸F-FDG代谢增高,考虑淋巴瘤侵犯的可能,建议活检以明确诊断。

最终诊断)))

　　免疫组化染色:PLAP(-),OCT3/4(-),CD117(-),D2-40(-),CD3(+),CD20(-),CD30(Ki-1)(-),ALK(-),CD56(-)。

　　(右侧睾丸)结合免疫组化染色,符合外周T细胞淋巴瘤。

鉴别诊断)))

　　1. 精原细胞瘤。

　　2. 睾丸炎。

　　3. 睾丸良恶性畸胎瘤。

　　4. 睾丸胚胎癌。

　　5. 睾丸转移瘤。

教学要点)))

　　睾丸淋巴瘤约占睾丸肿瘤的5%,临床上较为少见。老年人多发,小儿少见。部分患者伴有睾丸外伤、睾丸炎或精索丝虫病等病史。睾丸下降不全者极为罕见。该病发生的确切病因至今仍不十分清楚。睾丸淋巴瘤常可累及其他部位,如后腹膜淋巴结、中枢神经系统、皮肤及软组织等;睾丸淋巴瘤外形变化差异很大,常累及附睾、精索和精囊,但鞘膜和阴囊皮肤极少累及。睾丸淋巴瘤几乎都是非霍奇金淋巴瘤,霍奇金淋巴瘤极为罕见。睾丸淋巴瘤在MR上表现为T₁WI等信号,T₂WI低信号,DWI序列高信号,增强后明显强化,少部分不强化或轻度强化;CT表现为边缘清晰、密度均匀的实性肿物,增强后中度强化;睾丸¹⁸F-FDG PET/CT表现为双侧睾丸增大(对称性或非对称性),密度增高伴¹⁸F-FDG代谢明显增高;但睾丸作为¹⁸F-FDG PET显像生理性摄取的器官之一,其间质细胞可类似易化扩散通过转运体摄取葡萄糖,且人类精子存在葡萄糖转运蛋白,因此正常睾丸的葡萄糖代谢水平较高。有学者对健康体格检查的男性

（平均49岁）睾丸摄取进行分析，其SUV$_{max}$为2.3～4.0，均值为3.0。因此，对PET/CT检查发现的睾丸外形对称性或非对称性增大伴SUV明显增高者，应予以进一步检查以明确诊断。睾丸原发淋巴瘤需与睾丸精原细胞瘤、睾丸炎、睾丸良恶性畸胎瘤、睾丸胚胎癌、睾丸转移瘤等相鉴别。睾丸精原细胞瘤常发生于青中年人，为睾丸最常见的肿瘤，极少发生出血及坏死，而睾丸淋巴瘤常好发于老年人；睾丸炎常伴发热、局部红肿热痛等临床症状；睾丸良恶性畸胎瘤常可见脂肪、钙化等混杂信号；睾丸胚胎癌易发生出血、坏死，MR或CT检查增强后不均匀强化，与典型睾丸淋巴瘤易于鉴别；而睾丸转移瘤在全身其他部位可发现原发病灶。但对于一些不典型睾丸淋巴瘤，影像学鉴别仍存在一定的难度，需结合病理及实验室检查指标方可明确诊断。绝大多数睾丸肿瘤患者的预后很差，有研究报道，睾丸淋巴瘤患者经治疗后的5年生存率为12%；大多数患者在诊断后2年内死于全身播散。

参考文献

［1］Malassez M. Lymphadenome du testicle［J］. Bull Soc Anta（Paris），1977，52（2）：176－178.

［2］孙冠浩，方丹波，沈周俊，等. 睾丸肿瘤的诊断［J］. 中华男科学，2003，9：364－366.

［3］陈杰，李瑞英. 睾丸精原细胞瘤78例临床分析［J］. 中国肿瘤临床，2003，30：203－205.

［4］王夕富，张贵祥，李康安，等. 睾丸原发性淋巴瘤的CT及MR表现［J］. 实用放射学杂志，2010，26（8）：1144－1147.

（刘侃峰　赵　葵）

Case 69　盆腔良性神经鞘瘤

简要病史))) --

　　患者,男性,32岁。在无明显诱因下,出现腹部隐胀痛半年余,无尿痛,无血尿,无黑便,无发热,无恶心、呕吐,无胸闷、气急等不适;神志清,精神可。既往史无殊。无吸烟、饮酒史。

实验室检查))) --

　　AFP、CEA、CA125、CA19-9水平均在正常范围内;血常规检查未见明显异常。

其他影像检查资料))) --

　　增强CT影像见图69-1。

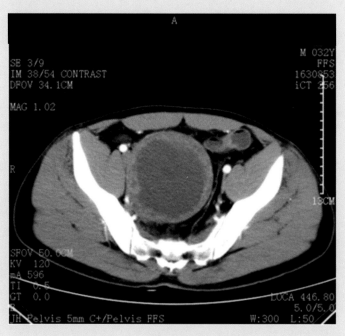

图 69-1

PET/CT 影像

PET/CT影像见图69-2和图69-3。

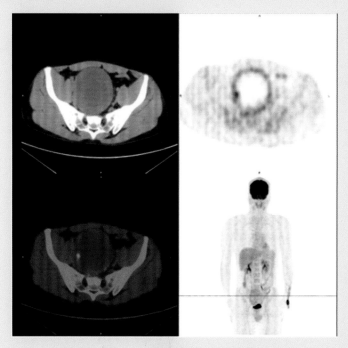

图 69 - 2

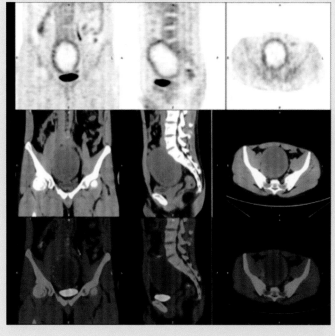

图 69 - 3

影像解读))) --

　　增强CT影像(见图69－1)示：盆腔厚壁囊性占位，大小为100mm×88mm，边界清，壁最厚处约为15mm，增强中度强化。

　　PET/CT影像(见图69－2)示：厚壁部分^{18}F-FDG代谢异常增高，SUV_{max}为3.8，囊性部分^{18}F-FDG代谢减低。图69－3为PET/CT 3×3融合图像。

最终诊断))) --

　　临床诊断为(术后)良性神经鞘瘤。

鉴别诊断))) --

　　1. 皮样囊肿。
　　2. 神经纤维瘤。

教学要点))) --

　　神经鞘瘤(neurilemmoma)，又称施万细胞瘤(Schwannoma)，通常为单发性神经鞘瘤，是由周围神经施万鞘(神经鞘)所形成的一种肿瘤，大部分为良性，偶有恶变。其可发生于各年龄层、不同性别人群。更常见发生于颅神经较周围神经者。肿瘤为散在的柔软肿块，通常无自觉症状，但有时伴有疼痛及压痛。如肿瘤累及神经组织，则可发生感觉障碍，特别是在相应的部位发生疼痛与麻木。肿瘤一般为实性，瘤体较大时易发生囊变。

（黄　佳　郑　勇）

Case 70　胃炎性肌纤维母细胞瘤

简要病史

患者,女性,7岁。体重18kg。因"腹痛1年,反复腹泻,食欲下降3个月"入院。患儿1年前出现午餐后腹痛,呈阵发性,难以忍受,时有恶心;3个月前,开始反复腹泻,呈蛋花汤样,1～2次/天,伴胸前区疼痛。

实验室检查

血红蛋白85g/L(115～150g/L),血小板计数451×10^9/L(125×10^9/L～450×10^9/L)。

肿瘤标志物:NSE 210.50ng/mL(0～16.3ng/mL),AFP、CEA、CA125、CA19-9、CA15-3、铁蛋白水平均在正常范围内。

其他影像检查资料

MR检查:胃后壁不规则增厚,考虑恶性肿瘤,伴腹膜转移。

超声检查:上腹部左侧深部不均回声包块,大小为33mm×25mm,盆腔有积液。

胃镜检查+胃内肿物活检:胃窦后壁巨大的圆形肿块,直径为30mm,顶部凹陷形成溃疡,溃疡面见黄白苔;胃角、胃体及胃底多发小溃疡。

PET/CT影像

PET/CT影像见图70-1～图70-3。

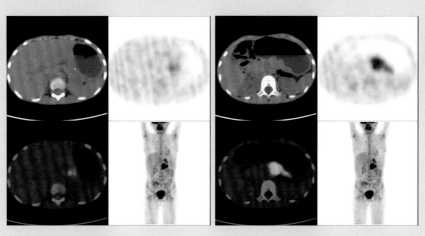

图70-1　　　　　　　　　　　　图70-2

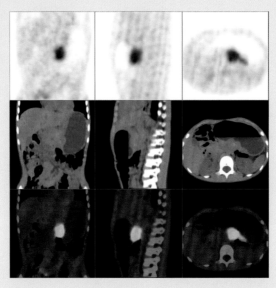

图 70 - 3

影像解读)))

　　PET/CT影像示：胃贲门附近胃壁不规则增厚，并见不规则小点状钙化影，边界不清，^{18}F-FDG代谢增高，SUV$_{max}$为3.0（见图70-1）；增厚的胃壁累及胃体小弯，局部呈"火山口"样改变（见图70-2）；胃体小弯侧胃壁不规则增厚，伴不规则小点状钙化影，边界不清，^{18}F-FDG代谢增高，SUV$_{max}$为5.2（见图70-3）。

最终诊断)))

　　行胃壁肿瘤切除术，镜下所见：梭形细胞呈束状、车辐状排列，局部胶原纤维增生，伴有淋巴细胞、浆细胞浸润，散在钙化及淋巴滤泡。

　　免疫组化：SMA（＋），Vimentin（＋），S-100（＋），ALK（－），CK（－），CD117（－），CD34（－）。

　　临床诊断为胃炎性肌纤维母细胞瘤。

鉴别诊断)))

　　1. 胃神经内分泌肿瘤。
　　2. 恶性胃溃疡。

教学要点)))

　　胃炎性肌纤维母细胞瘤（GIMT）是由分化的肌纤维母细胞性梭形细胞组成，常伴有浆细胞和(或)淋巴细胞、嗜酸性粒细胞浸润的一种间叶性肿瘤。其生物学行为倾向于良性,但具有侵袭性生长和复发的特性。其曾命名被为炎性假瘤、浆细胞肉芽肿、炎症性肌纤维母细胞增生、炎症性纤维肉瘤、假肉瘤样肌纤维母细胞增生等。该病可发生于任何年龄层,在儿童和青少年较成人常见。肌纤维母细胞瘤可发生于全身各部位,最好发的部位为肺,其次为肠系膜、网膜或腹膜后、胃肠道、胆管内。其临床症状无特异性,病程进展缓慢,早期可无症状,随着肿瘤的增大可出现因肿瘤压迫和局部刺激导致的呕吐、腹泻等消化道表现,以及缺铁性贫血、消瘦等。GIMT病理:镜下显示均由梭形纤维细胞呈疏密不一、不规则排列,胞质丰富,呈淡伊红色,间质内有黏液基质,伴有明显炎症细胞浸润及小血管增生。Coffin提出三种组织学类型。①黏液样/血管型:以黏液、血管、炎症细胞为主。②梭形细胞密集型:以梭形细胞为主。③纤维型:以胶原纤维为主。

　　CT表现:①病变多为单发性,体积较大,边界不清;②实性肿块,密度不均匀,可有钙化或囊性变;③增强CT显示实性部分明显不均匀强化;④易被误诊为恶性间质瘤或胃癌。PET/CT表现尚未见国内文献报道。本病例显示为胃贲门、胃小弯侧较为广泛的胃壁增厚表现,边缘不清,密度不均匀,可见散在的不规则形小点状钙化,且钙化点均位于病灶中心位置,放射性摄取增高,SUV_{max}为5.2;此外,在肿块表面见"火山口"样溃疡表现。术前诊断为神经内分泌肿瘤,误诊原因如下:一是实验室检查NSE水平升高较为明显,二是临床病史及胃镜检查多发溃疡,三是病灶内见不规则钙化。

　　该病以手术治疗为主。对于有恶变、转移及复发倾向的患者,需随访复查。

参考文献

[1] 邱兴烽,殷平,林立,等.胃炎性肌纤维母细胞瘤的临床病理及腹腔镜手术治疗[J].中国微创外科杂志,2011,11(7):633-635.

[2] 马建华,苏国强.食管、胃炎性肌纤维母细胞瘤1例[J].中国医学影像学杂志,2013,21(6):455-456.

[3] 方三高,马强,马瑜,等.胃炎性肌纤维母细胞瘤临床病理分析[J].临床与病理杂志,2013,33(3):209-214.

[4] 侯刚,夏钰弘.胃肠道炎性肌纤维母细胞瘤的CT与病理关系分析[J].中国临床医学影像杂志,2014,25(1):48-50.

[5] 骆佳,李德永.儿童腹部炎性肌纤维母细胞瘤22例CT表现和病理对照[J].中国医疗设备,2015,30(7):57-59.

(张联合　杨　岗　陈荣灿)

Case 71　回盲部克罗恩病

简要病史

　　患者,女性,39岁。1年前,在无明显诱因下出现腹部疼痛不适感,在当地医院检查诊断为阑尾炎,予以保守治疗后症状好转,偶有腹痛、腹泻,无便血;10个月后,腹痛症状加重,右侧腹部局部压痛,无畏寒、发热。本院肠镜检查示回盲部巨大肿块,表面凹凸不平,质地较硬,触之易出血,活检病理未见肿瘤细胞;增强CT检查示回盲部富血供肿块,对比10个月前的老片,病灶明显增大。

实验室检查

　　抗核抗体阳性,抗线粒体抗体阳性。白细胞计数 $8.4 \times 10^9/L$,红细胞沉降率为23.0mm/h(↑)。肿瘤标志物检验(女性)均正常,乙肝表面抗原阴性。

其他影像检查资料

　　CT影像见图71-1和图71-2。

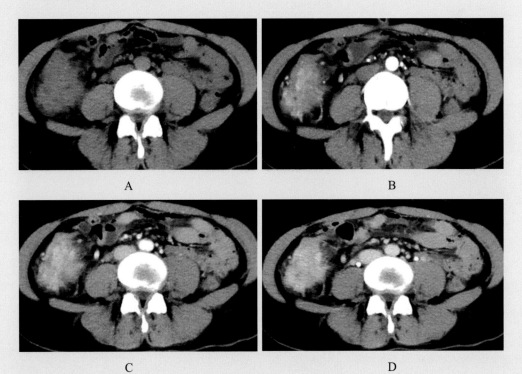

A

B

C

D

图71-1

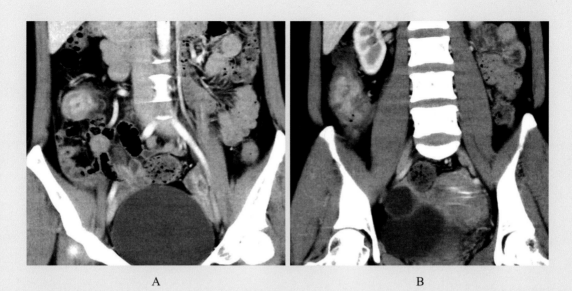

图 71 - 2

PET/CT影像

PET/CT影像见图71 - 3和图71 - 4。

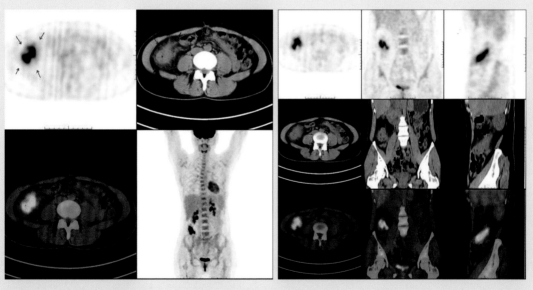

图 71 - 3　　　　　　　　　　　　图 71 - 4

影像解读

CT影像(见图71 - 1和图71 - 2)示:回盲部肿块影,最大层面为57mm×50mm×40mm,密度不均,周围脂肪层模糊;增强扫描病灶明显持续强化,回盲部周围见数枚小淋巴结。

PET/CT影像(见图71-3和图71-4)示:回盲部肠壁增厚,形成不规则团块,相应肠腔狭窄,周围脂肪间隙模糊,放射性摄取明显均匀性增高,SUV$_{max}$为9.6;累及回肠末段,近端回肠肠管未见明显扩张,阑尾增粗,腹膜后及远处未见明显的淋巴结肿大,结合增强CT综合考虑慢性肉芽肿病变。

最终诊断

肠镜活检病理:增生肉芽组织,结合影像学随访结果示病灶明显增大,^{18}F-FDG代谢明显增高,考虑慢性肉芽肿病变;临床不能完全排除恶性肿瘤,有手术指征,予以手术切除。

手术病理:回盲部见一溃疡型肿块,大小为50mm×41mm×22mm,切面灰白,质中;镜下见小肠绒毛萎缩,隐窝不规则,肉芽组织增生,肠壁全层慢性炎症细胞浸润及多核巨细胞反应,并见裂隙状溃疡,考虑克罗恩病。

鉴别诊断

1. 结肠癌。
2. 肠结核。

教学要点

克罗恩病(Crohn's disease)是一种肠道非特异性炎性疾病,可累及患者胃肠道任何部位,特别以终末段回肠及近端结肠部位最为常见,由于致病因素和病情复杂,因此给临床诊断和治疗带来了极大的困难。

克罗恩病的临床表现多种多样。多数患者起病隐匿,初起症状不明显,会延误诊治;少数患者起病急骤,易被误诊为急性阑尾炎、肠梗阻等。其病程长短不一,部分患者发病后经治疗痊愈,不再复发;部分患者病程可达数年或数十年,症状持续存在,经久不愈或复发与缓解交替出现。随着炎性病变的进展,最终导致肠管纤维化,肠腔狭窄、梗阻,或穿透肠壁形成瘘管或侵入邻近脏器组织。临床常见症状包括腹痛、腹泻、腹部肿块、腹胀、恶心、呕吐、血便等。增强CT显示病灶持续明显强化,近端肠管未见梗阻。PET/CT显像病灶呈明显^{18}F-FDG高代谢,肿瘤标志物阴性,其他脏器及远处未见肿大淋巴结等征象,可与结肠癌相鉴别。

参考文献))) --

［1］任小军,章士正,张峭巍,等.小肠Crohn病的MRI诊断［J］.中华放射学杂志,
　　2004,38(11):1201－1205.

［2］史济华,刘炜,陆星华,等.CT小肠成像对克罗恩病的诊断价值［J］.中国医学科学
　　院学报,2009,31(4):498－502.

［3］王祖飞,纪建松,周利民,等.小肠Crohn病的螺旋CT诊断价值［J］.医学影像学杂
　　志,2011,21(7):1049－1051.

（王祖飞）

Case 72　回盲部结核

简要病史

患者,男性,51岁。纵隔占位6年余,腹痛、大便次数多有7个月余,在无明显诱因下出现持续性腹痛、大便次数多(2~3次/天)。体格检查:①左颈部触及多个无痛淋巴结;②右中腹触及大小为100mm×100mm的质硬包块;③余均正常。为进一步明确诊断,行PET/CT检查。

实验室检查

血常规、血生化、大小便常规均正常。超敏CRP 96.06mg/L。肿瘤系列:CA125 426.80U/mL,铁蛋白383.90ng/mL。结核感染T细胞检测有反应性,结核感染γ-干扰素抗原A>20%,结核感染γ-干扰素抗原B>20%。KAP轻链:尿KAP<1.85mg/dL, IgA 136.0 mg/dL, IgG 1050.0mg/dL, IgM 57.1mg/dL, KAP轻链749mg/dL, LAM轻链307mg/dL。

PET/CT影像

PET/CT影像见图72-1~图72-3。

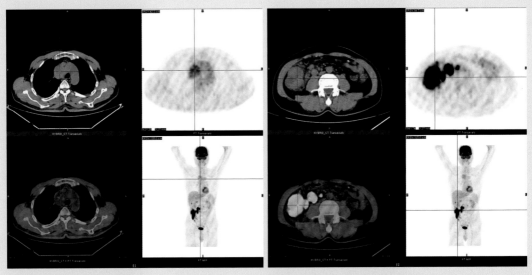

图72-1　　　　　　　　　　　　　　　图72-2

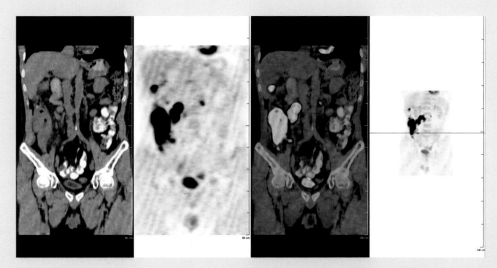

图72-3

影像解读

CT示右上纵隔类圆形软组织肿块影,大小为53mm×43mm,密度均匀,CT平均值为52Hu,边界清;PET示不均匀团片状放射性浓聚影,SUV_{max}为3.87(见图72-1)。

CT示回盲部及邻近节段回肠、升结肠肠壁增厚,肠管轮廓欠光整,周围多发软组织密度结节影;PET示增厚肠壁放射性摄取明显增高,SUV_{max}为18.53,周围软组织结节放射性摄取明显增高,SUV_{max}为24.56(见图72-2和图72-3)。

最终诊断

全结肠切除标本一个,小肠长55mm,大肠长835mm,距小肠切缘60mm,回盲部见一隆起型肿块,大小为75mm×70mm,高出黏膜15mm;另于升结肠见数个浅小溃疡,大者28mm×20mm,小者10mm×5mm;镜示肿块及溃疡处肠壁全层见多发坏死性肉芽肿形成。周围见多量淋巴细胞、浆细胞浸润,伴纤维组织增生。距下切缘100mm黏膜略粗糙,镜示为坏死性肉芽肿性炎。另一部分肠壁内见陈旧性血吸虫卵沉积。阑尾一条,长30mm,阑尾壁内见多量坏死性肉芽肿形成。肠周多量淋巴结内见坏死性肉芽肿形成,部分淋巴结内见陈旧性血吸虫卵沉积。

特殊染色(L片):AF发现阳性杆菌;PAS和PASM(-);TB-DNA检测呈弱阳性。

全结肠切除标本(见图72-4):①结核;②陈旧性血吸虫卵沉积。

纤维支气管镜病理:可见密集的圆形细胞。

免疫组化:CK(pan)(+),CD45(LCA)(淋巴样细胞+),Vimentin(-),CD20(-),CD3(淋巴样细胞+),CD79a(-)、K(-),Lambda(-),SMA(-),Desmin(-),

Bcl-2(一),Ki-67(30%＋),CD5(淋巴样细胞＋),TdT(淋巴样细胞＋)。

结合免疫组化和临床症状,以及胸腺起源的肿瘤,考虑胸腺瘤 B_3 型可能。

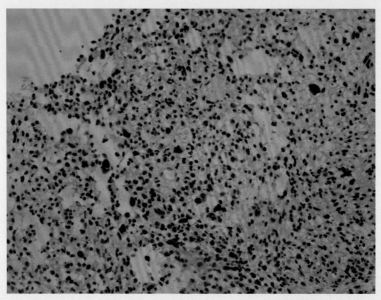

图 72－4

鉴别诊断

1. 肠癌。

2. 淋巴瘤。

3. 克罗恩病。

教学要点

肠结核是结核杆菌侵犯肠道而引起的一种慢性特异性感染,绝大多数继发于肠外结核,特别是肺结核。其感染肠道的方式有肠源性(结核杆菌由口腔到达肠部,并与肠黏膜接触而发生感染)、血源性(如急性粟粒型肺结核患者均有半数以上合并肠结核)及盆腔结核或结核性腹膜炎等直接蔓延所致。近年来,肠结核的发病率呈上升趋势。由于肠结核的临床症状、体征无特异性,临床辅助检查表现不典型,因此诊断难度增加了。

本例患者曾在多家医院就诊,多次行纤维肠镜及活检病理,结果均不一致,大大增加了影像诊断的难度。因为日常工作中常见回盲部病变的仅有肠癌、淋巴瘤、结核、克罗恩病,所以结合此病例及日常工作积累,归纳以下几点诊断及鉴别诊断要点:①病变累及范围相对较广,包括回肠末端、回盲部及升结肠。日常工作中发现,淋巴瘤以小肠浸润多见,结肠累及较少见;克罗恩病或肠结核可以同时侵犯回肠及结肠,而肠癌发病相对较局限。②受累肠管壁不均匀性增厚伴周围多发渗出性改变,界限模糊,无明显僵硬感,未见明显节段性狭窄及肠梗阻征象。这些征象在肠癌少见,可符合炎症表现。淋巴瘤是黏膜下病变,通常具有典型"动脉瘤样扩张征"表现。③病变^{18}F-FDG代谢程度高,SUV_{max}为18.53;延迟后进一步增高,SUV_{max}为26.71,可符合肠淋巴瘤或活动期肉芽肿表现,而肠癌或普通肠炎^{18}F-FDG代谢程度相对没这么高。④患者血液肿瘤标志物阴性,而肠癌CA19-9或CEA水平一般多表现为升高;另外,红细胞沉降率、CRP水平升高,结核杆菌-LAM抗体(IgG)阳性,T-SPOT阳性,均可支持炎症或结核。综合以上几点,我们初步诊断倾向肠结核,但难以排除克罗恩病。然而,患者相关结核实验室检查阳性及病灶^{18}F-FDG代谢程度异常增高的特点更支持肠结核的诊断。

参考文献

[1] 沈文,郭德安,刘军,等. 胃肠系统淋巴瘤的X线与CT诊断(附20例分析)[J].医学影像学杂志,2000,10(3):142-144.

[2] Dawson I M, Cornes J S, Morson B C. Primary malignant lymphoid tumours of the intestinal tract. Report of 37 cases with a study of factors influencing prognosis[J]. Br J Surg, 1961,49:80-89.

[3] 何代文. 肠结核的纤维结肠镜检查诊断[J]. 重庆医学,2000,29(1):54-55.

[4] 徐毅,吕宾,项伯康. 克罗恩病与肠结核的临床鉴别诊断[J]. 浙江医学,2002,24(5):287-288.

(潘建虎　沈小东　陈泯涵　黄中柯)

Case 73　回盲部嗜酸性肉芽肿

简要病史))

　　患者,女性,77 岁。在无明显诱因下,腹痛 5 天,为右下腹阵发性胀痛,无胸闷,无恶心、呕吐,无发热、畏寒,肛门有排气、排便,症状持续不缓解,未予以治疗。余既往史无殊,否认有结核、肝炎、肿瘤病史。体格检查:右下腹可触及明显肿块,质较硬,边界欠清,活动度差,无明显波动感,右下腹压痛(＋),反跳痛(＋),Murphy 征阴性。

实验室检查))

　　血常规检查:白细胞计数 $13.6 \times 10^9/L$(↑),中性粒细胞百分比 83.9%(↑),淋巴细胞百分比 8.6%(↓),嗜酸性粒细胞百分比 0.9%(－),红细胞计数 $3.88 \times 10^{12}/L$(－),血红蛋白 113g/L(↓)。

　　大小便常规检查均正常。

其他影像检查资料))

　　CT 平扫和 CT 增强影像分别见图 73-1 和图 73-2。

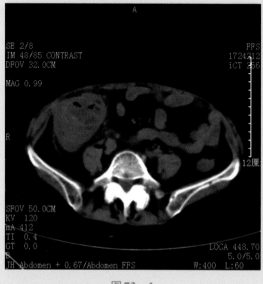

图 73-1

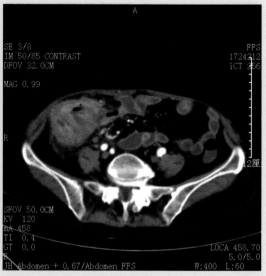

图 73-2

PET/CT影像

PET/CT影像见图73-3~图73-8。

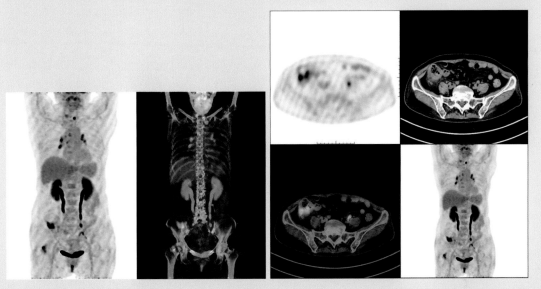

图73-3

图73-4

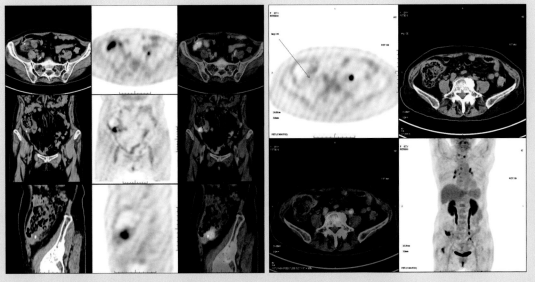

图73-5

图73-6

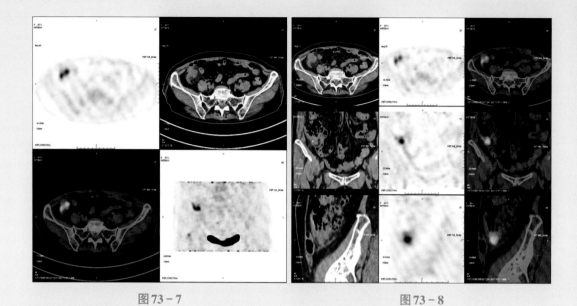

图73-7　　　　　　　　　　　　　　　　　图73-8

影像解读 》》

CT平扫(见图73-1)示:升结肠近回盲部管壁明显不规则增厚,呈"菜花样"凸入管腔,管腔稍窄,周围脂肪密度不均匀,分界不清,近端回肠扩张。

CT增强(见图73-2)示:升结肠近回盲部管壁肿块,增强后明显强化,周围多发淋巴结显示。

MIP(见图73-3)示:回盲部^{18}F-FDG高代谢占位。

PET/CT早期显像(见图73-4~图73-6)示:回盲部管壁不规则增厚,管腔稍窄,密度欠均匀,内见钙化灶;周围脂肪间隙模糊,^{18}F-FDG代谢异常增高,SUV_{max}为7.8;肠周淋巴结显示,未见明显^{18}F-FDG代谢增高。

延迟3小时显像(见图73-7和图73-8)示:回盲部增厚管壁^{18}F-FDG代谢持续增高,SUV_{max}为10。

最终诊断 》》

术中所见:盲肠壁增厚,可触及大小约为40mm×50mm的肿块,肿块质硬,侵及侧腹膜,阑尾增粗,呈慢性炎性改变,结肠系膜未触及肿大淋巴结;行右半结肠切除。

术后病理:(升结肠)嗜酸性肉芽肿,见大量血吸虫卵沉着钙化,局部上皮腺瘤样增生;肠周淋巴结(10枚)慢性炎;慢性阑尾炎。

鉴别诊断))

1. 结肠癌。
2. 克罗恩病。
3. 肠结核。
4. 淋巴瘤。

教学要点))

　　嗜酸性肉芽肿是一种少见的、原因不明的变态反应性疾病,是以嗜酸性粒细胞和组织细胞增生为特征的网状内皮系统病变。该病好发于青壮年,多见于骨骼,罕见于结肠。嗜酸性肉芽肿易被误诊为结肠癌或其他疾病。嗜酸性肉芽肿虽为良性病变,但不会自愈,瘤样增生的纤维组织压迫周围组织,使黏膜面溃疡形成,溃疡反复发作,刺激纤维组织增生,长期刺激使黏膜腺体异常增生,可导致癌变。病理为黏膜、黏膜下层的嗜酸性粒细胞浸润增生,形成蕈状肿块,肠腔狭窄,分为弥漫型和局限型。临床表现为腹痛、腹泻、发热、消瘦、黏液血便和腹部肿块,1/3 的患者伴有外周血液嗜酸性粒细胞增高,58%的患者有过敏史,可发生溃疡、出血、穿孔、恶变及梗阻等并发症,侵犯浆膜层可导致肠瘘和腹水症。肠镜检查取材位置及活检深度决定了病理的准确性。确诊需依靠病理学检查。

参考文献))

[1] Cao J, Luo H, Gao Z. Gastric eosinophilic granuloma in China: case series[J]. Digestion, 2005,71(3):176 – 178.

[2] Yi H P, Chen L H, Yi H Q. Clinical analysis of gastric eosinophilic Granudoma[J]. Chinese Journal of General Surgery, 1998,7(1):52 – 53.

（楼菁菁　温广华）

Case 74　直肠外生性神经内分泌癌伴肝多发转移

简要病史

　　患者,女性,61岁。15个月前,上腹部CT体检发现肝内小结节;其后,数次上腹部CT复查,提示肝内结节灶较前略增多、增大,均轻度强化,考虑转移的可能;期间,肠内镜检查无阳性所见;患者半年前开始出现大便难解的情况,7～10天解1次,大便黄软伴便条变细,感乏力,体重减轻,无其他不适;4个月前,要求行PET/CT检查,结果为肝内多发结节较前增多、增大,结节代谢明显低于正常肝实质,直肠左旁低代谢结节。期间,数次消化肿瘤指标均在正常范围内,患者选择临床随诊。现复查CT、MRI平扫＋增强,提示直肠旁占位较前轻度增大,肝内及脊柱病灶较前增多、增大,拟"直肠肿瘤、盆腔肿块"收住入院,行盆腔肿块切除术＋经肛直肠肿块切除术。

　　体格检查:双侧锁骨上、腹股沟及全身其他浅表淋巴结未触及肿大;腹软,无压痛,肝脾肋下未及,肿块未及,移动性浊音(－),肠鸣音3～4次/min。肛门指检:距肛缘50mm直肠左前壁及直肠内结节,直径为5mm,质韧,活动可;距肛缘60mm直肠左侧触及肠外肿块,大小为30mm×40mm,质硬,固定;指套无黏血。

实验室检查

　　血常规、生化筛查正常;肿瘤标志物AFP、CEA、CA19-9水平均在正常范围内(多次)。

其他影像检查资料

　　CT影像见图74－1～图74－3。MR影像见图74－4和图74－5。

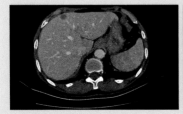 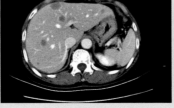 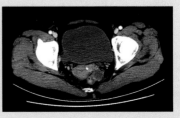

图74－1　　　　　　　　　　图74－2　　　　　　　　　　图74－3

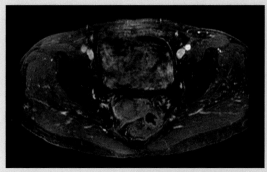 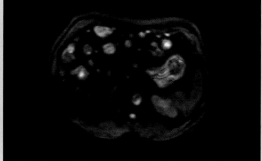

图 74 - 4 图 74 - 5

PET/CT影像

PET/CT影像见图74 - 6～图74 - 8。

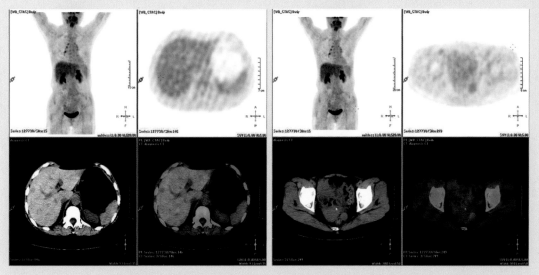

图 74 - 6 图 74 - 7

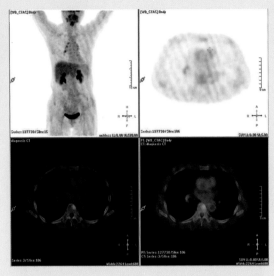

图74-8

影像解读)))

上腹部CT增强静脉期见图74-1和图74-2,两者检查间隔15个月,示肝内多发结节较前增多、增大,肝结节均为轻度强化,部分结节中心区小灶无强化。盆腔CT增强静脉期见图74-3。

^{18}F-FDG PET/CT肝、盆腔、椎体病变显像(见图74-6～图74-8):肝内数枚小结节SUV$_{max}$为1.5～1.9,同层面肝实质SUV$_{max}$为2.2;直肠左前旁软组织结节,边界光整,SUV$_{max}$为2.2,其内代谢近肌群。

PET/CT检查后4个月复查MRI:增强静脉期直肠左前旁软组织结节较前轻度增大、轻度强化,伴中心区明显液化坏死(见图74-4)。复查肝脏MRI,DWI示:肝内结节较前明显增多、增大,DWI明显高信号,胸椎结节较前增大(见图74-5);且在骨盆诸骨、左侧股骨及腰椎见多发新增类似病灶。

最终诊断)))

直肠神经内分泌癌,直径为5mm;肠周淋巴结癌转移,大小为30mm×25mm。

特检结果:①M15-1709:CEA(—),CgA(—),Syn(+);②M15-1944:Ki-67(<1%+), Syn(+)。

病理切片见图74-9。

最终诊断为直肠神经内分泌癌伴肠周淋巴结转移。

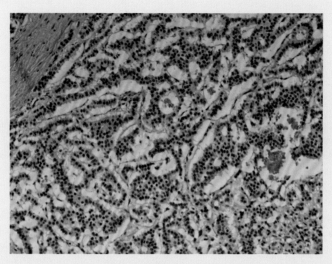

图 74 - 9

鉴别诊断

　　肠间质瘤常表现为肠壁内或肠旁软组织结节,病灶多数生长迅速,肿瘤可伴坏死、与肠腔部分沟通,实质部分 CT、MRI 增强检查常显著强化,这在影像学上较具有特征性;^{18}F-FDG PET/CT 显像原发灶或转移灶常为明显高代谢,但与 ^{18}F-FDG PET/CT 显像高代谢的神经内分泌肿瘤的鉴别诊断仍存在困难,最终明确诊断需依赖病理学。

教学要点

　　神经内分泌肿瘤(NET)是起源于肽能神经元和神经内分泌细胞的一组异质性肿瘤,好发于胃肠道、胰腺和肺。直肠 NET 在直肠肿瘤中的比例为 1%～2%,大多数病灶位于距肛缘 100mm 内,临床表现无特异性,一般无类癌综合征,常进展缓慢。

　　本病例在临床表现、检验病变部位、病情进展等方面完全符合直肠 NET 的诊断。相关文献报道,当 NET 肿瘤组织对 ^{18}F-FDG 呈高摄取时,对神经内分泌肿瘤有较高的诊断价值,且对手术计划制订、明确分期及判断患者的预后具有重要价值;当直肠 NET 对 ^{18}F-FDG 呈低代谢或无代谢时,^{18}F-FDG PET/CT 在 NET 的诊断上没有优势,但可以提示肿瘤生长速度缓慢。本例直肠壁内原发 NET 的直径仅为 5mm 且呈低代谢显像,易导致漏诊。肠周转移性淋巴结及肝内、椎体多发转移灶均因低代谢显像,肝内转移灶代谢甚至更低于肝实质的本底代谢水平,致使 ^{18}F-FDG PET/CT 报告中的推论为肝脏肉芽肿性病变和直肠旁良性结节显像。另外,多次肿瘤标志物检验各项指标均为阴性,病情进展缓慢,故未引起重视而延误治疗。肠原发 NET 及其转移灶 ^{18}F-FDG PET/CT 显像均可以表现为假阴性,故在临床工作中值得我们注意。

参考文献 》

[1] Simsek D H, Kuyumcu S, Turkmen C, et al. Can complementary ^{68}Ga-DOTATATE and [18]F - FDG PET/CT establish the missing link between histopathology and therapeutic approach in gastroenteropancreatic neuroendocrine tumors? [J]. J Nucl Med, 2014, 55(11): 1811 - 1817.

[2] Oberg K, Eriksson B. Nuclear medicine in the detection, staging and treatment of gastrointestinal carcinoid tumours[J]. Best Pract Res Clin Endocrinol Metab, 2005, 19(2): 265 - 276.

（殷薇薇　唐　坤　林　洁　郑祥武）

Case 75 肠系膜间质瘤

简要病史)))) --

患者,男性,58岁。1天前,患者进食晚餐后出现剧烈腹痛,呈持续性,伴冷汗、恶心,无呕吐,无畏寒、发热,无胸闷、气急,无腹泻。患者腹痛10余小时未缓解,来我院急诊,行腹部CT平扫+增强示:盆腔右侧占位伴邻近小肠系膜扭转,邻近小肠积液。

实验室检查)))) --

血常规、尿常规、大便常规、肿瘤标志物、血生化、CRP、红细胞沉降率和凝血功能等均在正常范围内。

其他影像检查资料)))) --------------------------------

腹部CT平扫+增强、盆腔MR平扫影像分别见图75-1和图75-2。

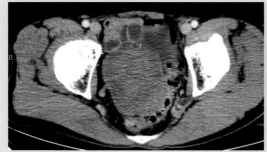 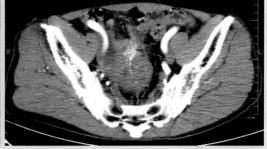

A   B

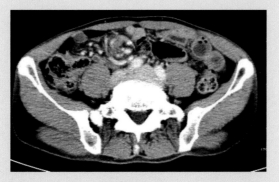

C

图75-1

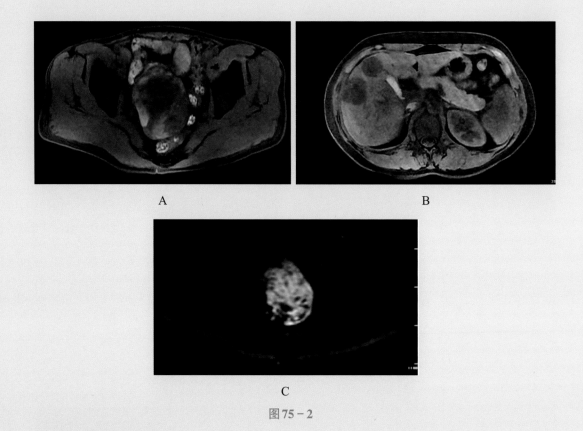

A   B

C

图 75 - 2

PET/CT 影像

PET/CT 影像见图 75 - 3 和图 75 - 4。

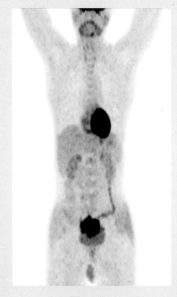

图 75 - 3

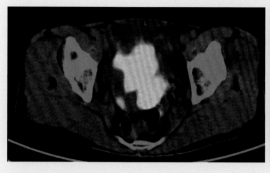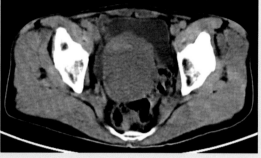

A   B

图75-4

影像解读

腹部CT平扫＋增强影像示：盆腔内见一大小为97mm×78mm的肿块，肿块内部密度不均，见片状高低混杂密度影，肿块边缘尚光整；增强后，病灶未见明显不均匀强化，见来自肠系膜下动脉分支异常供血，其近端肠系膜扭曲超过360°（见图75-1）。

盆腔MR平扫影像示：在反相与正相上，信号未见明显改变，T_2WI以稍高信号为主，其内散在斑片状低信号及囊状高密度影（见图75-2A）；T_1WI以稍低信号为主，其内散在斑片状高信号（见图75-2B）；DWI呈明显不均匀高信号（见图75-2C）。

^{18}F-FDG PET/CT影像（图75-3为全身MIP图，图75-4A为PET/CT融合图，图75-4B为CT平扫图）示：盆腔内偏右见软组织密度团块影，大小为82mm×71mm，边缘尚清晰，与膀胱壁及精囊腺边界不清，平均CT值为33Hu；病变放射性摄取不均匀异常增高，SUV_{max}为13。右侧输尿管受压，右肾盂及右侧输尿管近端扩张伴液体密度影，放射性摄取未见异常增高。

最终诊断

肿瘤大小约为120mm×100mm，边界尚清。肿瘤起源于回肠系膜对侧壁，外生性生长，黏膜完好。送检小肠系膜肿物，大小为90mm×70mm×70mm，肿瘤细胞梭形，呈束状、席纹状排列，界清，核分裂象<5个/50HPF。

免疫组化：CD117（＋），S-100（－），Desmin（－），CD34（＋），SMA（－），Dog-1（＋），Ki-67（＋）。

诊断：（小肠系膜肿物）梭形细胞软组织肿瘤，间质瘤（中、高危）。

鉴别诊断

1. 肠系膜淋巴瘤

肠系膜淋巴瘤常伴发热,表现为多发肿大的肠系膜淋巴结融合成形态不规则的肿块,常见腹膜后及全身其他淋巴结肿大,伴有肝、脾浸润,病变均呈 ^{18}F-FDG异常高摄取的代谢表现。

2. 腹膜间皮瘤

腹膜间皮瘤以弥漫型多见,表现为腹腔积液,及腹膜、大网膜、肠系膜不规则增厚呈"网膜饼",系膜血管僵硬呈星芒状;局限型少见,多为囊实混合性巨大肿块,以多囊性为主,一般无远处转移。

3. 平滑肌肉瘤

平滑肌肉瘤多发生于小肠系膜,常表现为体积巨大、液化坏死明显的囊实性混合肿块,影像学表现无特异性,可出现腹膜种植性转移及腹主动脉旁淋巴结大。平滑肌肉瘤与肠系膜间质瘤的影像学表现相似, ^{18}F-FDG代谢也可明显增高,故两者鉴别较困难,需要结合病理活检加以鉴别。

4. 胃肠道间质瘤

肠系膜间质瘤不与胃肠道相通,内部不会有气体,故可将此作为两者的鉴别点。但当肠系膜间质瘤侵犯至肠壁浆膜层时,肿瘤内亦可出现气体,故需与外生型胃肠道间质瘤相鉴别。

教学要点

原发性肠系膜肿瘤少见,病变可发生于肠系膜的任何细胞成分,主要组织来源有淋巴组织、纤维组织、脂肪组织、神经组织、平滑肌、血液组织和胚胎残留。而发生于间叶组织的约占5%,肠系膜间质瘤是发生于肠系膜间叶源性的肿瘤,与肠壁或内脏浆膜面无关。该病多发生于50岁以上的中老年人,男女发病率相近,文献报道不多,临床上十分罕见。

肠系膜间质瘤的临床表现无特征性,早期缺乏阳性症状;当病灶较大时,可出现腹痛、腹胀,体表可触及包块;严重时,可出现肠系膜扭转、肠穿孔等急腹症表现。

病理:肿瘤的基本细胞类型为梭形细胞和上皮样细胞,细胞丰富,瘤细胞胞质嗜酸性、细颗粒样,核呈杆状,两端钝圆,部分细胞可见核端空泡,血管周围可见胶原纤维束。免疫组织化学技术是诊断间质瘤的最有效手段,C-kit和CD34阳性有助于病理诊断。

PET/CT表现:良性间质瘤直径多小于50mm,CT上多表现为圆形或类圆形的结节或肿块影,PET上 ^{18}F-FDG摄取一般不高。

潜在恶性(交界性)及恶性间质瘤:肿块直径多不小于50mm,与邻近脏器多分界欠清,可见囊变坏死,PET上 ^{18}F-FDG多呈现不均性的摄取增高。间质瘤转移以血行转移多见。肝和腹膜是肠系膜间质瘤的常见转移部位。行PET/CT检查可以发现病变，并且可一次显像对有无肿瘤转移进行判断。PET/CT在早期治疗、评估及监测因使用受体酪氨酸激酶阻滞剂治疗引起的继发性耐药等有很大的价值。肠系膜间质瘤通常需要与肠系膜淋巴、腹膜间皮瘤、平滑肌肉瘤以及胃肠道间质瘤进行鉴别诊断。

参考文献

[1] 张左奇,叶礼新,史永江,等.肠系膜间质瘤一例影像表现[J].解放军医药杂志,2016,28(6):120-121.

[2] 刘晓红,马大烈,白辰光,等.原发性网膜、肠系膜间质瘤的临床病理及免疫组织化学研究[J].解放军医学杂志,2002,27(5):401-402.

[3] 谢齐,顾乐锋,郑汉朋,等.肠系膜间质瘤的CT征象与恶性危险度相关性研究[J].临床放射学杂志,2015,34(12):1934-1938.

[4] 赵春雷,陈自谦,李天然,等.^{18}F-FDG PET/CT显像在胃肠道间质瘤中的初步应用[J].中国临床医学影像杂志,2009,20(3):207-209.

[5] 袁磊磊,梁英魁,杨吉刚.^{18}F-FDG PET显像在胃肠道间质瘤患者疗效评估中的应用[J].临床和实验医学杂志,2014,13(20):1732-1735.

（陈冬河　赵　葵）

Case 76　结核性腹膜炎

简要病史))

　　患者,男性,56岁。1个多月前,出现腹胀不适,感乏力,胃纳下降,无明显腹痛,无恶心、呕吐,无畏寒、发热,无胸闷、气促,无血尿、黑便,无肛门停止排气、排便,无皮肤、巩膜发黄,当时未予以重视。1周前,在当地医院诊治,全腹CT平扫＋增强示:盆腹腔积液,部分包裹,腹膜增厚,右侧回盲部肠壁疑似增厚,考虑右侧腹股沟疝;右侧髂总动脉局部夹层样改变,右肝后下段两个血管瘤,双肾小囊肿。胃镜示:食管下段、贲门糜烂炎,食管中段黏膜下隆起(性质待定),浅表萎缩性胃炎,伴胃窦、胃角、胃体糜烂。胃镜病理示:①胃窦:黏膜慢性炎伴轻度肠化;②胃角:黏膜重度浅表萎缩性炎伴轻度肠化;③贲门:黏膜慢性炎。现患者仍有腹胀不适,神志清,精神可。曾行"右腹股沟疝修补术"(具体不详),余既往史无殊,否认有烟酒嗜好。

实验室检查))

　　生化系列检查:总蛋白60.6g/L,白蛋白28.5g/L,白蛋白/球蛋白比0.89,前白蛋白66mg/L。

　　血常规＋超敏CRP:红细胞计数4.45×10^{12}/L,血红蛋白123g/L,血细胞比容37.1%,血小板计数352×10^9/L,血小板比容0.330%,超敏CRP 69.1mg/L。

　　血清肿瘤标志物未见明显异常。

　　腹水肿瘤标志物CA125 266.9U/mL。

　　腹水生化常规:腺苷脱氨酶38.1U/L,葡萄糖6.26mmol/L。

PET/CT 影像))) -------------------------------------

PET/CT影像见图76-1~图76-4。

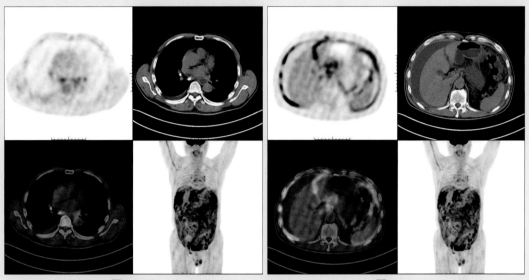

图76-1　　　　　　　　　　　图76-2

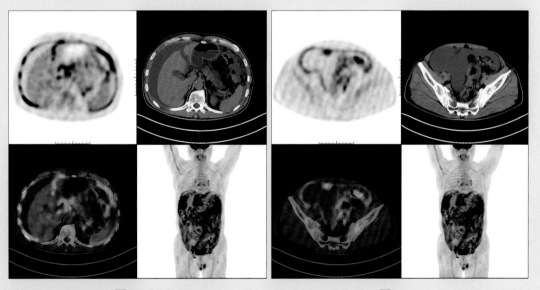

图76-3　　　　　　　　　　　图76-4

影像解读))) -------------------------------------

　　PET/CT影像示:两侧肺门、纵隔多发淋巴结显示,部分伴钙化,放射性摄取增高,
SUV$_{max}$为3.7;两侧胸腔积液(见图76-1)。腹腔积液,腹腔内多结节状、锯齿状不规则

增厚并相互融合,呈"网膜饼"样改变,放射性摄取增高,沿腹膜分布,$SUV_{max}=12.9$(见图76-2)。腹膜后淋巴结显示,放射性摄取增高,$SUV_{max}=3.6$(见图76-3)。盆腔积液,多发条片状放射性分布浓聚影,沿腹膜分布,$SUV_{max}=5.6$(见图76-4)。

最终诊断 ▶▶

血浆 T-SPOT.TB 41.50。

穿刺病理:(腹膜)肉芽肿性炎(考虑结核)。

鉴别诊断 ▶▶

1. 克罗恩病。
2. 阿米巴性肉芽肿或血吸虫病性肉芽肿。
3. 癌性腹膜炎。
4. 淋巴瘤。

教学要点 ▶▶

结核性腹膜炎是一种比较常见的肺外结核病。结核性腹膜炎多起病缓慢,往往有长病程特点,但急性发病者也为数不少。该病按病理特点可分为三型,即渗出型、黏连型及干酪型。其中,以黏连型最多见,渗出型次之,干酪型最少。三种类型可相互转化或同时存在。该病的常见症状有倦怠、发热、腹胀和腹痛,亦有畏寒、高热骤然起病者。轻型病例开始时呈隐袭状态。由于该病的临床表现常不典型,因此诊断有困难,误诊率较高。对该病的治疗可参照肺结核的治疗,但要注意对腹水的处理,以及预防肠梗阻、肠穿孔及化脓性腹膜炎等并发症的发生。

(赵天涯 温广华)

Case 77　腹膜原发恶性间皮瘤伴肝转移

简要病史))) --------

　　患者,女性,54岁。1个多月前,在无明显诱因下出现下腹胀伴纳差,伴夜间盗汗,大便干结,量少,伴尿频、尿急,无尿痛,无血尿,无黑便,无腹痛,无发热,无恶心、呕吐,无胸闷、气急等不适;神志清,精神可。有胆囊多发结石病史10余年,输尿管结石病史4年;20余年前,行阑尾切除术;余既往史无殊。无吸烟、饮酒史。50岁绝经。

实验室检查))) --------

　　CRP 52.5mg/mL(0~8mg/mL)(↑),ESR 96mm/h(0~20mm/h)(↑)。

　　AFP、CEA、CA125、CA19-9、CA15-3、铁蛋白水平均在正常范围内;血常规未见明显异常;乙肝表面抗原阴性;抗核抗体阳性(滴度1∶80);T-SPOT阴性。

PET/CT影像))) --------

　　PET/CT影像见图77-1~图77-3。

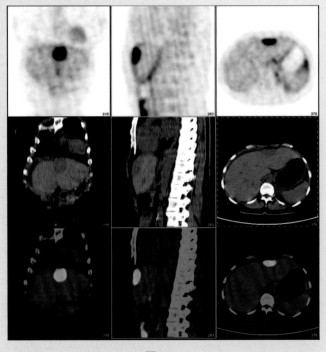

图77-1

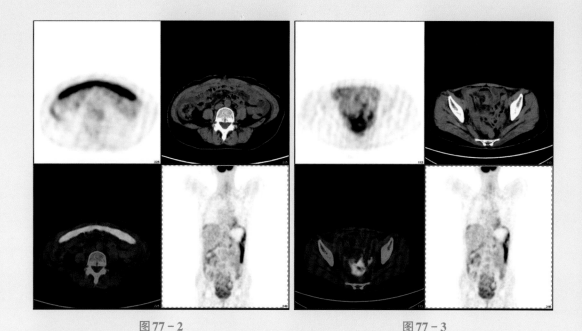

图77-2   图77-3

影像解读 》》

　　PET/CT影像示：左肝稍低密度结节影，大小约为40mm×18mm，边界清，密度尚匀，^{18}F-FDG代谢明显增高，SUV_{max}为12(见图77-1)。腹膜、网膜、肠系膜结构紊乱，密度增高，呈结节状、絮状、团片状增厚，^{18}F-FDG代谢异常增高，SUV_{max}为13.4(见图77-2和图77-3)。

最终诊断 》》

　　(肝穿刺活检)纤维组织中可见异型细胞巢，加做免疫组化后符合肉瘤样恶性间皮瘤的诊断；特殊检查：CK5/6(−)，WT-1(＋)，Calretinin(＋)，D2-40(少量，＋)。

　　免疫组化：CK(pan)(＋)，CK7(＋)，CK19(＋)，CK20(−)，CK5/6(＋)，CDX-2(−)，Calretinin(＋)，D2-40(＋)，Meso-cell(Mes)(＋)，ER(−)，PR(−)，TTF-1(−)，WT-1(＋)，Pax-8(小灶核，＋)，CEA(−)，Ki-67(30％＋)。

　　最终诊断为(腹膜活检)恶性间皮瘤。

鉴别诊断 》》

　　1. 肝癌伴腹膜多发转移。

　　2. 结核性腹膜炎。

教学要点

　　腹膜恶性间皮瘤是原发于腹膜间皮细胞的一种肿瘤,发病率低,临床罕见,起病隐匿,恶性程度高,发病率占所有间皮瘤的10%～20%,脏层、壁层腹膜均可累及。其发病率为1/100～2/100,多见于中老年男性。目前,其病因尚不完全清楚。国外学者报道石棉接触史是致病因素之一;但国内报道的很多病例与接触石棉无关,可能与各类感染、遗传等因素相关。该病的临床表现常缺乏特异性,早期多无症状,易被误诊;中晚期可出现腹盆腔肿块、腹痛、腹水等症状,最常被误诊为结核性腹膜炎、胃肠道转移肿瘤等;当肿瘤侵犯肝脏、胰腺和子宫附件时,易被误诊为肝癌、胰腺癌和卵巢癌等。目前,活检病理是确诊该病的最佳办法。腹膜恶性间皮瘤预后很差,迄今尚无有效的规范治疗方案,目前多主张以手术为主,术前术后辅以放疗、化疗的综合治疗。诊断后,生存期中位数为1年,存活时间逾2年者不足20%。

参考文献

[1] 李文琳,王春红.原发性腹膜恶性间皮瘤伴肝转移癌1例报告[J].临床肝胆病杂志,2015,31(2):282－283.

[2] Takano M, Yoshiokawa T, Kato M, et al. Primary clear cell carcinoma of the peritoneum: report of two cases and a review of the literature[J]. Eur J Gynaecol Oncol, 2009,30(5):575－578.

[3] 蒋妮,郭庆红,王军,等.腹膜恶性间皮瘤延迟诊断一例分析[J].临床误诊误治,2014,27(10):35－37.

（赵　葵　赵　欣）

Case 78　嗜铬细胞瘤

　　患者,男性,53岁。体检发现CA72-4 107.7U/mL,后入院行CT检查,发现左侧肾上腺占位;胃镜、肠镜检查未见异常改变;要求行PET/CT检查。无高血压、糖尿病、肺结核、病毒性肝炎病史,无其他传染病病史;无手术史;无外伤史。父亲患有肝癌,哥哥患有肺癌。一子及配偶体健。无饮酒、吸烟史。

　　血常规检查:白细胞计数$5.5 \times 10^9/L(4 \times 10^9/L \sim 10 \times 10^9/L)$,中性粒细胞百分比68.8%(50%～70%),淋巴细胞百分比21.6%(20%～40%),血红蛋白156g/L(131～172g/L)。

　　CRP 14.2mg/L(0～8mg/L)(↑)。

　　血清肿瘤标志物AFP、CEA、CA125、CA19-9、铁蛋白、总PSA水平均在正常范围内。

　　促肾上腺皮质激素测定(上午8:00):21.0pg/mL(0～46.0pg/mL);皮质醇测定(上午8:00):10.6μg/dL(5～25μg/dL)。促肾上腺皮质激素测定(凌晨4:00):9.51pg/mL(0～46.0pg/mL);皮质醇测定(上午8:00):5.49μg/dL(5～25μg/dL)。

　　血浆血管紧张素Ⅱ(卧位):86.035pg/mL(25～60.0pg/mL)(↑);肾素活性(卧位):0.259ng/(mL·h)[0.15～2.33ng/(mL·h)]。

　　血浆血管紧张素Ⅱ(立位):67.153pg/mL(50～120.0pg/mL);肾素活性(立位):1.684ng/(mL·h)[0.10～6.56ng/(mL·h)]。

　　醛固酮(卧位):205.378pg/mL(30.0～160.0pg/mL)(↑),醛固酮(立位):265.073pg/mL(70.0～300.0pg/mL)(↑)。

　　CT检查:左侧肾上腺区占位,与左肾上腺关系密切,考虑肾上腺来源肿瘤。左肾上腺外支囊性灶,考虑囊肿。肝脏多发囊肿。前列腺钙化。

　　胃镜检查:胃(窦)黏膜慢性轻度炎(活动性)伴糜烂,HP(+)。(注:建议治疗后复查!)

超声检查:脂肪肝,肝多发性囊肿,胆囊息肉,左肾上腺区低回声灶,不能排除,建议临床进一步检查。

MR检查:左侧肾上腺区占位,考虑肾上腺来源肿瘤,良性可能性稍大,请结合临床诊断。

PET/CT影像

PET/CT影像见图78-1。

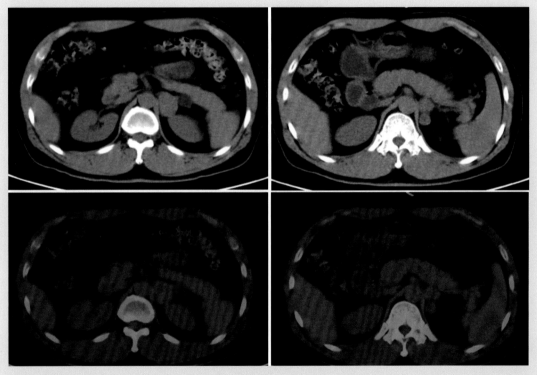

图78-1

影像解读

PET/CT影像(图78-1)示:左侧肾上腺见一不规则等密度团块影,大小为21mm×33mm,轻度放射性摄取增高,SUV_{max}为3.7;左侧肾上腺外支见一低密度影,界限清晰,直径为17mm,未见异常放射性摄取增高;右侧肾上腺未见异常密度影及异常放射性摄取增高灶;余全身扫描范围内未见明显肿块影及异常 ^{18}F-FDG代谢增高灶。

最终诊断

临床诊断:(左)肾上腺嗜铬细胞瘤,累犯包膜(大小为45mm×25mm)。(左)肾上腺皮质结节状增生(大小为20mm×17mm)。(注:此瘤形态与生物学行为不符,建议随访!)

免疫组化:CK(pan)(－),Melan-A(－),CgA(＋),Syn(＋),S-100(＋),Ki-67(＋),Inhibin-A(少量,＋)。

鉴别诊断 》》

1. 肾上腺腺瘤

肾上腺腺瘤肿块直径多小于30mm,较少合并囊变、坏死及出血,增强具有强化出现早、对比剂廓清快的特点,腺瘤内含脂质,在MRI反相位上信号强度明显下降。肾上腺腺瘤一般不摄取或轻度摄取。

2. 肾上腺皮质腺癌

肾上腺皮质腺癌肿瘤体积较大,形态不规则,由于胶原间隔的存在及肿瘤坏死、出血等,皮质腺癌易形成网络状结构;增强可见不规则肿瘤血管及瘤栓,并可见网络状强化;门静脉期强化增加,但强化明显不均匀;邻近脏器易受肿瘤组织浸润,^{18}F-FDG摄取一般较高。

3. 肾上腺转移瘤

肾上腺转移瘤患者多有恶性肿瘤病史或其他部位的原发肿瘤病灶,肾上腺病灶^{18}F-FDG摄取也较高,取决于原发病变的病理类型及转移瘤的大小。

教学要点 》》

嗜铬细胞瘤(PHEO)可发生于任何年龄层,女性稍多于男性。嗜铬细胞瘤起源于神经外胚层的嗜铬组织,自颅底到盆腔均可有嗜铬组织分布。80%～85%的嗜铬细胞瘤来源于肾上腺,因其持续或间断释放儿茶酚胺,患者出现持续或阵发性高血压,以及出汗、心悸、腹痛等。

CT影像表现:嗜铬细胞瘤常为圆形或椭圆形,偶可见分叶,边界清晰,密度与肿瘤大小相关。当肿瘤较大时,病灶内可出现坏死、出血、囊变及钙化。恶性的嗜铬细胞瘤病灶较良性的大。当病灶直径＞50mm,呈分叶状、伴液化坏死时,需考虑恶性的可能。CT增强后,动脉期中度或明显强化,且为持续性延迟强化。

MR影像表现:嗜铬细胞瘤实性成分在T_1WI上呈等低信号,在T_2WI上呈明显高信号;当肿瘤有坏死或陈旧性出血时,瘤内可有短T_1或更长T_1、长T_2信号;瘤内不含脂肪,因而梯度回波反相位检查信号无下降;增强扫描,肿瘤实体部分发生明显强化。

本例患者53岁,体检发现CA72-4水平增高,进一步体检发现左肾占位,既往无高血压病史,亦无出汗、心悸、腹痛等症状。实验室检查去甲肾上腺素(NE)、肾上腺素(E)、多巴胺(DA)、香草扁桃酸(VMA)、间羟肾上腺素(MN)、去甲间羟肾上腺素(NMN)水平均未见明显异常,而醛固酮水平确实有所增高,应该是左侧肾上腺的另一病变——肾上腺皮质结节状增生所致。^{131}I-MIBG显像因具有较强的特异性而被广泛应用于嗜铬细胞瘤的临床诊断。国内有研究发现,对于血MN与MIBG检查为阴性但临床怀疑为嗜铬细胞瘤的患者,^{18}F-FDG PET/CT可作为辅助诊断手段,降低漏诊率。

参考文献

[1]　Blake M A, Kalra M K, Maher M M, et al. Pheochromocytoma: an imaging chameleon[J]. Radiographics, 2004,24(Suppl 1):87 - 89.

[2]　李海明,夏淦林,冯峰,等.CT及MRI诊断良性嗜铬细胞瘤价值[J].中华实用诊断与治疗杂志,2014,28(3):290 - 292.

[3]　何明宸,许茂盛,喻迎星,等.嗜铬细胞瘤的CT与MRI诊断[J].医学影像学杂志,2014,24(7):1259 - 1261.

[4]　张慧玮,华逢春,管一晖,等.双侧肾上腺嗜铬细胞瘤FDG PET/CT显像1例[J].上海医学影像,2010,19(3):235 - 237.

[5]　席云,张敏,郭睿,等.^{18}F-FDG PET/CT显像SUV_{max}与嗜铬细胞瘤恶性程度的相关性探讨[J].中华核医学与分子影像杂志,2012,32(4):259 - 264.

（林丽莉　赵　葵）

Case 79 异位嗜铬细胞瘤

简要病史))

　　患者,男性,41岁。体检发现腹膜后肿大淋巴结,自诉无明显不适;2013年,行阑尾切除术;余既往史无殊。追问病史有间歇性高血压。

其他影像检查资料))

　　B超检查示腹膜后肿大淋巴结。

PET/CT影像))

　　PET/CT影像见图79-1～图79-3。

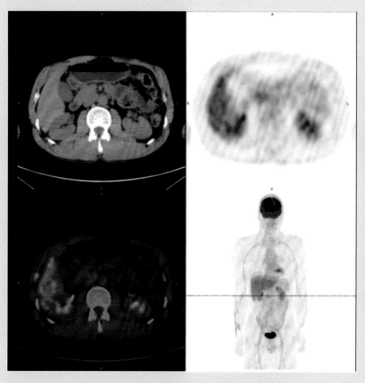

图79-1

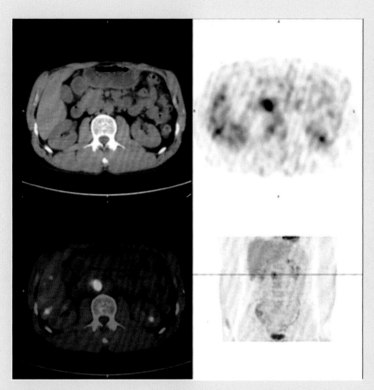

图 79 - 2

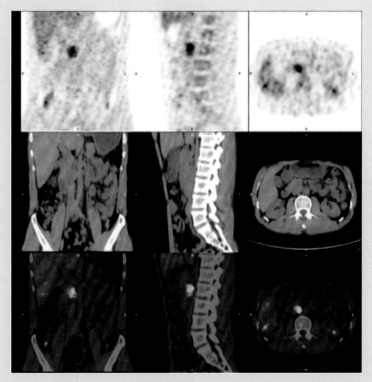

图 79 - 3

影像解读)))

PET/CT影像示:腹膜后胰头后方见软组织密度结节影,大小为30mm×28mm×25mm,边界清,密度尚匀,^{18}F-FDG代谢增高,SUV$_{max}$为3.4(见图79 - 1)。图79 - 2为延迟1小时后PET/CT显像,延迟SUV$_{max}$为6.0;图79 - 3为3×3融合图像。

最终诊断)))

术后病理诊断:异位嗜铬细胞瘤。

鉴别诊断)))

1. 腹膜后肿大淋巴结。
2. 神经源性肿瘤。
3. 巨淋巴细胞增生症。

教学要点)))

嗜铬细胞瘤为起源于神经外胚层嗜铬组织的肿瘤,主要分泌儿茶酚胺。根据肿瘤来自交感神经或副交感神经,可将副神经节瘤分为副交感神经副神经节瘤(包括化学感受器瘤、颈动脉体瘤等)和交感神经副神经节瘤(包括腹膜后、盆腔及纵隔后的副神经节瘤)。部分嗜铬细胞瘤患者可因长期高血压而致心、脑、肾严重损害,或因突发严重高血压而导致危象,危及生命,但如能及时、早期获得诊断和治疗,通常这类继发性高血压是可治愈的。嗜铬细胞瘤在高血压患者中的患病率为0.05%～0.2%,发病年龄高峰为20～50岁。嗜铬细胞瘤位于肾上腺者占80%～90%,且多为一侧性;肾上腺外的肿瘤主要位于腹膜外、腹主动脉旁。嗜铬细胞瘤多为良性,恶性者约占10%。与大部分肿瘤相同,散发型嗜铬细胞瘤的病因目前尚不清楚。家族型嗜铬细胞瘤则与遗传有关。

(黄 佳 郑 勇)

第四篇

肌肉与骨骼

Case 80 左髋软骨肉瘤

（二维码）

简要病史

患者,男性,53岁。2年前,在无明显诱因下出现左臀部疼痛不适感,疼痛性质为轻度持续性钝痛,未予以重视。半年前,患者症状开始逐渐加重,伴行走不便,局部压痛,无畏寒、发热,无皮肤破溃,无下肢麻木。在当地医院行CT检查,提示"腰椎间盘突出",予以口服药物治疗,症状无明显好转。既往有胃炎病史3年,有吸烟史20余年,无饮酒史。

四肢关节及补充情况:左臀部、髋部局部压痛及叩痛阳性,无明显肿胀,左髋活动受限。左髋"4"字试验阳性。左髋关节活动度:屈90°←→0°伸,内旋10°←→10°外旋,内收10°←→10°外展。足背动脉搏动良好,肢端血供、活动好,感觉正常。

实验室检查

白细胞计数 $11.3×10^9$/L(↑),血钙1.91mmol/L(↓),血钾3.36mmol/L(↓),血清淀粉样蛋白A 26.7mg/L(↑),碱性磷酸酶153U/L(↑),尿微量白蛋白>0.15g/L(↑),IgE 348.0U/mL(↑),红细胞沉降率37.0mm/h(↑)。肿瘤标志物检验(男性)均正常,乙肝表面抗原阴性,骨密度基本正常。

其他影像检查资料

骨盆X线片示:左侧髋臼骨质破坏,转移性骨肿瘤待排除。

MR和CT影像分别见图80-1和图80-2。

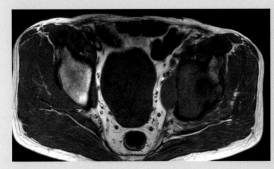
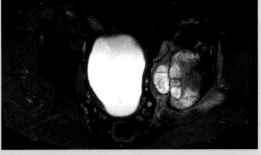

A   B

图80-1(1)

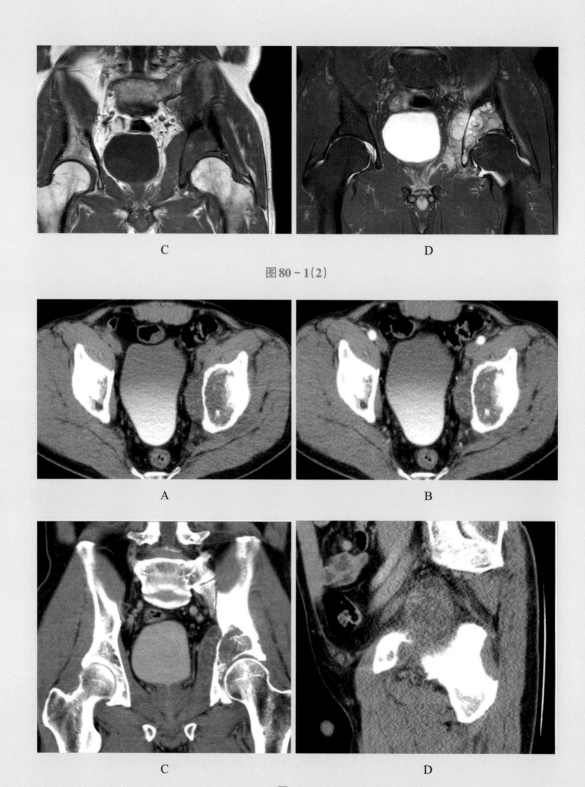

C   D

图 80 - 1(2)

A   B

C   D

图 80 - 2

PET/CT影像

PET/CT影像见图80-3～图80-6。

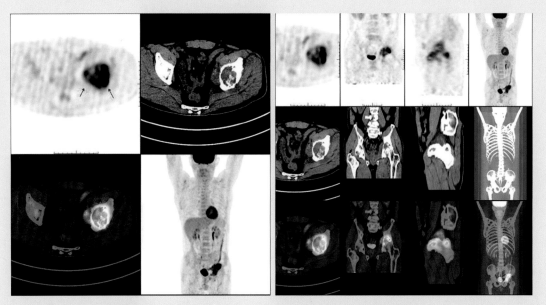

图80-3　　　　　　　　　　　　　　　图80-4

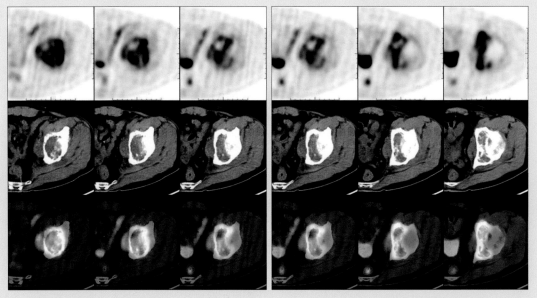

图80-5　　　　　　　　　　　　　　　图80-6

影像解读))) --

MR 影像(见图 80-1)示:左侧髂骨、髋臼、耻骨、坐骨骨质信号异常,T_1WI 呈低信号,T_2WI+FS 呈不均匀高信号;髋臼内侧局部形成软组织肿块,周围软组织局部水肿,呈片状 T_2WI 高信号,左髋关节囊少量积液。

CT 影像(见图 80-2)示:左髂骨、髋臼见不规则骨质破坏区,内侧见软组织肿块,大小为 38mm×23mm,其内密度不均,可见散在斑点、斑片状致密灶,增强扫描呈不均性轻度强化。周围未见异常肿大淋巴结。

PET/CT 影像(见图 80-3~图 80-6)示:左髂骨、坐骨、髋臼、耻骨上支骨质密度不均,见斑片状不规则骨质破坏,放射性摄取异常增高,SUV_{max} 为 11.0。其中,左髋内侧见软组织肿块影,边界欠清,其内见点状、短条状高密度影,放射性摄取异常增高,SUV_{max} 为 5.5,左侧闭孔内肌上缘受累。左侧股骨头完整,未见异常放射性摄取增高灶。

最终诊断))) --

穿刺活检病理:软骨源性肿瘤,结合影像学考虑高分化软骨肉瘤。

左半骨盆切除术后,请上级医院病理科会诊结果:(左髋臼)软骨肉瘤 1~2 级,局灶可见去分化(约5%),结合免疫组化结果,去分化成分考虑多形性未分化肉瘤/恶性纤维组织细胞瘤,肿块大小为65mm×50mm,局灶可见坏死(见图 80-7)。

免疫组化:S-100(一),SMA(散在+),Demin(一),CD34(一),CD31(一),Ki-67(50%+),CD68(一),CD163(散在+)。

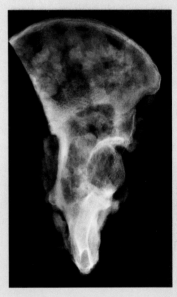

图 80-7

鉴别诊断))) --

1. 骨转移瘤。

2. 骨髓瘤。

3. 骨巨细胞瘤。

4. 其他来源的骨恶性肿瘤,如 Ewing 肉瘤、骨肉瘤等。

教学要点

软骨肉瘤是一种常见的恶性骨肿瘤,发病率仅次于多发性骨髓瘤和骨肉瘤,占原发恶性骨肿瘤的20%～27%,大多数继发于良性软骨肿瘤,如内生性软骨瘤和骨软骨瘤。其基本瘤组织是发育完全的软骨组织,无肿瘤性骨样组织。软骨直接由肉瘤性软骨细胞形成,常伴有钙化、骨化和黏液性变。软骨肉瘤的主要病理类型包括普通髓腔型、黏液型、间质型、透明细胞型和去分化型。该病主要发生于30岁以上的成年人。软骨肉瘤一般起病缓慢,最常见的症状是疼痛,开始为钝痛,呈间歇性疼痛,逐渐加重;其后是包块慢慢增长,关节活动受限,肿块局部温度较高。其好发部位包括长管状骨(以股骨最常见)、髂骨、肋骨、脊柱、肩胛骨、胸骨等。

本病例根据CT、MRI及PET/CT影像分析,诊断软骨肉瘤正确,病理提示存在去分化成分,考虑为Ⅲ级,具有侵袭性,可有远处转移及局部复发。其主要鉴别诊断如下:转移瘤往往有原发病灶;骨肉瘤软组织肿块内有不同形式的瘤骨形成,常可见骨膜反应;骨巨细胞瘤呈横向膨胀性生长,其内可见纤细骨嵴形成的皂泡样分隔;骨髓瘤往往多发且伴不同程度的溶骨性骨质破坏。

软骨肉瘤手术需彻底,否则易复发。复发后的软骨肉瘤侵袭性更强。手术治疗后,患者5年生存率为60.9%,10年生存率为34.8%,较骨肉瘤预后好。肿瘤组织学分度与转移相关,是患者长期生存率最重要的判定指标。近年来,少量报道称,部分软骨肉瘤仍对放射治疗有一定的敏感性。此外,目前尚无成熟的针对软骨肉瘤的化疗方案。

参考文献

[1] 郝大鹏,徐文坚,王振常,等.软骨肉瘤的CT和MRI诊断[J].中国医学影像技术,2009,25(1):121-124.

[2] Resnick D, Kransdorf M J. Bone and Joint Imaging[M]. Beijing: Peoples Military Medical Press, 2007.

[3] 周建军,丁建国,曾蒙苏,等.原发性软骨肉瘤影像学表现与病理关系[J].放射学实践,2008,23(1):62-65.

[4] 刘国清,黄信华,许乙凯.原发性软骨肉瘤的组织病理学与影像学表现的对比研究[J].临床放射学杂志,2007,26(1):80-82.

(肖扬锐　王祖飞)

Case 81　儿童B细胞淋巴瘤

简要病史)))------

患儿,男性,9岁6个月。3个月前,出现右上肢疼痛,疼痛不剧,能自行缓解;后出现右下肢疼痛,反复发作,活动不受限,时有低热。近日再次出现右下肢疼痛,伴流涕,偶有咳嗽,以"肢体疼痛原因待查"收住入院。近3个月,体重减轻约2kg。否认有结核病史。

入院查体:体温37.3℃,全身皮肤未见黄染、皮疹及出血点,颌下可及2枚花生米大小的淋巴结,活动度可,边界清,无压痛,余浅表淋巴结未及肿大。双侧扁桃体Ⅰ度肿大,肝脾肋下未及,右侧髋关节压痛(+)。

实验室检查)))------

血常规+CRP:白细胞计数6.6×10⁹/L,中性粒细胞百分比84.7%,淋巴细胞百分比12.1%,血红蛋白123g/L,血小板计数525×10⁹/L,CRP 8.1mg/L。

ASO正常。PPD试验(-)。ESR 27mm/h。

肿瘤标志物(男性):CEA 0.8ng/mL,AFP 1.93ng/mL,CA19-9 8.26U/mL,CA50 6.00U/mL,CA72-4 5.05U/mL,CYFRA 21-1 1.06ng/mL,NSE 4.98ng/mL,T-PSA 0.001ng/mL,F-PSA<0.001ng/mL,铁蛋白97.5ng/mL,SCC 0.70ng/mL。

T细胞+NK细胞+B细胞:T细胞(CD3+)66.10%,辅助性T细胞(CD3+/CD4+)28.30%,抑制性T细胞(CD3+/CD8+)14.10%,CD4+/CD8+ 2.01%,CD19+14.30%,NK细胞(CD3-/CD16+CD56+)18.10%。

其他影像检查资料)))------

X线片见图81-1。

MR平扫+增强影像见图81-2和图81-3。

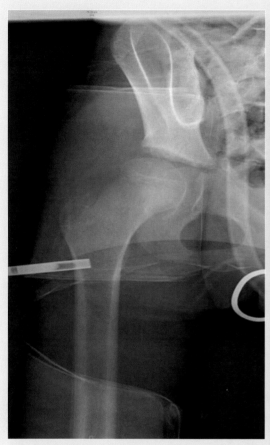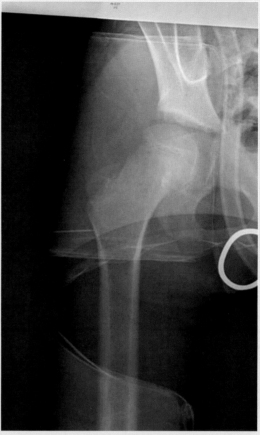

A   B

图 81 - 1

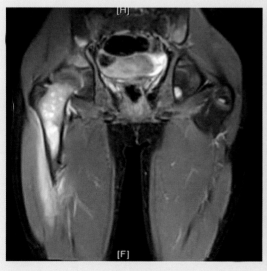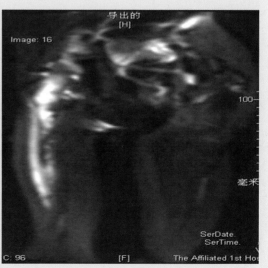

A   B

图 81 - 2

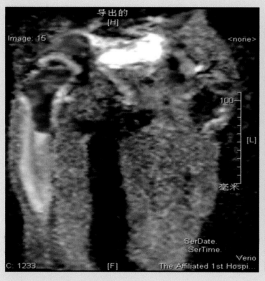
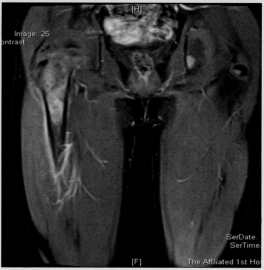

A   B

图 81 - 3

SPECT 影像

SPECT 全身骨显像见图 81 - 4。

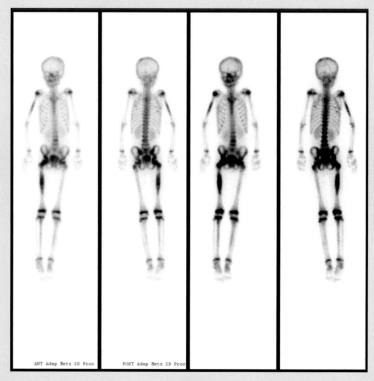

图 81 - 4

影像解读

双髋关节 X 线正位片(见图 81-1)示:右侧股骨部分髓腔密度降低,骨干周围呈轻度葱皮样骨膜反应;左侧坐骨局部骨质密度降低;右侧骶髂关节模糊不清;所见左侧股骨未见明显异常改变。

右下肢(上段)MR 平扫＋增强(见图 81-2 和图 81-3)示:右侧股骨部分髓腔信号降低,骨干周围呈轻度葱皮样骨膜反应;左侧坐骨局部骨质信号降低。右侧骶髂关节模糊不清;所见左侧股骨未见明显异常改变;右侧股骨全长骨髓及周围软组织信号异常,所见部分骨盆、左侧股骨大转子、左侧胫骨中段多发性骨髓信号异常。

SPECT 全身骨显像(见图 81-4)示:颅骨,右 6、7 肋,胸椎 4,腰椎 4,骶椎,右宽臼,左肩胛骨,右肱骨,右股骨骨质代谢异常活跃。不排除恶性肿瘤的可能。

最终诊断

最终诊断为非霍奇金淋巴瘤(B 细胞型Ⅳ期)。

鉴别诊断

1. 转移性肿瘤

65%～70% 的恶性肿瘤晚期会经各种途径发生骨转移,男性多于女性,发病年龄以 40 岁以上多见。一旦发生骨转移,将会出现骨痛、高钙血症、病理性骨折、脊髓压迫等临床症状。转移性肿瘤骨显像的特点是多发、无规则的显像剂异常浓聚,少数也可单发,以中轴骨多见,常侵犯脊柱、肋骨、骨盆、四肢近端,而四肢远端不常见,部分可见骨质破坏形成的放射性缺损区。

2. 骨结核

骨结核大多由肺结核继发。起病多较缓慢,全身症状隐蔽,患者可有低热、倦怠、盗汗、食欲减退和消瘦等。结合结核病史、接触史、接种史及 PPD 试验、T-SPOT、抗结核抗体检测等有助于诊断。骨显像对骨结核探查的灵敏度高,但特异性差。骨结核骨显像的特点为单骨或多骨显像剂摄取增加,可累及中轴骨及四肢骨,而这种情况也可见于恶性肿瘤骨转移,故还需结合病史、临床症状、CT 或 X 线检查等进行鉴别诊断。

3. 急性化脓性骨髓炎

化脓性骨髓炎根据病程可分为急性化脓性骨髓炎和慢性化脓性骨髓炎。化脓性骨髓炎最常见于男性,且在婴幼儿及青少年的发病率较高,这与该年龄层人群易发生外伤有关。急性化脓性骨髓炎病程较短,常有明确的急性病史,有死骨、骨质破坏与增生同时存在。该病易侵犯长骨,好发部位为股骨和胫骨等长骨的干骺端。骨髓炎典型的骨显像征象是在骨受侵犯区域内,显像剂摄取明显增加,最早在症状出现24～48小时即可被发现。骨髓炎感染灶显像剂摄取与炎症、局部血流量增加以及代谢活性增高有关,故三/四时相骨显像能提高异常征象的特异性,有助于骨髓炎的早期诊断和鉴别诊断。

教学要点

儿童非霍奇金淋巴瘤(NHL)是源于淋巴系统组织和细胞的一类疾病的总称。儿童NHL与成人有很大不同,病情复杂多样,有时确诊非常困难。NHL的诊断依赖于病理诊断,需要有足够的活检肿瘤组织。本例患儿曾多次取骨组织进行活检,后经多家医院会诊确诊为B细胞淋巴瘤。儿童NHL的临床表现多样,病理分型复杂,临床进展迅速,易累及骨髓和中枢神经系统,但如果病理诊断及时、准确,临床分期和各种危险因素评估细致,那么根据不同组别实施不同强度和疗程的治疗方案,通常预后良好,多数患者的5年无事件生存率可达70%～80%。本例患儿化疗6个疗程,病情明显缓解。至2015年3月,体重增加了10kg,身高增加了3cm,并已经恢复半天上学。

儿童原发于骨的NHL发病率为6.8%,骨显像可以较好地显示受累骨骼,而MRI可以显示骨髓受累程度及探测其他病灶。骨显像可以早期发现骨骼病变且灵敏度高。NHL主要表现为受累骨骼的显像剂异常浓聚,需要与同样可累及多骨的转移性骨肿瘤、骨结核及骨髓炎相鉴别。通过^{18}F-FDG PET/CT显像,可以全面地了解淋巴瘤全身累及情况。因此,^{18}F-FDG PET/CT显像可用于淋巴瘤的分期、再分期、治疗反应评估、复发监测、预后评价及干细胞移植前评估。PET/CT在儿童NHL诊断、定位、放疗及早期评价治疗反应方面均优于普通X线、CT、MRI、超声及其他影像学方法和骨髓活检。随着PET/CT检查的普及,其有望成为NHL的一线影像检查方法。

参考文献

[1] Rosenthal H, Kolb R, Gratz K F, et al. Bone manifestations in non-Hodgkin's lymphoma in childhood and adolescence[J]. Radiologe, 2000,40(8):737-744.

[2] Non-Hodgkin's Lymphomas NCCN Version 1.2016.

[3] Qiu L, Chen Y, Wu J. The role of ^{18}F-FDG PET and ^{18}F-FDG PET/CT in the evaluation of pediatric Hodgkin's lymphoma and non-Hodgkin's lymphoma[J]. Hell

J Nucl Med, 2013, 16(3): 230 − 236.

[4] Cheng G, Chen W, Chamroonrat W, et al. Biopsy versus FDG PET/CT in the initial evaluation of bone marrow involvement in pediatric lymphoma patients [J]. Eur J Nucl Med Mol Imaging, 2011, 38(8): 1469 − 1476.

（张丽霞）

Case 82　磷酸盐尿性间叶肿瘤

简要病史))) ---

　　患者,女性,57岁。5年前,在无明显诱因下感右第三脚趾疼痛,逐渐发展至全身,自觉疼痛呈抽搐感;活动后,疼痛症状明显加重;平卧时,症状明显减轻,甚至无疼痛;行走时,自觉双下肢僵直感,活动后症状明显加重。

　　2011年12月,曾到当地医院就诊,予以完善各项检查,诊断为低磷血症(近端肾小管受损,骨软化),予以磷酸氢二钠和10%尼泊金乙酯醇液口服治疗。

　　自2012年4月开始,患者全身疼痛症状明显好转。

　　2016年10月前,在无明显诱因下出现双膝酸胀不适,症状尤以左侧为著,再到医院就诊,行左膝关节MRI检查,提示:双侧股骨病变(结合平片),符合低磷血症的诊断。给予降钙素、强磷酸盐制剂、钙剂、维生素D、甲钴胺等治疗,疗效不佳。后转院诊断为低磷性骨软化病,给予磷酸二氢钙、磷酸氢二钙口服治疗,疼痛缓解,现可使用助行器行走。

　　患者自发病以来无畏寒、发热,无头晕、四肢麻木、乏力,无出血等症状。体格检查:双下肢轻度水肿,四肢肌力、肌张力、深感觉、体温基本正常,双上肢、双下肢痛觉过强。为进一步明确诊断行PET/CT检查。

实验室检查))) ---

　　25-羟维生素 D_3 水平(20.54nmol/L)降低,碱性磷酸酶水平(171U/L)升高,血磷水平(0.40mmol/L)降低,24小时尿磷、尿钙水平升高,血钙水平正常,甲状旁腺素、降钙素水平正常。

　　血常规、尿常规检查及其他肿瘤指标未见异常。

其他影像检查资料)))

X线片见图82-1。MR影像见图82-2。

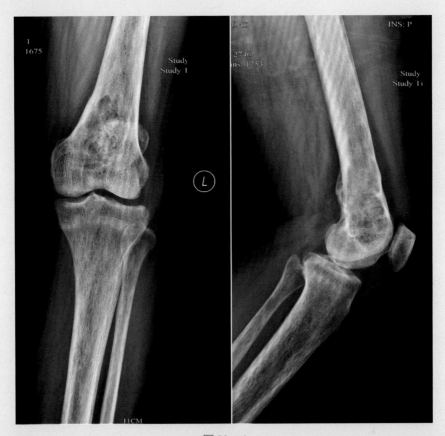

图82-1

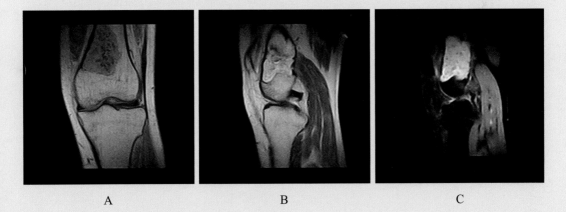

A   B   C

图82-2

PET/CT影像)))

PET/CT影像见图82-3和图82-4。

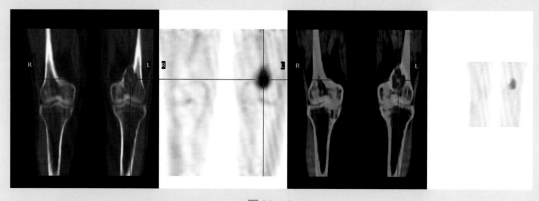

图82-3

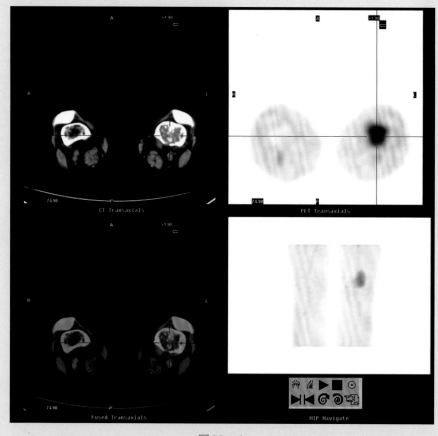

图82-4

影像解读 〉〉〉 -

X线片(见图82-1)示:左股骨下段见类圆形低密度骨质破坏区,膨胀偏心性生长,内部密度不均,边界欠清,邻近骨皮质变薄。

MR影像(见图82-2)示:左股骨干骺段见一膨胀性偏心性骨质破坏区,T_1WI呈等信号,T_2WI呈稍高信号,压脂相呈高信号,其内见点状、短条状骨嵴,边界尚清,周围骨皮质变薄。

CT示左股骨下段可见中央性溶骨性骨质破坏,其内多发斑点状钙化,骨皮质中断,周围未见明显软组织肿块;PET示骨质破坏区放射性摄取明显增高,SUV_{max}为4.89(见图82-3和图82-4)。

最终诊断 〉〉〉 -

刮除术后,病理诊断:左股骨送检物由短梭形细胞组成,其间有大量小血管,部分短梭形细胞围绕血管生长;另可见灶性骨样组织形成(见图82-5)。结合临床可符合磷酸盐尿性间叶肿瘤(混合结缔组织亚型)的诊断。

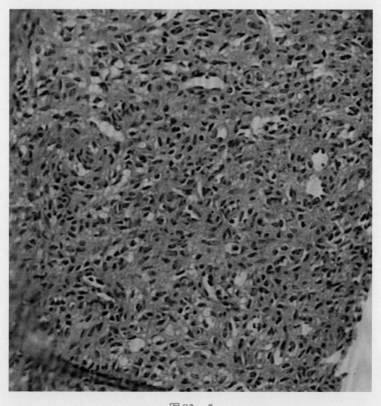

图82-5

鉴别诊断))) ⌐⌐

1. 骨巨细胞瘤。
2. 软骨肉瘤。
3. 骨棕色瘤。

教学要点))) ⌐⌐

　　磷酸盐尿性间叶肿瘤是一种非常罕见的肿瘤,是引起肿瘤源性骨软化症的主要肿瘤类型,其主要分为以下四个亚型:混合结缔组织亚型、骨母细胞瘤样、非骨化性纤维瘤样和骨化性纤维瘤样。其中以第一种亚型最多,后三种亚型发生于骨组织。该病多发生于中年人,起病隐匿,生长缓慢,最多见于四肢,其次为头面部。该病主要表现为随病程进展而逐渐加重的骨骼疼痛、畸形、活动受限、身材缩短和肌无力。绝大多数磷酸盐尿性间叶肿瘤为良性;恶性者表现为梭形细胞异型性增加,核分裂象增加($>5/10$ HPF),呈肉瘤样形态。该病临床表现为局部复发或远处转移。目前的治疗手段为肿瘤完整切除,切除病灶后患者可获痊愈。术后数日或数周内,各项生化指标将恢复正常,但其骨软化症的恢复将需时数月。生化检查的特点为难以纠正的顽固性低磷血症、磷酸盐尿、高血清碱性磷酸酶,而血钙、甲状旁腺激素及$1,25\text{-}(OH)_2$-维生素D_3水平正常。其影像学检查表现有骨密度普遍降低、假骨折、骨骼畸形、骨盆狭窄等,有关核素显像($^{18}F\text{-}FDG$ PET/CT)的报道甚少,部分文献报道推荐先行^{99m}Tc-生长抑素扫描寻找体内肿瘤及定位。但也有文献报道,并非所有的肿瘤源性骨软化症相关肿瘤均表达生长抑素受体。对于^{99m}Tc-生长抑素扫描阴性者,需要联合X线、CT、MRI及PET/CT做进一步检查。对于发生于骨骼内的肿瘤,主要与骨巨细胞瘤、软骨肉瘤及骨棕色瘤等肿瘤相鉴别,根据各自影像学相对特征性表现,再结合病理与临床病史,以作出正确的诊断。

　　回顾此病例,可能影像科医师,甚至包括部分临床年轻医师对此疾病缺乏足够的认识,同时"肿瘤相关性低磷性骨软化症"在日常工作中确实罕见,因此在诊断时一般很难想到此病。另外,本例患者发病多年,可以肯定的是隐藏在左股骨下端的骨肿瘤未能被及时发现,故治疗总不能从根本上解决问题,患者病情渐进性加重,虽然病程中曾在外院行PET/CT检查,但常规扫描只包括头至大腿根部,而遗漏了股骨下段的骨肿瘤。因此,我们在日常临床工作中,对于顽固性低磷血症患者,在不能明确病因的情况下,一定要重视对患者四肢及头面部等好发部位肿瘤性病变的筛查,以排除肿瘤源性骨软化症的可能。此外,对于核医学科医师来说,一定要养成扫描前认真读取申请单上详细病史的习惯,必要时应果断作出局部加扫或延迟扫描的决定。

参考文献 〉〉〉--

[1] Folpe A L, Fanburg-Smith J C, Billings S D, et al. Most osteomalacia-associated mesenchymal tumors are a single histopathologic entity: an analysis of 32 cases and a comprehensive review of the literature [J]. Am J Surg Pathol, 2004, 28(1):1-30.

[2] Suryawanshi P, Agarwal M, Dhake R, et al. Phosphaturic mesenchymal tumor with chondromyxoid fibroma-like feature: an unusual morphological appearance [J]. Skeletal Radiol, 2011, 40(11):1481-1485.

[3] Hu F K, Yuan F, Jiang C Y, et al. Tumor-induced osteomalacia with elevated fibroblast growth factor 23: a case of phosphaturic mesenchymal tumor mixed with connective tissue variants and review of the literature [J]. Chin J Cancer, 2011, 30(11):794-804.

[4] Ungari C, Rocchi G, Rinna C, et al. Hypophosphaturic mesenchymal tumor of the ethmoid associated with oncogenic osteomalacia [J]. J Craniofac Surg, 2004, 15(3): 523-527.

（潘建虎　沈小东　陈泯涵　张宝燕）

Case 83　　首发骨髓浸润淋巴瘤

简要病史 》》》--

　　患者,男性,73岁。5个多月前,出现畏寒、发热伴双下肢水肿,发热一直持续,最高达40℃,同时伴有气促、出汗,无头痛、头晕,无恶心、呕吐,无咳嗽、咳痰等不适,患者反复去医院就诊,症状未缓解。9年前,发现冠心病;30多年前,曾行腹外疝手术;余既往史无殊。体格检查:精神虚,重度贫血貌;取坐位,两肺未及明显干湿啰音,肝脾肋下可及,双下肢可及凹陷性水肿。

实验室检查 》》》--

　　白细胞计数 6.2×10^9/L,中性粒细胞百分比 76.4%(↑),淋巴细胞百分比 13.4%(↓),单核细胞百分比 8.9%,红细胞计数 1.83×10^{12}/L(↓),血红蛋白 56g/L(↓),血小板计数 79×10^9/L(↓),CRP 15.0mg/L(↑),类风湿因子 44.8U/mL(↑),降钙素原(PCT)0.8ng/mL(↑)。

　　ESR在正常范围内,免疫球蛋白、抗核抗体系列及T-SPOT均为阴性。

　　骨髓常规:粒系增生伴胞核左移,NAP积分增高。

　　骨髓免疫分析:未见明显异常原始或异常幼稚细胞群。

　　骨髓活检:粒系造血组织增生活跃。

其他影像检查资料 》》》--------------------------------------

　　双侧胫腓骨CT平扫影像见图83-1。

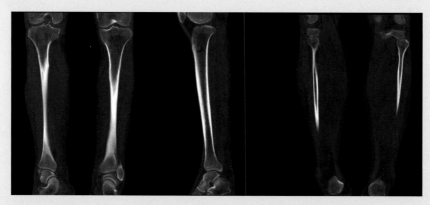

图83-1

PET/CT影像

PET/CT影像见图83-2～图83-6。

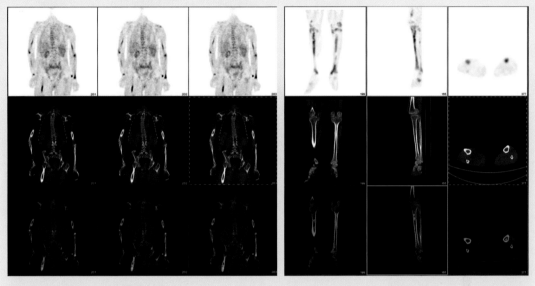

图83-2 图83-3

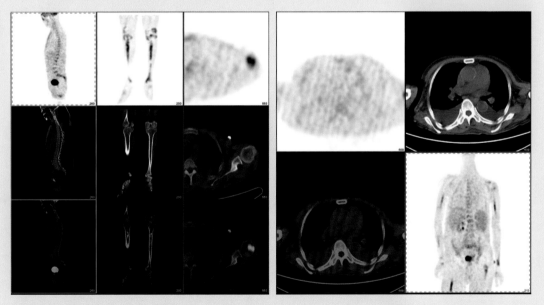

图83-4 图83-5

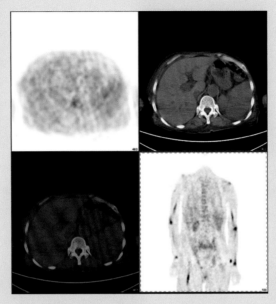

图 83 - 6

影像解读 》》 —————————————————————————————

　　双侧胫腓骨 CT 平扫影像(见图 83 - 1)示:双侧胫、腓骨近侧端及远侧端骨小梁不清晰,呈云雾状及地图状,骨髓腔密度普遍稍高;骨皮质光整、连续。

　　PET/CT 影像示:四肢骨骼、部分椎体髓腔 ^{18}F-FDG 代谢明显增高,以双下肢为著,SUV$_{max}$ 为 8.8;余扫描区域内骨骼髓腔亦呈弥漫性 ^{18}F-FDG 代谢增高(见图 83 - 2～图 83 - 4)。脾稍大伴 ^{18}F-FDG 代谢轻度增高,SUV$_{max}$ 为 2.7;双侧胸腔积液(见图 83 - 5 和图 83 - 6)。

最终诊断 》》 —————————————————————————————

　　行左胫骨上段切开活检术,病理:(左小腿胫骨上段)B 淋巴细胞异常浸润(首先考虑大 B 细胞淋巴瘤)。免疫组化:CD3(−),CD20(＋),CD79a(＋),CD10(−),Bcl-2(＋),Bcl-6(部分＋),MUM1(少),Ki-67(高),CD43(部分＋),Cyclin D1(−),MPO(少量＋),CK(pan)(−),CD21(−)。

鉴别诊断 》》 —————————————————————————————

　　1. 多发性骨髓瘤。

　　2. 骨髓转移性肿瘤。

　　3. 炎性感染性病变。

教学要点

　　淋巴瘤是一种起源于淋巴结和淋巴组织的血液系统恶性肿瘤,临床表现主要为淋巴结无痛性进行性肿大,晚期常累及肝、脾以及骨髓等结外器官。部分淋巴瘤早期即可出现骨髓浸润,但仅以首发骨髓侵犯为唯一表现者极为罕见。淋巴瘤是否存在骨髓浸润对于患者的临床分期、治疗和预后至关重要,一旦伴有骨髓浸润,临床分期即为Ⅳ期。因此,对淋巴瘤骨髓浸润进行早期诊断及治疗尤为重要。目前,骨髓穿刺活检组织病理学检查是诊断淋巴瘤骨髓浸润的"金标准"。在此基础上,^{18}F-FDG PET/CT检查可作为骨髓穿刺活检的重要补充。在PET/CT的指导下行骨髓穿刺活检,可提高淋巴瘤骨髓浸润诊断的灵敏度和特异度。多项研究显示,PET/CT诊断淋巴瘤骨髓浸润的灵敏度为65.3%～94%,特异度为89.9%～100%。

　　本例患者畏寒、发热伴双下肢水肿5个多月,检查发现血常规异常,临床不能明确病变;经PET/CT显像,提示无肿大淋巴结,仅有肝、脾大,骨髓多处^{18}F-FDG高代谢病变,为临床活检取材部位提供了指导。由于患者的临床症状,以及肝、脾不便取活检诊断,本病例并未得到脾大的病理切片,因此无法根据文献报道的淋巴瘤骨髓浸润和原发骨髓淋巴瘤的诊断依据而进一步鉴别。

参考文献

[1]　刘婧慧,李丽琴,王争明,等.淋巴瘤单发骨病变的^{18}F-FDG PET/CT影像学分析[J].现代肿瘤医学,2016,24(9):1452-1457.

（赵　葵　董孟杰　赵　欣）

Case 84　囊性肾癌伴全身多发骨转移

简要病史

　　患者,男性,58岁。2016年2月,"感冒"后出现乏力、纳差,偶有进食后恶心、呕吐,呕吐物为胃内容物,无寒战、发热,无头晕、头痛,无胸闷、气急,无腹痛、腹泻、黑便,无尿频、尿急、尿痛等症状。遂至当地医院行胃镜检查,提示慢性浅表性胃炎及胃体多发息肉,活检病理未见明显异常,予以制酸护胃等对症治疗后,病情无明显好转。之后,查血常规提示血三系均降低,铁蛋白水平升高明显,骨髓活检提示转移性腺癌,胸部CT、腹部CT及头颅CT均未见明显占位性病变,予以补液、升血细胞药物等对症治疗。为明确原发病灶,行PET/CT检查。

实验室检查

　　血红蛋白67g/L(↓),红细胞计数2.53×10¹²/L(↓),血小板计数64×10⁹/L(↓),网织红细胞百分比4.67%(↓),血浆D-二聚体104.010μg/mL(↑),CRP 48.35mg/L(↑),甘油三酯4.08mmol/L(↑),血清总胆红素44.54μmol/L(↑),直接胆红素18.01μmol/L(↑),间接胆红素26.53μmol/L(↑),尿酸506μmol/L(↑),乳酸脱氢酶800U/L(↑)。血肿瘤标志物检验:CA125 67.4U/mL(↑),SCC 2.00ng/mL(↑),NSE 14.05ng/mL(↑),铁蛋白2491.33ng/mL(↑)。分泌物涂片:检出真菌、白色念珠菌生长。

其他影像检查资料

　　CT影像见图84-1。

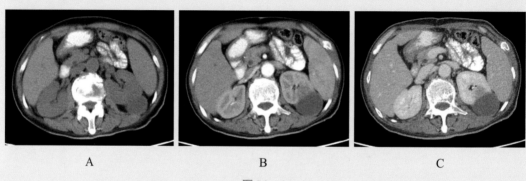

A　　　　　　　　　　B　　　　　　　　　　C

图84-1

PET/CT影像

PET/CT影像见图84-2～图84-4。

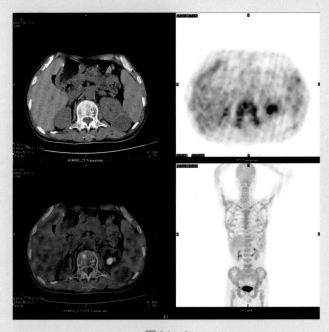

图84-2

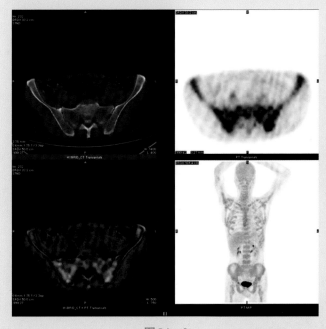

图84-3

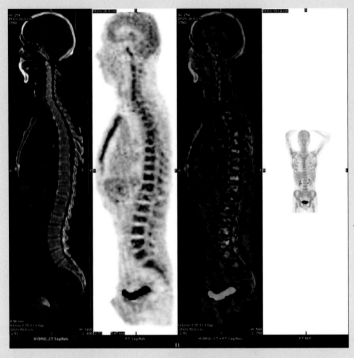

图84-4

影像解读

CT影像(见图84-1)示:左肾中部类圆形低密度灶,大小为19mm×16mm,边界欠清,增强后轻度强化;左肾外侧隆起性囊性灶,大小为40mm×36mm,增强后不强化。

PET/CT影像示:左肾中部类圆形囊性低密度灶,大小为41mm×35mm,前内侧囊壁欠光整;PET对应处放射性摄取不高(见图84-2)。中轴及所示四肢骨近端放射性摄取弥漫性增高,SUV$_{max}$为3.43;CT对应处骨密度普遍性不均匀稍减低,以模糊为主,部分呈虫蚀样或膨胀性囊样骨质吸收破坏改变(见图84-3和图84-4)。

最终诊断

右肩部肿块穿刺,穿刺病理结果见图84-5。

免疫组化:CK7(-),CK20(-),Villin(局灶阳性),PSA(-),PAP(-),P540S(+),RCC(-),CD10(-),Vimentin(+),Pax-2(+),Pax-8(+),TTF-1(-),TG(-),Napsin A(+)。

结合病理结果和免疫组化提示肾癌骨转移。

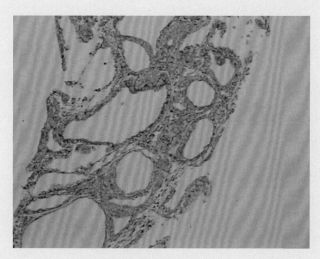

图84-5

鉴别诊断

1. 多发性骨髓瘤。
2. 白血病/淋巴瘤。
3. 感染性或增生性骨髓改变。

教学要点

　　囊性肾癌占肾癌总数的4%~10%。目前,影像学上显示的囊性肾癌可分为以下四种类型:多房囊性肾癌(最多见,占15%~40%)、单房囊性肾癌、肾囊肿癌变和肾癌囊性变。多房囊性肾癌多局限于肾脏,很少发生转移。单房囊性肾癌只有少数报道,了解较少。肾囊肿癌变由单个充满浆液性或血性液体的囊肿组成,肿瘤组织局限于肾囊肿内,很少浸润到周围肾实质。肾癌囊性变的恶性程度最高,40%以上会有远处转移,病死率高。囊性肾癌的临床表现无特异性,可见肉眼血尿,或表现为腹部包块、腰痛,但相对于一般肾癌,囊性肾癌患者的临床症状很少或没有,大多数患者是偶然发现病变的。对肾脏囊性病灶的鉴别诊断往往借助于增强CT及增强MRI,可以通过观察囊隔或实性结节处是否有增强来评估肿瘤的血供情况,从而了解其良恶性。^{18}F-FDG PET/CT显像对囊性肾癌,尤其以单纯性囊性密度为主的病灶的运用价值有限,葡萄糖摄取通常表现为假阴性,甚至表现为类似于单纯肾囊肿的完全缺损区。本病例PET/CT显像表现为全身骨骼、骨髓弥漫性稍高摄取,而且除骨外,全身其他组织器官均未见明显异常葡萄糖高摄取征象,尤其左肾囊性肾癌也表现为类似单纯肾囊肿的放射性减低缺损区。因此,第一诊断印象首先会考虑血液系统恶性肿瘤,如白血病、淋巴瘤、多发性骨髓瘤等,以及感染性或增生性骨髓改变等。但再仔细分析患者的临床表现、实验室及常规影像学检查等综合信息,又发现上述疾病诊断都有勉强和不符之处,如淋巴瘤可累及多个器官,最常见首先累及淋巴结,少数可首先累及结外器官,合并全身弥漫性骨髓浸润者已属于晚期,而且葡萄糖代谢大多数比较活跃;白血病及多发性骨髓瘤,实验室检查各自有特征性改变,而本病例均与之不相符;另外,患者无发热、无感染、无使用升白细胞药物等,故临床上也不支持感染性或增生性骨髓改变;最重要的一点是,患者骨髓活检高度疑似转移性腺癌,更增强了我们进一步寻找原发灶的信心,经反复仔细阅片,最终发现左肾囊性灶部分囊壁欠清晰锐利,稍有增厚模糊改变,遂报告提示临床排除左肾囊性肾癌的可能,并建议行增强CT扫描以协助评估,从而为最终临床诊断提供了非常宝贵和有决定性意义的意见。因此,在遇到隐匿性或者低代谢原发灶病例时,我们须重视CT解剖形态学图像表现,必要时追加完全剂量的CT或MR等常规影像学检查手段以协助诊断。

参考文献 》》

[1] 侯振江. 胱抑素C及其在肾脏疾病中的应用价值[J]. 中国微循环,2008,12(2):126-128.

[2] Filler G, Bökenkamp A, Hofmann W, et al. Cystatin C as a marker of GFR-history, indications, and future research[J]. Clin Bio Chem, 2005,38(1):1-8.

[3] Soto K, Coelho S, Rodrigues B, et al. Cystatin C as a marker of acute kidney injury in the emergency department[J]. Clin J Am Soc Nephrol, 2010,5(10):1745-1754.

(潘建虎　沈小东　陈泯涵　张宝燕)

Case 85　肋骨朗格汉斯细胞组织细胞增生症

简要病史

患者，男性，51岁。2个月前，在劳动后出现左侧肩部疼痛，无红肿，无活动受限等，未予以重视，休息后好转。1周前，在当地医院行X线检查，提示：左侧第二肋骨骨质破坏。为进一步诊治，遂入我院。CT检查示：左侧第二肋骨骨质破坏伴周围肿块形成，考虑肿瘤的可能。MR检查示：左侧第二肋骨恶性骨肿瘤伴软组织肿块形成，周围间隙肿胀。ECT检查示：左侧第二、三肋骨骨代谢局灶性活跃，建议进一步检查，排除肿瘤骨质侵犯。上腹部CT检查未见明显异常。

实验室检查

血常规检查：白细胞计数 $8.2 \times 10^9/L$（$4 \times 10^9/L \sim 10 \times 10^9/L$），中性粒细胞百分比 60.7%（50%～70%），淋巴细胞百分比24.2%（20%～40%），血红蛋白162g/L（131～172g/L），嗜酸性粒细胞百分比2.2%。

CRP 38.5mg/L（0～8mg/L）（↑）。

ESR 34mm/h（0～15mm/h）（↑）。

T-SPOT阴性。

结核抗菌抗体阴性。

肿瘤标志物AFP、CEA、CA125、CA19-9、铁蛋白、总PSA水平均在正常范围内。

其他影像检查资料

CT检查结果同上。

MR检查结果同上。

PET/CT影像

^{18}F-FDG PET/CT影像见图85－1。

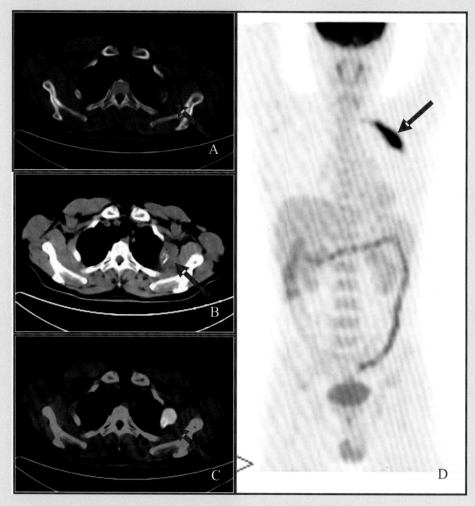

图85－1

影像解读

^{18}F-FDG PET/CT影像(见图85－1)示:左侧第二肋骨局部骨质破坏改变伴周围软组织肿块形成,放射性摄取增高,SUV$_{max}$为11.2,余全身未见明显异常^{18}F-FDG代谢增高灶。图85－1A:横断面骨窗箭头所示处为左第二肋骨膨胀性溶骨性骨质破坏;图85－1B:横断面纵隔窗箭头所示处为左第二肋骨膨胀性溶骨性骨质破坏伴局部软组织肿块形成;图85－1C:PET/CT融合图像上可见病灶处呈^{18}F-FDG高摄取,SUV$_{max}$为11.2;图85－1D:MIP图示沿左第二肋骨走行条形^{18}F-FDG代谢增高灶。

最终诊断

术后病理诊断:左侧第二肋骨朗格汉斯细胞组织细胞增生症,累及周围骨骼肌组织。

免疫组化:CK(散在＋),CK(pan)(＋),CD138(－),CK14(－),S-100(＋),CD68(＋),CD163(－),CD1a(＋)。

鉴别诊断

单发性/孤立性的浆细胞瘤的CT影像表现为单囊或多房状溶骨性骨质破坏,骨破坏区可完全为软组织肿块所替代,常突破骨质在附近形成软组织肿块,其在PET/CT影像上同样表现为膨胀性的溶骨性的骨质破坏伴软组织肿块,且病灶呈明显的^{18}F-FDG代谢增高。

教学要点

朗格汉斯细胞组织细胞增生症(LCH)是一种少见的良性、慢性感染性疾病,至今病因不明。它曾被命名为组织细胞增生症X。根据发病年龄、临床表现及预后,其可分为单灶性LCH(骨嗜酸性肉芽肿,eosinophilic granuloma of bone,EGB)、多灶性LCH(韩雪柯氏病,Hand-Schüller-Christian disease)和系统性LCH(勒雪病,Litter-Siwe disease)。前者病变最轻,也最常见,最常累及骨组织,好发部位为颅骨、肋骨、脊柱、肩胛骨等。后两者可累及内脏,包括淋巴结、肺和肝脏等。骨LCH是骨的瘤样病变,常发生于儿童和青少年,以男性多见;临床上无明显症状,多数患者在病变较重或外伤时才被发现;实验室检查白细胞总数可正常或略增高,分类可有嗜酸性粒细胞增高,红细胞沉降率升高等。骨LCH在X线和CT上常表现为单囊或多囊状溶骨性骨质破坏,破坏区可见骨质膨胀性改变伴软组织肿块,修复期可见不同程度的骨质硬化;MR影像检查,在T$_1$WI上呈等低信号,在T$_2$WI上呈稍高或高信号,增强可见强化;PET/CT影像常表现为膨胀性的溶骨性的骨质破坏伴或不伴软组织肿块形成,^{18}F-FDG代谢增高。

本例患者为中老年男性,发病年龄不典型,病变发生于肋骨,且为单发病变,临床表现不明显,临床病史仅是外伤后1个月发现左侧胸痛,实验室检查亦无明显的阳性表现,无论是在CT或MR,还是在PET/CT等影像上,其表现均缺乏特异性,因此难以与骨肿瘤及肿瘤样病变,特别是单发性的浆细胞瘤相鉴别。

有关骨LCH的PET/CT表现的报道较少,本病例及既往报道的病例均表现为^{18}F-FDG代谢增高,表明其葡萄糖代谢较为旺盛,可能与病变区有较多的朗格汉斯细胞、嗜酸性粒细胞、淋巴细胞及浆细胞有关。孤立性的浆细胞瘤在PET/CT影像上同样呈高^{18}F-FDG摄取表现。

综上所述,骨LCH的影像学缺乏特异性的表现,需与多种肿瘤及肿瘤样病变相鉴别。熟悉各种鉴别诊断的影像学表现,结合患者年龄、影像学诊断及实验室检查,有助于疾病诊断,而确诊仍需病理学及免疫组织化学检查。

参考文献 ▶▶▶

[1] Aruna D R, Pushpalatha G, Galgali S, et al. Langerhans cell histiocytosis[J]. J Indian Soc Periodontol, 2011, 15(3): 276 – 279.

[2] 刘彤华.诊断病理学[M]. 2版. 北京:人民卫生出版社, 2006.

[3] 李娜,杨春明,李亚明,等. 肋骨嗜酸性肉芽肿 PET/CT 及骨 ECT 影像:1 例报告[J]. 中国医科大学学报, 2013, 42(8): 762 – 763.

[4] 张清波,黄庆娟,陈建伟,等. 嗜酸性肉芽肿 PET/CT 图像特征及其诊断价值[J]. 江苏医药, 2014, 40(24): 3023 – 3024.

[5] 丁重阳,李天女.骨嗜酸性肉芽肿的^{18}F-FDG PET/CT 表现(附4例报告)[J]. 中国临床医学影像杂志, 2014, 25(10): 748 – 750.

[6] 王伟中,师毅冰,姚振威,等. 骨嗜酸性肉芽肿的 CT 诊断及病理基础[J]. 中国医学计算机成像杂志, 2012, 18(3): 249 – 252.

[7] 宋英儒,李国,张小波,等. 17 例孤立性浆细胞瘤的影像学分析[J]. 重庆医科大学学报, 2008, 33(10): 1218 – 1222.

[8] 黄朝华,关志伟,吴先衡,等. 正电子发射断层显像/X线计算机体层成像在脊柱孤立性浆细胞瘤中的诊断价值[J]. 实用医学影像杂志, 2013, 14(6): 463 – 465.

（林丽莉　赵　葵）

Case 86　胸椎嗜酸性肉芽肿

简要病史 》》》--

　　患者,女性,23岁。3天前,在无明显诱因下出现腰背部疼痛,为阵发性,无明显放射痛,余处无疼痛不适,腰背部活动无明显受限,无肢体疼痛、麻木等不适。既往史无殊。

实验室检查 》》》--

　　AFP、CEA、CA125、CA19-9、CA15-3水平均在正常范围内;结核抗体阴性;T-SPOT阴性;血常规、血生化检查未见明显异常。

其他影像检查资料 》》》--------------------------------

　　MR影像见图86-1。

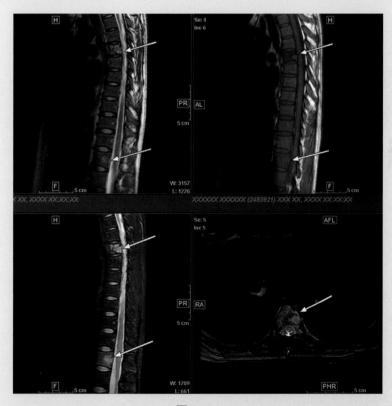

图86-1

PET/CT 影像)))

PET/CT影像见图86-2和图86-3。

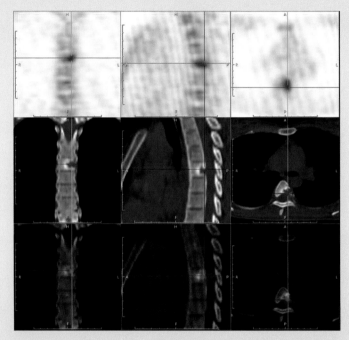

图86-2

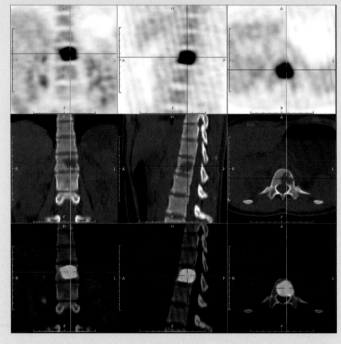

图86-3

影像解读 >>>

胸椎MR影像(见图86-1)示：T_5、T_{12}椎体及附件见不均匀T_1WI低信号影、T_2WI高信号影，椎旁左前缘软组织肿胀。

PET/CT影像(见图86-2和图86-3)示：T_5、T_{12}椎体骨质破坏，椎间隙未见明显狭窄，^{18}F-FDG代谢增高，SUV_{max}为8.8。

最终诊断 >>>

病理诊断：(T_{12}椎体穿刺)朗格汉斯细胞组织细胞增生症/嗜酸性肉芽肿(见图86-4)。

免疫组化：CD68($+$)，CD1a($+$)，CK($-$)，S-100($+$)。

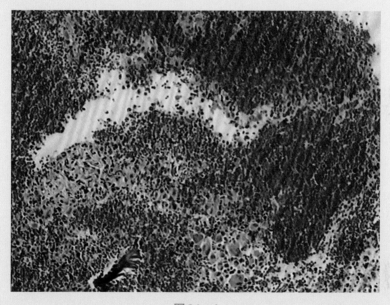

图86-4

鉴别诊断 >>>

1. 胸椎结核。
2. 胸椎转移瘤。

教学要点 >>>

骨嗜酸性肉芽肿是网状内皮组织细胞增生性疾病的一种，又被称为朗格汉斯细胞组织细胞增生症，病理上以骨质破坏、嗜酸性粒细胞浸润和大量组织细胞增生为特点。脊柱嗜酸性肉芽肿发病率较低，好发于儿童和青少年，可侵犯单个、多个相邻或间隔的椎体,以胸、腰椎最为常见,颈椎次之。其临床表现及影像学表现呈多样性。骨嗜酸性肉芽肿具有自限性,预后较好,对于孤立性病变和临床症状不典型的患者,可选择保守治疗;若病情进展或治疗无效,则可选择低剂量放疗或手术治疗。

参考文献 》》

[1] Weitzman S, Egeler RM. Langerhans cell histiocytosis: update for the pediatrician [J]. Curr Opin Pediatr, 2008, 20:23 − 29.

[2] Yanagawa T, Watanabe H, Shinozaki T, et al. The natural history of disappearing bone tumours and tumor-like conditions[J]. Clin Radiol, 2001, 56:877 − 886.

（王　玎　耿才正　张　杰）

Case 87 腰骶椎多发骨结核

简要病史

患者腰痛伴进行性加重 2 个多月。磁共振示腰、骶椎多发椎体信号异常,考虑椎体转移瘤的可能。既往体健。(注:本例患者为外院送检病例,故资料不完整。)

PET/CT 影像

PET/CT 影像见图 87 – 1～图 87 – 4。

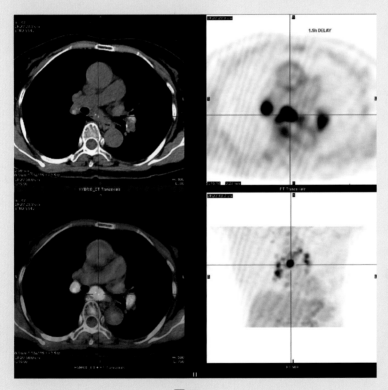

图 87 – 1

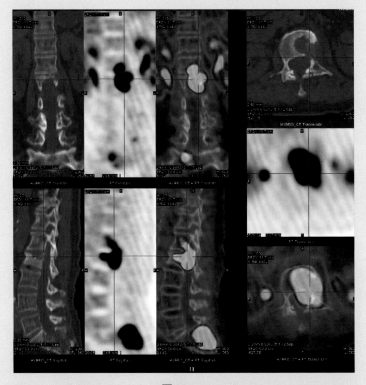

图 87 - 2

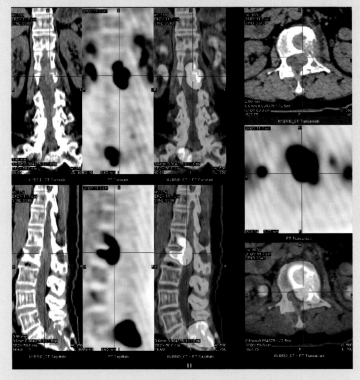

图 87 - 3

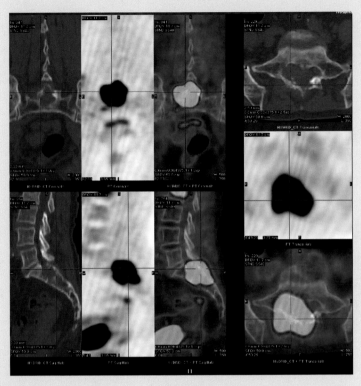

图 87-4

影像解读)))--

PET/CT影像示：纵隔及两肺门区多枚淋巴结肿大伴葡萄糖代谢异常增高，各淋巴结内可见程度不一钙化，糖代谢最高者位于隆嵴下，其大小为25.4mm×14.1mm，SUV_{max}为11.20，延迟1.5小时后上升至13.77，滞留指数约为22.9%（见图87-1）。L_1椎体左后下缘、L_2椎体左后下部及左侧椎弓根与横突骨质破坏伴软组织肿块形成，并伴葡萄糖代谢异常增高，SUV_{max}为14.53；破坏区周围轻度骨质硬化，左侧神经根受压（见图87-2和图87-3）。S_1、S_2棘突及右侧椎板、椎体右部骨质破坏伴软组织肿块形成，并伴葡萄糖代谢异常增高，SUV_{max}为12.92；破坏区部分残存骨骨质增生、硬化，右侧神经根受压（见图87-4）。

最终诊断)))--

对患者行脊椎病灶清除及内固定手术，病理示骨结核。

鉴别要点))) --

1. 骨转移瘤。

2. 骨髓瘤。

教学要点))) --

多发骨结核指由结核分枝杆菌引起的、非相邻的2处或2处以上同时发生的骨和（或）关节病变。多发骨结核可分为以下3种类型。①Ⅰ型：多发脊柱结核，病变仅涉及脊柱不同节段（或尽管是相同节段，但相隔至少1个椎体以上）。青壮年患者多表现为椎体内局限性骨质破坏，这可能与青壮年免疫力较强、结核杆菌毒力较低及多处于病变早期有关；而老年患者椎体结核以椎体内弥漫性骨质破坏为主，这可能与老年人免疫力低下、椎体骨质疏松且血运分布趋向平均有关。②Ⅱ型：多发关节结核，病变仅涉及不同部位关节。③Ⅲ型：复合多发骨结核，病变同时涉及关节、脊柱或其他部位。本例患者即属于Ⅰ型多发骨结核。

CT影像上，骨结核病灶的破坏区内可有砂粒样死骨，边缘骨质轻度硬化，周围软组织可有冷脓肿，当累及椎间盘时，鉴别意义更大。PET影像上，骨结核病灶的葡萄糖摄取一般不均匀，部分部位呈环状葡萄糖摄取增高，与恶性肿瘤骨转移病灶有一定鉴别价值。

PET/CT一次性行全身扫描是影像学检查的一个重要优势，它使我们有条件全面考察病变分布的部位、密度及代谢情况等诊断信息。肺外结核与恶性肿瘤病变均表现为高代谢病灶，两者在代谢程度上相似，仅从PET图像很难将两者鉴别开来，因此需要重视CT图像提供的信息。本病例中，纵隔及两肺门区多发葡萄糖代谢异常增高的肿大淋巴结并伴有钙化，提示结核的可能性大，而腰、骶椎骨质破坏伴周边轻度骨质硬化，不支持转移瘤与骨髓瘤的诊断，综合考虑首先诊断骨结核。

参考文献))) --

[1] 王欣璐,尹吉林,张金赫.60例活动性结核正电子发射体层摄影-CT误诊为恶性肿瘤的分析[J].中华放射学杂志,2013,47(1):34－38.

[2] 丁其勇,李天女,徐绪党,等.骨结核患者[18]F-FDG PET/CT显像特征[J].江苏医药,2015,41(23):2829－2831.

[3] 石广灿,史珂.多发骨结核一例[J].中国防痨杂志,2014,36(4):299－300.

（赵振华 沈训泽）

Case 88　低磷性骨软化症

简要病史

　　患者,男性,45岁。3个月前,在无明显诱因下出现腰痛,腰部活动无明显受限,无四肢抽搐,无双下肢感觉麻木等不适。既往体健,无手术、外伤史。

实验室检查

　　血常规、血生化、肿瘤标志物等检查均未见明显异常。

PET/CT影像

　　PET/CT影像见图88-1和图88-2。

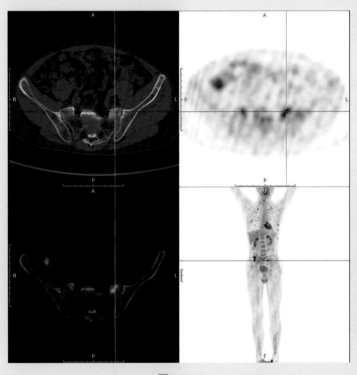

图88-1

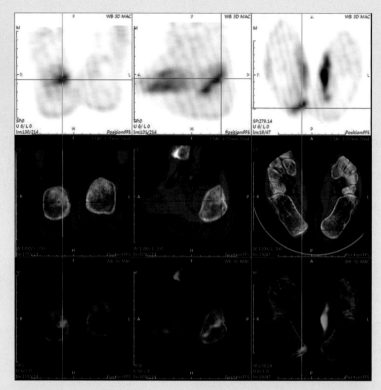

图88-2

影像解读))) --

PET/CT影像(见图88-1和图88-2)示:两侧骶骨、右侧跟骨骨皮质不连续,^{18}F-FDG代谢增高,SUV_{max}分别为5.8和4.3;另可见两侧多发肋骨、C_7棘突骨皮质不连续,^{18}F-FDG代谢增高。全身未见明显恶性肿瘤征象。

最终诊断))) --

患者随访确诊为低磷性骨软化症,给予中性磷制剂、口服钙剂及活性维生素D治疗后,症状好转,复查骨折愈合。

鉴别诊断))) --

1. 骨质疏松症。
2. 肿瘤骨转移。

教学要点))) --

低磷性骨软化症是一种由于低磷血症造成的骨基质不能以正常方式进行矿化的

代谢性骨病,通常分为遗传性、肿瘤性和散发性。临床主要表现为肌无力、骨痛、活动障碍,以及血磷水平减低,血钙水平正常或轻度降低,碱性磷酸酶水平升高。遗传性低磷性骨软化症包括X连锁显性遗传性低磷性骨软化症和常染色体显性遗传性低磷性骨软化症。

　　本例患者无家族史,且检查致病基因未见突变;PET/CT及其他相关检查均未发现肿瘤病灶。结合上述表现,本病例被确诊为散发性低磷性骨软化症。治疗上可予以有效的中性磷和活性维生素D,从根本上纠正低磷血症等骨矿化障碍,从而显著缓解骨痛,改善患者活动功能。

参考文献

[1] 吴友伟,柯耀华,章振林.散发性低磷性骨软化症5例误诊临床分析[J].中国骨质疏松杂志,2010,16:758-760.

[2] 周秦,冯正平,李济伶,等.低磷性骨软化症一例报道[J].中华内分泌外科杂志,2014,8:263-264.

（王　玚　耿才正　张　杰）

Case 89 畸形性骨炎

简要病史))) --------

　　患者,男性,65岁。因"乏力3年余"就诊,自诉3年间反复无明显诱因自觉乏力,无发热、胸腹疼痛等不适,当地诊所予以输液治疗(具体药物不详)后症状可缓解;1个月前,患者自觉乏力再发,至当地医院检查发现血碱性磷酸酶水平显著升高,为进一步诊治来我院就诊。患者1年前在当地医院行胃镜检查,提示浅表性胃炎。既往胆囊结石、肾结石病史1余年,曾行肾结石体位碎石治疗;否认有家族肿瘤病史;否认有外伤史;否认有高血压、糖尿病、肝炎及肺结核病史;无吸烟、饮酒史。

实验室检查))) --------

　　ALP 866 U/L(40～150U/L)(↑),PTH 72.5 pg/mL(15～65pg/mL)(↑),25-羟维生素D$_3$ 47.1nmol/L(12.3～107nmol/L)(↑)。

　　AFP、CEA、CA125、CA19-9、PSA水平均在正常范围内;血常规、肝肾功能检查及血磷、血钙水平均未见明显异常;N-MID、PICP及β-CTX均正常。

其他影像检查资料))) --------

　　MR影像见图89-1。

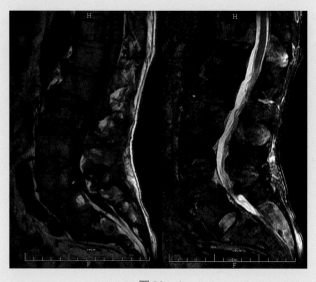

图89-1

核医学影像)))

骨骼ECT影像见图89-2。

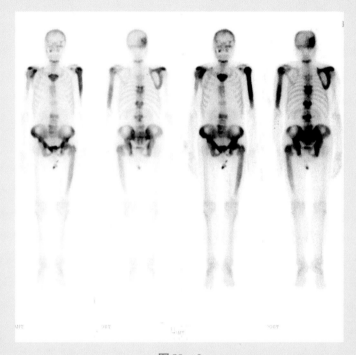

图89-2

影像解读)))

MR影像(见图89-1)示:扫描范围内多个腰椎椎体及附件、骶椎、双侧髂骨多发异常信号,呈混杂短T_1信号、混杂长T_2信号。

骨骼ECT影像(见图89-2)示:右侧颅骨、下颌骨、双侧肱骨、右侧肩胛骨、胸骨、部分胸腰椎体、骨盆及左侧股骨见浓聚程度不一的显像剂影,其中以左侧肱骨、右侧肩胛骨、左侧股骨显像剂浓聚显著,沿长轴分布,双肾显影淡。

最终诊断)))

随访患者3年余,临床最终诊断:畸形性骨炎。

鉴别诊断)))

1. 骨转移瘤。
2. 纤维性骨结构不良。

教学要点 》》》---

　　畸形性骨炎是一种慢性进行性骨代谢病,多认为与遗传及病毒感染因素相关,其易感基因定位于染色体18q21－22,确切的发病机制未明,可能是基因病变后增加破骨细胞和其前体对病毒的易感性而致病。该病分布具有区域性,欧美较多,我国罕见;多发生于50岁以上人群,部分患者有家族史;临床表现无特异性,常表现为乏力、骨痛,部分患者无临床症状,往往因其他疾病影像学检查、碱性磷酸酶检验偶尔发现;最易受累的为骨盆及脊柱,其次为股骨、胫骨、头骨、肩胛骨及肱骨,常为多骨受累,少见单骨受累。病变初期表现为溶骨阶段,破骨细胞增多,骨质大量吸收;后期表现为溶骨和成骨混合阶段,病灶为结构混乱的不规则编织骨;最后为骨硬化阶段,骨髓被纤维组织取代,致密不规则骨形成,骨质脆硬。畸形性骨炎的药物治疗主要包括二膦酸盐和降钙素,外科治疗主要采用病灶清除术和矫形术。治疗的目标是实现临床、生化及影像缓解。

参考文献 》》》---

[1] Singer F R. Paget's disease of bone-genetic and environmental factors[J]. Nat Rev Endocrinol, 2015, 11:662－671.

[2] Roodman G D, Windle J J. Paget's disease of bone[J]. J Clin Invest, 2005, 115: 200－208.

[3] Takata S, Hashimoto J, Nakatsuka K, et al. Guidelines for diagnosis and management of Paget's disease of bone in Japan[J]. J Bone Miner Metab, 2006, 24:359－367.

[4] Whyte M P. Clinical practice. Paget's disease of bone[J]. N Engl J Med, 2006, 24: 359－367.

[5] 王叶军. 4例畸形性骨炎的影像学表现[J]. 中国医师杂志,2011,13:826－828.

[6] Vallet M, Ralston S H. Biology and Treatment of Paget's Disease of Bone[J]. J Cell Biochem, 2016, 117:298－299.

（杨　君）

Case 90　原发性甲状旁腺功能亢进合并甲状腺微小乳头状癌

简要病史

　　患者,女性,58岁。半年前,在无明显诱因下出现活动后左下肢疼痛,未予以重视;半个月前,左下肢疼痛较前加剧,伴跛行,行甲状腺彩色超声检查,提示:双侧甲状腺多发结节,左侧甲状腺外下方低回声肿块,考虑来源于甲状旁腺;PTH 1054pg/mL (15～65pg/mL),血钙3.20mmol/L(2.20～2.65mmol/L)。遂以"高钙血症待查:原发性甲状旁腺功能亢进?"入院,为进一步明确诊断及排除其他恶性肿瘤性疾病而行PET/CT检查。患者既往有肺结核病史。

实验室检查

　　PTH 1054pg/mL(15～65pg/mL)(↑),血钙3.20mmol/L(2.20～2.65mmol/L)(↑), 24小时尿钙7.96mmol/L(0.25～7.50mmol/L)(↑),24小时尿磷16.32mmol/L(12.90～42.00mmol/L),肌酐134.0μmol/L(40.0～88.0μmol/L)(↑),尿素氮6.92mmol/L(2.80～7.20mmol/L)。

　　肿瘤标志物全套(AFP、CEA、CA125、CA19-9、CA15-3、CA242、CA211、NSE、SCC)均在正常范围内;血常规未见明显异常;T-SPOT阴性。

　　甲状腺右叶结节FNA细胞学检查:涂片见非典型滤泡上皮,可见核沟及包涵体,考虑乳头状癌的可能。

其他影像检查资料

　　甲状旁腺MIBI显像见图90-1。

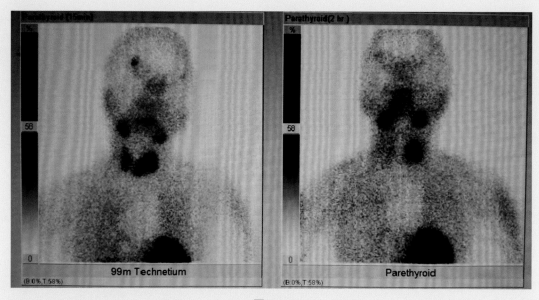

图 90 - 1

PET/CT 影像

PET/CT 影像见图 90 - 2～图 90 - 5。

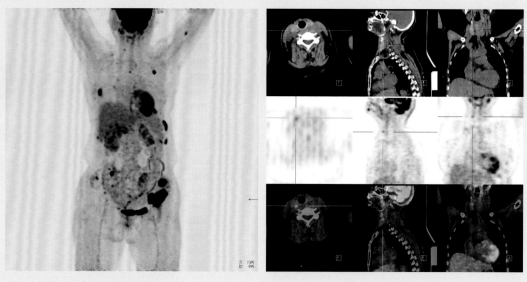

图 90 - 2

图 90 - 3

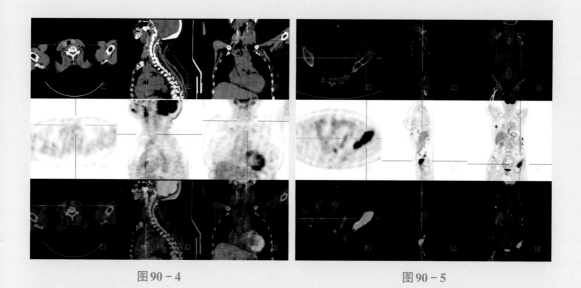

图90-4　　　　　　　　　　　　　　　图90-5

影像解读 ▶▶

　　甲状旁腺MIBI显像示：甲状腺左叶摄取MIBI增加，提示甲状旁腺腺瘤的可能（见图90-1）。

　　PET全身显像示：全身多处异常糖代谢增高灶（见图90-2）。甲状腺右叶稍低密度结节，边界不清，其内密度尚均匀，直径为3mm，^{18}F-FDG代谢异常增高，SUV$_{max}$为4.01（见图90-3）。左甲状旁腺区软组织团块，大小为30mm×30mm，略有^{18}F-FDG代谢分布，SUV$_{max}$为1.49（见图90-4）。多处骨骼（下颌骨、左侧第2、9～12肋骨，右侧第5/9肋骨，T$_2$椎体棘突，双侧髂骨、耻骨）多发囊状骨质破坏并有软组织形成，^{18}F-FDG代谢异常浓聚，SUV$_{max}$为13.73；T$_9$～T$_{11}$、L$_1$椎体楔形变（见图90-5）。

最终诊断 ▶▶

　　双侧甲状腺手术病理见图90-6。①右侧甲状腺（见图90-6A）：微小乳头状癌，大小为3mm×2mm。②左侧甲状旁腺（见图90-6B）：甲状旁腺腺瘤，大小为30mm×30mm。③中央区淋巴结，0/6阳性。

鉴别诊断 ▶▶

　　1. 原发性甲状旁腺功能亢进，继发棕色瘤。

　　2. 恶性肿瘤（甲状腺癌）多发骨转移。

　　3. 多发性骨髓瘤。

　　4. 多发骨结核。

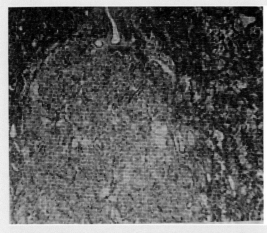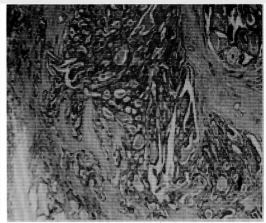

A   B

图 90 - 6

教学要点))) ----------------------------------

原发性甲状旁腺功能亢进主要是由甲状旁腺本身病变引起甲状旁腺激素自主分泌过多,导致钙磷代谢紊乱的一种多系统疾病,主要病变包括腺瘤(80%~90%)、增生(15%~20%)和腺癌(1%~3%)。

有关甲状旁腺瘤导致原发性甲状旁腺功能亢进的影像报道虽然较多,但关于PET/CT 表现方面的报道较少。PET/CT 对原发性甲状旁腺功能亢进的诊断具有自身优势,其能够准确定位甲状旁腺的病变,大部分甲状旁腺瘤位于甲状腺周围区域,表现为直径为 10~30mm 的边缘规则、密度均匀的软组织结节,PET 显示相应区域代谢稍增高。研究表明,PET/CT 对甲状旁腺腺瘤的敏感性高于层面 CT、MRI、超声及 SPECT。

得益于 PET/CT 全身显像优势,PET/CT 显像还能显示原发性甲状旁腺功能亢进引起的全身广泛骨骼表现,如骨质疏松、骨膜下骨皮质吸收、软骨下骨吸收、局限性囊状骨质破坏(纤维囊性骨炎或棕色瘤)、骨质软化、关节软骨钙化等。而棕色瘤是原发性甲状旁腺功能亢进的一种少见的并发症,也是原发性甲状旁腺功能亢进的特征性改变,反映了局限性集聚的纤维组织及巨细胞取代了骨组织,并使之膨胀,病灶随之发生坏死、液化而形成囊肿。Kuwahara 等报道了首例原发性甲状旁腺功能亢进导致的棕色瘤 ^{18}F-FDG PET/CT 显像摄取升高。后来陆续有类似报道,但原因不完全清楚。一般认为,可能的机制是其含巨细胞及巨细胞内葡萄糖摄取异常增多。因此,在 ^{18}F-FDG PET/CT 扫描上,棕色瘤一般表现为 SUV_{max} 升高,但棕色瘤浓聚机制有待进一步研究。

由于棕色瘤在 ^{18}F-FDG PET/CT 显像上表现为 SUV_{max} 升高,故需与以下疾病相鉴别。①转移瘤：因多骨转移常表现为多处骨质破坏并葡萄糖代谢异常增高，故需与棕色瘤相鉴别，但骨转移瘤影像表现为边界清晰的溶骨性骨质破坏，伴周边软组织肿块形成。而棕色瘤常是边界清晰的偏心性的骨内病灶或为皮质性病灶，偶表现为膨胀性骨质破坏，且在甲状旁腺功能亢进治疗后，其骨质破坏可改善，这些与骨转移性病变不同。同时，原发性甲状旁腺功能亢进患者常伴多发结石、软组织钙化及钙磷代谢异常等，可资鉴别。②多发性骨髓瘤：多见于老年人，多骨发病，但多发生于躯干部和四肢长骨近端，呈点状或圆形穿凿样溶骨性破坏，无骨膜下骨吸收。颅骨可见弥漫多发圆形、虫噬样破坏，边界清晰。尿中可有本-周氏蛋白。③多骨结核：骨结核发病部位一般较局限，但多骨结核可类似于甲状旁腺功能亢进的多骨破坏，且也可表现为病灶SUV值增高，值得鉴别，主要鉴别要点为骨结核患者常有发热等结核中毒症状，大多同时可见肺结核表现，CT上可见碎屑样死骨与干酪样骨脓疡的特征性表现。

　　本例原发性甲状旁腺功能亢进患者同时合并甲状腺乳头状癌，故增加了诊断难度。但本例患者的PET/CT影像表现仍具有其特征性，如合并全身广泛明显骨质疏松、多骨骨质吸收、典型棕色瘤表现、甲状旁腺部位单发结节，应考虑甲状旁腺腺瘤引起的原发性甲状旁腺功能亢进，甲状旁腺功能亢进可导致全身多处骨质破坏及葡萄糖代谢水平增高。

参考文献

[1] Schalin-Jäntti C, Ryhänen E, Heiskanen I, et al. Planarscintigraphy with ^{123}I/^{99m}Tc-sestamibi, ^{99m}Tc-sestamibi SPECT/CT, ^{11}C-methionine PET/CT, or selective venous sampling beforereoperation of primary hyperparathyroidism?[J]. J Nucl Med, 2013, 54(5):739-747.

[2] Kuwahara K, Izawa S, Murabe H, et al. Increased ^{18}F-fluorodeoxyglucose uptake in a brown tumor in a patient with primary hyperparathyroidism[J]. J Clin Endocrinol Metab, 2007,92(7):2408-2409.

[3] 李丽琴,王争明,李德鹏.甲状旁腺腺瘤继发甲状旁腺功能亢进症PET/CT显像1例[J].中国介入影像与治疗学,2010,7(3):300.

[4] 胡娜,肖立志,吴永港,等.原发性甲状旁腺功能亢进症PET-CT表现1例[J].中南大学学报(医学版),2015,40(6):697-701.

（豆晓锋　张　宏　田　梅　张　莺）

Case 91　肾移植术后继发甲状旁腺功能亢进性骨病

简要病史

患者,男性,50岁。肾移植术后17年,维持性血液透析7.5年。当时出现意识不清,抽搐,双眼上翻,伴有双下肢水肿,无口吐白沫,无大便失禁,当地医院诊断为"慢性肾脏病Ⅴ期",遂至杭州某三甲医院行"肾移植手术"。既往有高血压病史,有烟酒史10余年。

实验室检查

白细胞计数$5.8×10^9$/L,血红蛋白80g/L,血小板计数$134×10^9$/L,谷丙转氨酶<3U/L,肌酸激酶113U/L,肌酐1221μmol/L,钾(血清)5.15mmol/L,钠(血清)140.9mmol/L,氯(血清)102.9mmol/L,游离钙(血清)1.21mmol/L。游离甲状腺素1.41ng/dL,促甲状腺激素0.08μU/mL,甲状旁腺激素1038.4pg/mL。

内毒素定量检测(动态浊度法)8.8pg/mL。

肿瘤标志物水平在正常范围内。

乙肝表面抗原阴性。

复查甲状旁腺激素2864.2pg/mL(↑)。

其他影像检查资料

心脏超声检查示左心扩大,主动脉瓣轻微关闭不全,二尖瓣轻度关闭不全,轻度肺动脉高压。

腹部B超检查示慢性肾脏声像图改变,双肾多发囊肿。

骨密度、甲状腺B超检查基本正常。

右足肿块B超检查示右足内踝部多发囊性包块。

CT影像见图91-1。

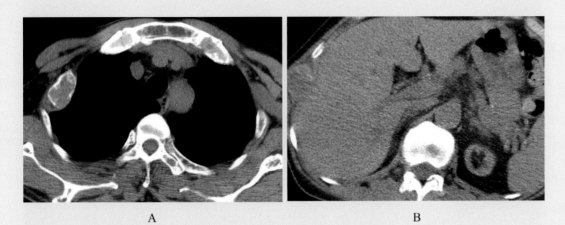

A   B

图91-1

PET/CT影像

PET/CT影像见图91-2～图91-5。

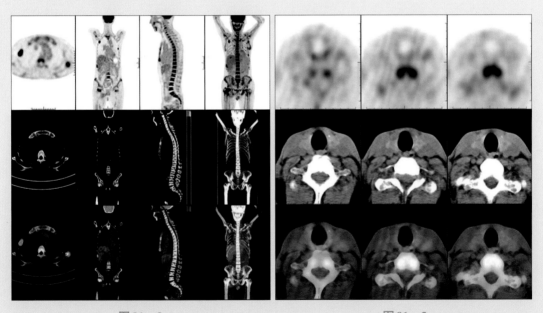

图91-2   图91-3

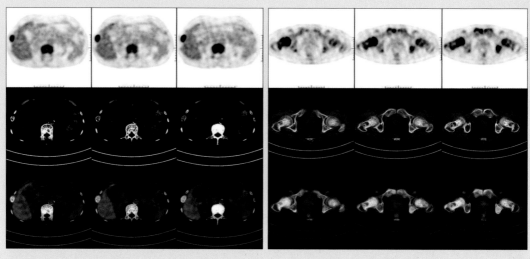

图 91 - 4 　　　　　　　　　　　　　图 91 - 5

影像解读 》》

　　胸部CT影像示(见图91－1):右侧多根肋骨膨胀性骨质破坏,边缘不清。

　　PET/CT影像(见图91－2～图91－5)示:甲状腺、甲状旁腺密度不均,可见低密度小结节,放射性摄取未增高。肾移植术后,双肾萎缩,皮质菲薄;同机CT示全身骨骼骨质密度不均匀减低,见多发颗粒状骨吸收区,脊柱及骨盆多发骨、肩胛骨、胸骨、多处肋骨见局限性囊性骨质破坏,呈大小不一的囊状透亮区,放射性摄取异常增高,SUV_{max}为10.7。

最终诊断 》》

　　甲状旁腺激素水平持续升高,结合患者病史,临床诊断肾移植术后继发甲状旁腺功能亢进性骨病。

鉴别诊断 》》

　　1. 骨转移瘤。

　　2. 多发性骨髓瘤。

　　3. 其他代谢性骨病,如淀粉样变性骨关节病、类风湿性关节炎等。

教学要点 》》

　　继发性甲状旁腺功能亢进是慢性肾衰竭患者尿毒症期的一种严重致残性并发症,其破坏了机体的钙磷调节代谢,极易引起一系列远期并发症,如骨骼、肾脏、消化系统、神经系统等多器官系统的病变。该病临床上虽不多见,但是由于其临床表现多样,缺乏特异性,因此极易被漏诊和误诊、误治,并严重影响患者的生活质量。其主要病因有:严重肾功能不全,维生素 D 缺乏、骨病变、胃肠道吸收不良等引起的低血钙所致的甲状旁腺代偿性肥大和功能亢进。患者常见的精神症状主要为类似抑郁的表现——情绪低落、乏力、缺乏主动性和易激惹等,也可出现记忆减退和思维迟缓。若起病隐匿,则症状可能被忽略而漏诊。甲状旁腺危象患者可出现急性器质性精神障碍,表现为意识浑浊、幻觉妄想和攻击行为等。患者可反复抽搐,出现昏睡和昏迷。

本病例为肾移植后慢性肾衰竭患者,肾排磷降低,血磷酸盐潴留,引起体内 PTH 过度分泌。在慢性肾病终末期,PTH 刺激破骨细胞活动,引起全身广泛脱钙,并增加肠道对钙的吸收,高浓度的钙盐随血液循环沉积于肾小管、肺泡壁、胃黏膜等软组织或血管壁,形成转移性钙化。

继发性甲状旁腺功能亢进骨病的影像学表现多样,主要表现有:骨质密度减低,骨膜下骨吸收,纤维囊性骨炎,转移性钙化,可出现病理性骨折或骨骼畸形。诊断需密切结合患者病史、临床症状及实验室检查。鉴别诊断包括透析相关性淀粉样变性骨关节病、骨软化、类风湿性关节炎、转移瘤或多发性骨髓瘤、纤维性骨皮质缺损、骨纤维异常增殖症、畸形性骨炎等。

一般治疗如下:①主要限制磷的摄入,适当增加钙的摄入及使用磷结合剂;②活性维生素 D$_3$ 的应用;③血液净化疗法。目前,外科治疗主要有两种:一种是甲状旁腺次全切除和甲状旁腺原位全切除加前臂部分移植,但对于甲状旁腺切除范围尚无明确标准;另一种是肾移植。对于严重抑郁的患者,应予以抗抑郁治疗。

参考文献

[1] 陈杰,祝安惠,高峰,等.难治性尿毒症患者继发性甲状旁腺功能亢进骨病的影像诊断价值[J].中国临床医学影像杂志,2014,25:65-67.

[2] 王刚,王质刚.继发性甲状旁腺功能亢进的发病机理及治疗[J].中国中西医结合肾病杂志,2000(2):126-128.

[3] 曾献军,何来昌,潘志明,等.骨型甲状旁腺功能断[J].中国实用临床医学,2008,9(1):103-105.

（肖扬锐　王祖飞）

第五篇

其他疾病

Case 92　获得性免疫缺陷综合征合并脑内、肺内孢子虫感染

简要病史

患者，男性，59岁。1周前，开始出现头痛，以胀痛、隐痛为主，无恶心、呕吐，当时未予以重视和治疗。3天前，患者在无明显诱因下出现右上肢无力，胃纳减退，无恶心、呕吐，无胸闷、气急，无四肢抽搐，无大小便失禁。患者神志清，睡眠可，体重无减轻。头颅CT提示：考虑左侧额顶叶、基底节区脑梗死，建议MR复查。头颅MRI提示：左侧大脑半球可见大小4个占位性病变，最大者为25mm×30mm，周围可见水肿区，脑室及环池无明显受压，中线居中。CTA提示：大脑前动脉、大脑中动脉、大脑后交通动脉未见异常。为进一步明确诊断，行PET/CT检查。

实验室检查

血常规、尿常规、大便常规、凝血功能、生化、类风湿因子、甲状腺系列、肿瘤系列均大致正常。腰椎穿刺：脑脊液清亮，无高压。潘氏试验（弱阳性），白细胞计数$10×10^6$/L，脑脊液蛋白468mg/L（↑），脑脊液糖3.2mmol/L，脑脊液氯化物113mmol/L（↓）。输血三项：丙肝肝炎抗体S阴性，梅毒确诊试验TPPA阴性，HIV抗原抗体阳性。

其他影像检查资料

MR影像见图92-1和图92-2。

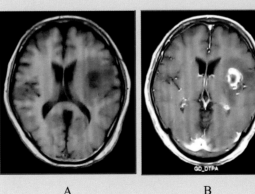

A　　　　　　　　　B

图92-1

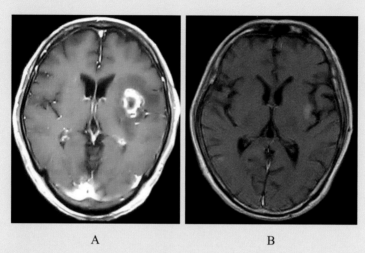

A   B

图 92 - 2

PET/CT 影像)))

PET/CT 影像见图 92 - 3～图 92 - 5。

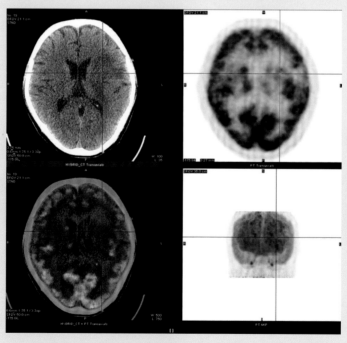

图 92 - 3

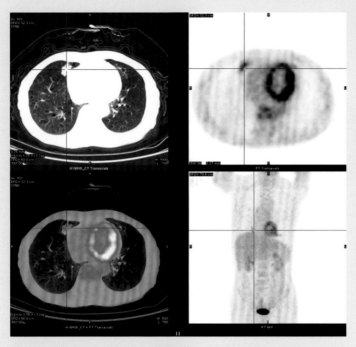

图 92 - 4

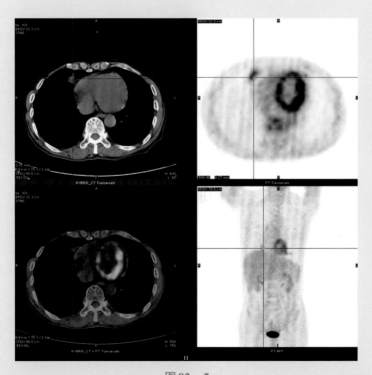

图 92 - 5

影像解读))) --

MRI 示左颞叶内长 T_1 信号结节灶,周围片状水肿带环绕,增强后结节环形强化(见图 92 - 1)。

于抗孢子菌感染前、后行增强 MRI(分别见图 92 - 2A 和 B),示:左颞叶内异常强化结节灶较治疗前明显缩小。

CT 示左侧颞叶可见一类结节样等密度影,周围可见低密度水肿区;PET 示对应处环形放射性浓聚,SUV_{max} 为 6.07(见图 92 - 3)。

CT 示右肺中叶心缘旁不规则结节状软组织密度影,大小为 11mm×16mm,与胸膜黏连;PET 示放射性摄取增高,SUV_{max} 为 3.39(见图 92 - 4 和图 92 - 5)。

最终诊断))) --

右肺中叶病灶楔形切除,病理诊断(见图 92 - 6):右肺中叶肺孢子菌肺炎。

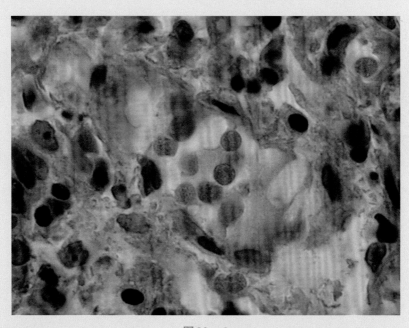

图 92 - 6

鉴别诊断))) --

1. 肺癌伴脑转移。

2. 脑原发肿瘤。

3. 肺部炎症。

教学要点

　　获得性免疫缺陷综合征(AIDS),是由 HIV 感染引起的一种获得性免疫缺陷病。该病可导致严重的细胞免疫缺陷,伴机会性感染和恶性肿瘤。70%的 AIDS 患者出现中枢神经系统症状和呼吸系统症状。10%~20%的患者以中枢神经系统症状为首发临床表现,有时高达39%可出现神经损害。在死亡的 AIDS 患者中,有79%合并有中枢神经系统病变。95%的 AIDS 患者合并不同菌种或多菌种肺部感染,卡氏肺囊虫感染占60%~85%,这是 AIDS 患者的主要死亡原因之一。HIV 感染可分为以下4个阶段:①血清抗 HIV 抗体由阴性转为阳性;②血清抗 HIV 阳性,但无临床症状;③AIDS 相关综合征(或称淋巴结病综合征)期;④AIDS 发病期,出现各种机会性感染或恶性肿瘤,产生相应的临床表现。有关 AIDS 核医学显像的报道甚少,常规影像学检查报道较多见,如 CT 影像对肺孢子虫病的诊断分析。但是目前常规影像学检查更多为局部检查,因此能第一时间同时筛查出 AIDS 合并脑内、肺内(甚至全身其他多组织器官)孢子虫感染病灶的概率较低,而在这一方面,^{18}F-FDG PET/CT 显像显示出其绝对优势。SUV 是 PET 检查最常用的半定量分析指标,可反映局部组织代谢情况,通常以 $SUV_{max} \geq 2.5$ 作为诊断与鉴别组织良、恶性的一项相对客观指标。然而,^{18}F-FDG 为非特异性肿瘤显像剂,在一些良性病变(如活动性炎症)、肉芽肿性病变等也可显示 ^{18}F-FDG 摄取。

　　因此,在本病例中,脑内及肺部同时出现假阳性表现,给诊断造成了一定的干扰,尤其在怀疑脑转移瘤的情况下,发现患者肺部有高代谢占位性病灶,惯性思维会首先考虑肺癌伴脑转移瘤的可能。大量相关文献提示,就 AIDS 伴机会性感染和恶性肿瘤而言,常规影像学诊断及鉴别诊断缺乏特异性,确诊尚需依据血清 HIV 检验及体内病灶活检病理。因为 AIDS 可累及多个系统或器官,所以仅凭借形态学表现还难以对病变进行定性。而 ^{18}F-FDG PET/CT 显像对 AIDS 合并脑内、肺内孢子虫病的诊断亦缺乏特异性,最终还需详细询问病史,并结合相关实验室检查,尤其当在诊断中遇到不具备恶性肿瘤征象的表现时,应能联想到行血清 HIV 筛查,并仔细分析其他影像学资料后才可能做出合理准确的诊断。

　　总之,^{18}F-FDG PET/CT 显像在对 AIDS 患者合并机会性感染或恶性肿瘤的全身筛查评估以及病灶活检部位选择等方面有其一定的优势,但在诊断定性与常规影像学检查方面缺乏特异性,确诊仍需依据血清 HIV 检验和体内病灶活检病理。

参考文献 》》》

[1] 沈银忠,卢洪洲.新发真菌感染的诊断及治疗进展[J].中国感染与化疗杂志,
    2008,8(1):43－46.

[2] 史恒瑞,赵建民,江铭,等.艾滋病合并卡氏肺孢子虫肺炎分型影像学特点及鉴别
    诊断[J].临床医学,2013,33(9):62－64.

[3] 阚宏.艾滋病合并卡氏肺囊虫肺炎的影像学诊断[J].临床肺科杂志,2011,16(3):
    352－353.

（潘建虎　沈小东　陈泯涵　张宝燕）

Case 93　Castleman病(1)

简要病史

　　患者,男性,30岁。半年前,在无明显诱因下出现阵发性咳嗽,伴咽痒、咽部异物感。晨起咳痰,咳出黄绿色黏稠痰,偶伴气喘。当时还发现右下颌肿物,花生粒大小,无疼痛、瘙痒。之后,下颌肿物进行性增大,至今颈部可及多发肿物。无声音嘶哑、呼吸困难,无吞咽受限、睡眠障碍,无胸闷、午后潮热、消瘦,无畏食、性情改变。自发病以来,患者精神、食欲、睡眠可,大小便正常,体重无明显变化。

实验室检查

　　血常规:血红蛋白平均浓度364g/L(316～354g/L)(↑),单核细胞绝对值0.62×10^9/L(0.10×10^9/L～0.60×10^9/L)(↑),嗜酸性粒细胞绝对值0.88×10^9/L(0.02×10^9/L～0.52×10^9/L)(↑),嗜碱性粒细胞绝对值0.16×10^9/L(0～0.06×10^9/L)(↑)。

　　尿常规:白细胞计数40.40个/μL(0～18个/μL)(↑)。

　　EB病毒抗体检测VCA-IgA阴性。

　　结核杆菌抗体阴性。

　　乳酸脱氢酶、PSA、生化及肝功能等指标均在正常范围内。

其他影像检查资料

　　颈部彩色超声检查:双侧颈部、颌下、颌下腺区见多个异常肿大淋巴结。

PET/CT 影像)))

PET/CT 影像见图 93 - 1～图 93 - 4。

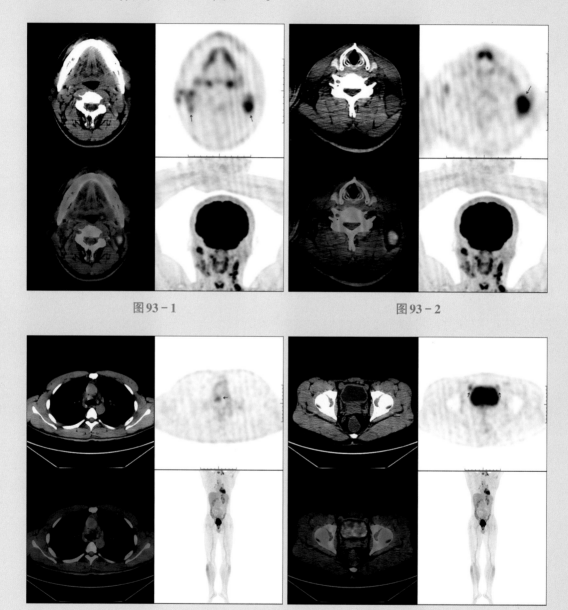

图 93 - 1 　　　　　　　　　　　　　　图 93 - 2

图 93 - 3 　　　　　　　　　　　　　　图 93 - 4

影像解读)))

PET/CT 影像示：在双颈 Ⅰ～Ⅴ区（见图 93 - 1 和图 93 - 2）、右腮腺区、纵隔血管前、右上气管旁、双下气管旁（见图 93 - 3）、隆嵴下、双肺门、双髂血管旁、腹股沟（见图

93 – 4)及盆腔(膀胱前方)见多发肿大淋巴结影,放射物浓聚,SUV_{max}为10.9,较大者为28mm×20mm。

最终诊断

右侧颌下淋巴结病理:淋巴结内滤泡增生丰富、大小不等,套区增厚。生发中心较杂,可见吞噬现象,部分生发中心萎缩。滤泡间区血管丰富,伴有透明变性,可见血管伸入滤泡生发中心的现象。靠近淋巴结被膜部分区域纤维组织伴玻璃样变性,散在嗜酸性粒细胞及浆细胞浸润。

免疫组化:CD3(＋),CD45RO(＋),CD20(＋),CD79a(＋),CD21(FDC＋),CD23(FDC＋),Bcl-2(GC－),Bcl-6(GC＋),CD10(GC＋),Ki-67(GC90％,＋;GC外10％,＋),CD5(＋),Cyclin D1(－)。

结合免疫组化结果,考虑巨大血管滤泡性淋巴结增生(Castleman病,透明血管型)。

鉴别诊断

1. 淋巴瘤。
2. 淋巴结结核。
3. 转移瘤。

教学要点

Castleman病(CD),又称血管滤泡性淋巴结增生或巨大淋巴结增生症,是一种病因不明的良性淋巴结组织增生,临床较为罕见,主要以慢性渐进性淋巴结肿大为特征。CD可发生于任何年龄层,以成年人居多。其中,局灶型CD全身症状不明显,而以单一部位的淋巴结明显肿大为特征,可呈纵隔增宽或腹腔占位等,早期可引起注意,手术切除得以确诊并获得良好缓解。多中心型CD则呈多部位外周淋巴结渐进性肿大,除伴有非特异性全身症状外,还常累及多个系统,后者有时先于淋巴结肿大而发生,致使该病难以被确诊。CD主要累及身体任何部位的淋巴结,也可发生于结外组织,如肾上腺、四肢和躯干的皮下组织。该病临床表现形式多样,其病理学分型主要分为透明血管型、浆细胞型及混合型,组织学表现为明显的淋巴滤泡、血管及浆细胞呈不同程度的增生。其中,透明血管型占90％以上,临床表现多为局灶型CD;浆细胞型及混合型少见,约占10％,临床多表现为多中心型CD。尽管CD呈良性过程,但仍有少数病例可发展为其他类型的肿瘤,如恶性淋巴瘤、Kaposi肉瘤、浆细胞瘤等。该病的影像学表现并不具有特征性,需结合临床病史及实验室检查,确诊主要依据组织学活检。PET/CT 的作用如下:一方面,对 CD 进行分型,判断 CD 是局灶型还是多中心型;另一方面,对 CD 进行鉴别诊断,可排除其他原发肿瘤所致淋巴结转移瘤,在一定程度上与淋巴结核、低分化淋巴瘤相鉴别,另外对于 CD 发展而致的恶性病变具有提示作用。

参考文献

[1] 刘铭,王玻玮,苗娜,等. Castleman 病临床与病理分析[J]. 临床与实验病理学杂志,2011,27(7):727 – 730.

[2] Hill A J, Tirumani S H, Rosenthal M H, et al. Multimodality imaging and clinical features in Castleman disease: single institute experience in 30 patients[J]. Br J Radiol, 2015,88:20140670.

[3] Murphy SP, Nathan MA, Karwal MW. FDG-PET appearance of pelvic Castleman's disease[J]. J Nucl Med, 1997,38(8):1211 – 1212.

（程木华　谢良骏）

Case 94　Castleman 病(2)

简要病史

　　患者，男性，61岁。因"双下肢水肿10余天，加重伴颜面水肿5天"收入院。入院后，查体发现患者体表肿块，无尿量减少，无恶心、呕吐，无胸闷、气闭，无明显泡沫尿，无关节疼痛，无皮疹、红斑。既往有"冠心病"病史2年余，未进一步治疗。余既往史无殊。无烟酒史。

实验室检查

　　血常规＋超敏CRP＋形态学：PT 16.3s，INR 1.31，FIB 5.35g/L。
　　肿瘤标志物检验：CYFRA21-1 5.1ng/mL，鳞状上皮癌抗原4.8ng/mL。
　　CD4/CD8比值为3.63。大小便常规检查正常。

其他影像检查资料

　　体表超声检查示双侧颈部、腋下、腹股沟多发淋巴结肿大。

PET/CT影像

　　PET/CT影像见图94－1和图94－2。

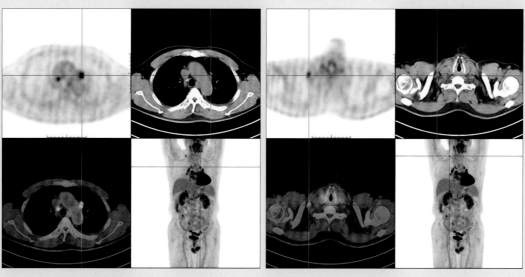

图94－1　　　　　　　　　　　　图94－2

影像解读))

PET/CT影像示:纵隔(4组、6组)及两肺门多发肿大淋巴结,放射性摄取增高,SUV_{max}为12.8(见图94-1);右侧锁骨区淋巴结肿大,放射性摄取增高,SUV_{max}为3.8(见图94-2)。

最终诊断))

锁骨区淋巴结活检病理:Castleman病。

鉴别诊断))

1. 淋巴瘤。
2. 淋巴结结核。
3. 淋巴结转移。

教学要点))

Castleman病是一种原因未明的反应性淋巴结病,临床上较为少见。其病理特征为明显的淋巴滤泡、血管及浆细胞不同程度增生,临床上以深部或浅表淋巴结显著肿大为特点,部分病例可伴全身症状和(或)多系统损害,多数病例手术切除肿大的淋巴结后效果良好。CD在临床上可分为局灶型和多中心型。对于局灶型CD,均应行手术切除,绝大多数患者可长期存活,复发者少。病理上为浆细胞型的局灶型CD,如所伴发的全身症状在病变的淋巴结切除后也可迅速消失。对于多中心型CD,如病变仅侵及少数几个部位者,也可行手术切除,术后加用化疗或放疗。对于病变广泛的多中心型CD,一般只能选择化疗,或在主要病变部位再行局部放疗,大多数患者仅能获得部分缓解。化疗通常选用治疗恶性淋巴瘤的联合化疗方案。此外,自体造血干细胞移植也是CD的一种治疗选择。

(姜　婷　温广华)

Case 95　Castleman病(3)

简要病史

　　患者,男性,70岁。因"反复发热、乏力2个月余,发现血三系减少1个月余"入院。患者发热,体温最高达39.8℃,伴寒战。外院骨髓穿刺提示感染象,曾予以抗感染治疗,体温好转后又反复。糖尿病病史4～5年,予以胰岛素皮下注射治疗;血压控制可;余既往史无殊。

实验室检查

　　血常规检查:血红蛋白106g/L,白细胞计数$1.8×10^9$/L,血小板计数$56×10^9$/L。
　　骨髓活检:造血组织增生活跃。

其他影像检查资料

　　超声检查示双侧颈部、腋下、腹股沟多发淋巴结肿大,脾大。

PET/CT影像

　　PET/CT影像见图95-1～图95-6。

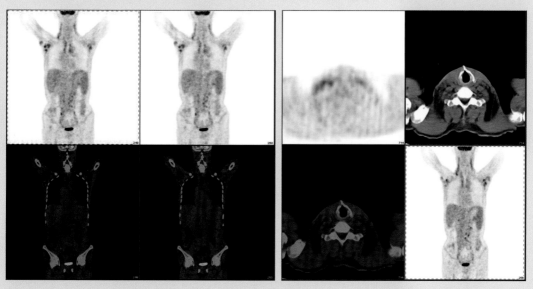

图95-1　　　　　　　　　　　　　图95-2

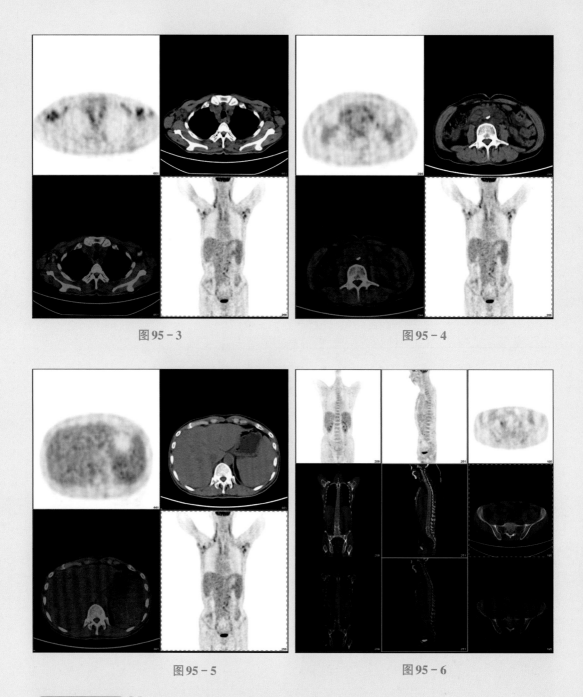

图95-3   图95-4

图95-5   图95-6

影像解读))) --

　　PET/CT影像示：双侧颈部、纵隔、双侧肺门、双侧腋下、后腹膜、盆腔内及腹股沟区多发淋巴结肿大，较大者为24mm×13mm，^{18}F-FDG代谢增高，SUV$_{max}$为4.27（见图95-1至图95-4）。脾大伴^{18}F-FDG代谢增高，SUV$_{max}$为3.4（见图95-5）。扫描区域内骨髓^{18}F-FDG代谢轻度增高，SUV$_{max}$为3.15（见图95-6）。

最终诊断))

右锁骨上淋巴结活检病理：(右锁骨上)淋巴结增生性疾病,符合血管滤泡型Castleman病改变。

鉴别诊断))

1. 淋巴瘤。
2. 淋巴结反应性增生。
3. 免疫系统疾病。

教学要点))

Castleman病(CD)是一种原因不明的以淋巴结增生为特征的全身性疾病,于1954年由 B. Castleman首次报道。CD临床上较为少见,症状多样,影像学表现无特征性,较易被误诊,诊断主要依据病理学检查。CD的病因和发病机制尚不明确,可能与病毒感染、细胞因子调节异常以及血管增生等因素相关。在病理上CD可分为透明血管型、浆细胞型及兼有两者特点的混合型,其中以透明血管型最常见。临床上,将CD分为局灶型和多中心型。局灶型以青年人多见,90%的局灶型病例为透明血管型,常呈良性病程,表现为单个淋巴结无痛性肿大,生长缓慢,无全身症状,切除后,患者可长期存活;多中心型较局灶型少见,发病年龄偏大,病理类型多为浆细胞型和混合型,表现为多部位淋巴结肿大伴全身症状及肝、脾大,多系统受累,常呈侵袭性病程,患者易伴发感染,预后差,可转化为淋巴瘤。

本例患者为老年男性,虽然病理分型为血管滤泡型,但PET/CT提示多部位淋巴结肿大伴 ^{18}F-FDG代谢增高及脾大,临床分析为多中心型。

CD的发病部位不尽相同,临床表现无特异性,凡淋巴结明显肿大,伴或不伴全身症状者,均应联想到CD的可能,淋巴结活检可明确诊断,即CD的确诊必须有病理学依据,然后根据患者的临床表现及病理,做出分型诊断,但确诊前还需排除各种可能的相关疾病。不同临床及病理类型CD的治疗方案和预后不同。局灶型一般以手术切除为主,预后较好,多可治愈。对多中心型,采用综合性治疗,一般以化疗为主,还可行免疫调节治疗、抗病毒治疗及靶向治疗等,但预后较局灶型差。无论是局灶型或是多中心型,对CD患者均需长期随访观察病情。

参考文献)))

［1］胡敏,袁凯锋,李晓明,等.Castleman病的临床特征及疗效分析[J].临床合理用药杂志,2016,9(4C):87-90.

［2］Deisseroth A, Ko C W. Nie L, et al. FDA approval: siltuximab for the treatment of patients with multicentric Castleman disease [J]. Clin Cancer Res, 2015, 21 (5) : 950-954.

［3］郭彦,周青波,汪锋,等.Castleman病临床病理观察并文献复习[J].内蒙古医学杂志,2016,48(7):790-792.

（赵 欣 董孟杰 赵 葵）

Case 96　非结核分枝杆菌病

简要病史))) --

患者,女性,44岁。甲状腺乳头状癌术后6个月发现肺内病变及骨骼病变3个月。患者反复肺部感染,伴全身疼痛,曾在多家医院诊治,确诊为转移性肿瘤。给予放疗,但效果不佳,症状持续加重。

实验室检查))) --

血常规、尿常规检查未见异常;AFP、CEA、CA19-9等肿瘤指标均在正常范围内;肝肾功能检查均正常。

SPECT/CT影像))) --

SPECT/CT影像见图96-1~图96-8。

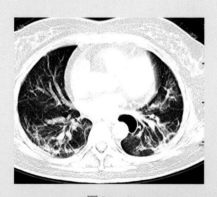

图96-1

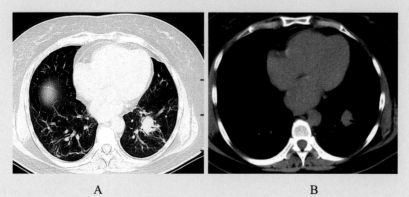

A　　　　　　　　　　　　　　　　　B

图96-2

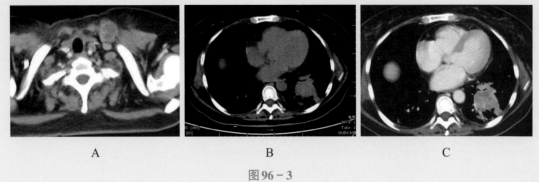

A   B   C

图 96 - 3

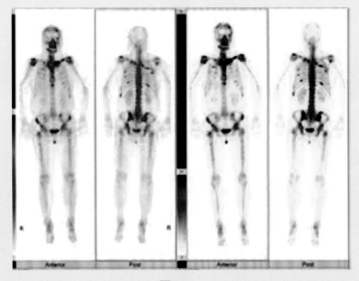

图 96 - 4

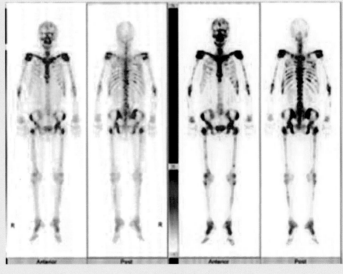

图 96 - 5

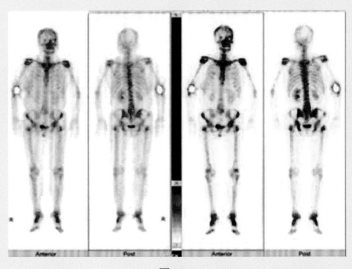

图 96 - 6

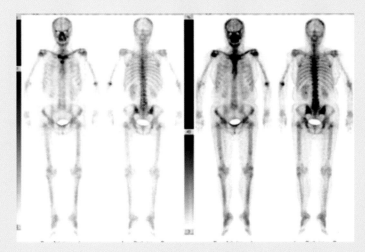

图 96 - 7

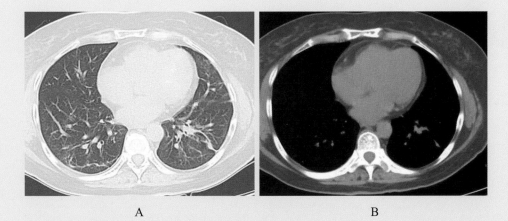

A   B

图 96 - 8

影像解读)))

2010年2月3日,肺CT(见图96-1)示:两肺感染,左肺下叶气囊影。

2013年2月25日,肺CT(见图96-2)示:两肺感染好转,左肺下叶出现结节。

肺穿刺活检:未发现肿瘤细胞。

2013年6月6日,肺CT(见图96-3)示:左肺下叶团块增大,左锁骨内侧出现软组织团块影;左锁骨内侧团块穿刺活检示较多组织细胞、淋巴细胞。

2013年2月28日,静脉注射锝[^{99m}Tc]亚甲基二膦酸盐,3小时后行全身SPECT显像(见图96-4)示:颅骨、双侧肱骨、锁骨、胸骨、多处肋骨、T_7椎体、T_{10}椎体、T_{12}椎体、骨盆、双股骨见多发异常放射性浓聚灶。

2013年8月29日,SPECT显像(见图96-5)示:全身多处骨代谢异常增强,对照2013年2月28日片,病变进展。

2014年1月16日及2015年10月21日,两次行SPECT复查(见图96-6和图96-7),均示:全身多处骨代谢异常增强(对照2013年8月29日片,病变明显好转)。

2014年7月2日,肺CT(见图96-8)示:左肺下叶团块基本吸收。

最终诊断)))

自2013年起,经反复标本诊断及专家会诊,确定为非典型分枝杆菌病,按此病诊疗方案进行治疗,患者疼痛好转,肺部感染灶逐渐吸收。

鉴别诊断)))

1. 甲状腺癌术后全身骨转移。

2. 肺结核、全身骨结核。

教学要点)))

非结核分枝杆菌(NTM)病指除人型、牛型结核杆菌及麻风杆菌以外的分枝杆菌感染所引起的人体肺部和肺外疾病。随着HIV感染和AIDS的流行,非结核分枝杆菌病亦见增多。其组织病理学表现类似结核病,即表现为渗出性病变、增殖性病变和硬化性病变。

NTM可侵犯全身许多脏器和组织,其中以肺部最为常见。肺外病变部位包括淋巴结、皮肤、软组织及骨骼等。对NTM单独行抗结核治疗通常无效,需行抗感染加抗结核长程药物治疗。本例患者经抗感染加抗结核联合长程治疗后,病情明显好转。

参考文献

[1] 薛卉,邢志珩,秦超,等.非结核分枝杆菌肺病患者的胸部CT影像学特点分析[J].中国全科医学,2016,19(21):2572-2576.

[2] 吕平欣,马大庆.常见非结核分枝杆菌肺病的CT表现[J].中华放射学杂志,2015,49(3):130-134.

（王祖飞）

Case 97　非典型分枝杆菌感染

　　患者,男性,42岁。因"发现肺部占位半年,咳嗽伴胸痛10余天"就诊。患者有高血压病史20年,糖尿病病史6年。半年前,出现带状疱疹,自觉后背不适,肺部CT提示"肺部占位性病变"(未见报告),支气管镜病理报告提示良性病变(未见报告)。后至多家医院就诊,抗感染治疗后无明显好转。之后,患者自觉咳嗽增多,胸痛加剧。双侧颈部、锁骨上淋巴结B超检查示:右颈根部淋巴结肿大,右侧锁骨上区淋巴结可见,左颈部多发淋巴结可及。

　　支气管镜示:右中间支气管及右中、右下开口可见多个新生物。病理报告:(右下支气管活检)支气管黏膜慢性活动性炎。肺穿刺病理报告:(肺穿刺)慢性活动性病变,伴肺实变(多量中性粒细胞浸润及渗出)。骨髓穿刺:骨髓组织增生明显活跃。肝脏穿刺:小片肝组织,伴局灶坏死,炎症细胞浸润;另见纤维组织增生伴急慢性炎症细胞浸润,待免疫组化排除恶性的可能。之后,患者左胸部及后背出现沿肋骨走行的带状疱疹样皮疹,(背部皮疹)皮肤活检组织行抗酸染色:抗酸染色阳性。外院会诊后,予改抗结核治疗:美罗培南针+利奈唑胺片+异烟肼片+乙胺丁醇片+阿米卡星针+左氧氟沙星片,后患者病情逐渐好转。

　　血常规检查:白细胞计数14.2×10^9/L,中性粒细胞百分比82.4%。

　　CRP 160.6mg/L。

　　T-SPOT.TB:结核感染T细胞检测无反应性,结核感染γ-干扰素抗原A_0,结核感染γ-干扰素抗原B_0。

其他影像检查资料

胸部CT、腰椎MRI增强、上腹部＋盆腔增强CT影像分别见图97－1～图97－3。

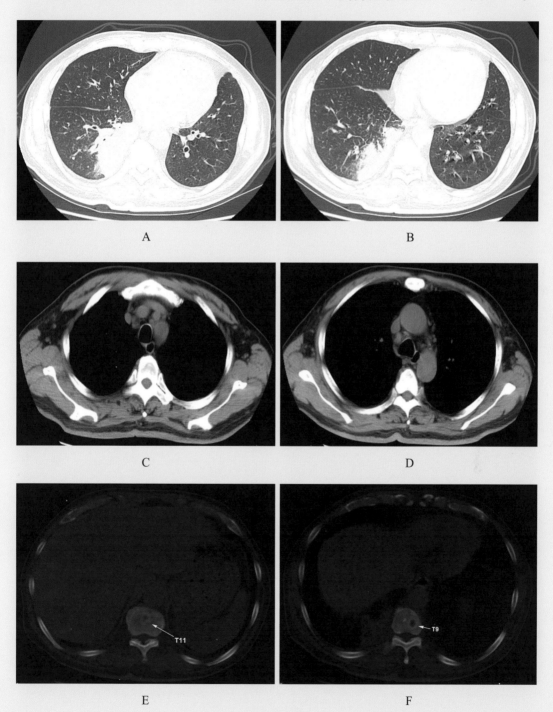

图97－1

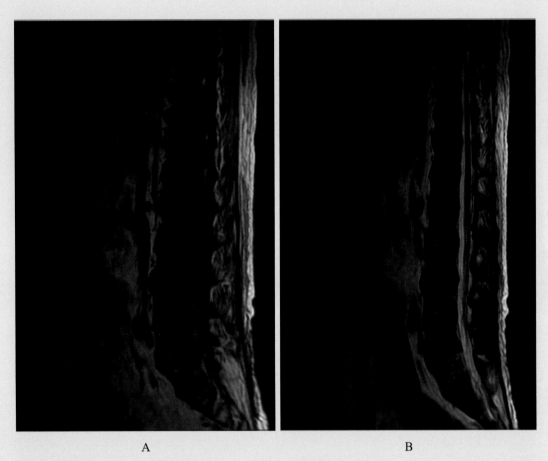

图 97 - 2

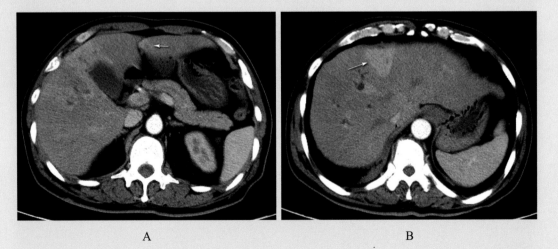

图 97 - 3

核医学影像))) ─────────────────────────────────────

SPECT影像见图97 – 4。PET/CT影像见图97 – 5～图97 – 8。

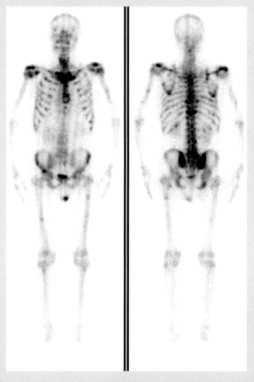

图 97 – 4

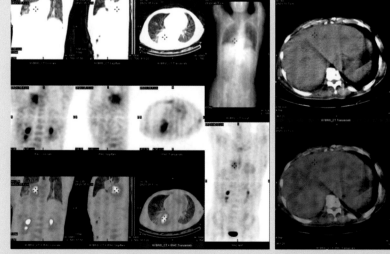

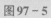

图 97 – 5

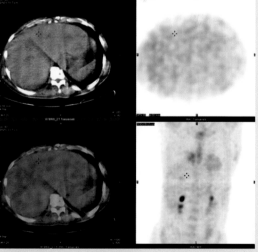

图 97 – 6

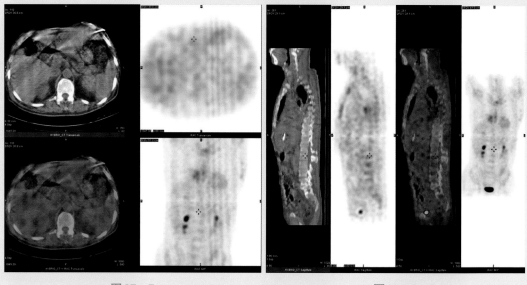

图 97 - 7   图 97 - 8

影像解读)))) --

胸部 CT(见图 97 - 1)示:右肺门增大,右下肺团片影,炎症存在,肿瘤伴炎症? 纵隔内淋巴结增多、增大。胸廓散在骨质密度不均,转移待排除。

腰椎 MRI 增强(见图 97 - 2)示:①多发椎体及附件异常强化,转移或其他系统性疾病? ②椎体信号普遍减低,符合红骨髓逆转。

上腹部＋盆腔增强 CT(见图 97 - 3)示:右肝前叶与左肝内叶交界处、左肝内叶病变,伴远处胆管扩张,炎性病变可能性大,肿瘤待排除。腰椎、骨盆多发病变,其中右侧骶髂关节慢性炎性病变可能性大,其他病变、肿瘤待排除。

全身 SPECT 骨显像(见图 97 - 4)示:颈胸腰骶多个椎体、双侧锁骨、肱骨、肋骨、肩关节、肩胛骨、双侧骶髂关节、双侧髂耻坐骨、双侧股骨中上段放射性分布增高浓聚,考虑多发骨转移。

^{18}F-FDG 代谢显像(图 97 - 5～图 97 - 8)示:①右下肺团片状软组织影,其内葡萄糖代谢增高,右侧胸腔液体密度影,不能排除恶性病变;②胸骨、颈胸腰骶多个椎体、双侧肋骨、肩胛骨、双侧骶髂关节、双侧髂耻坐骨多发高密度影,其内葡萄糖代谢增高,不能排除骨转移。

最终诊断)))) --

皮肤组织病理:肉芽肿性炎症,考虑非典型分枝杆菌感染。

鉴别诊断

1. 肺癌伴肝转移及骨转移。
2. 肺结核伴多系统(肝脏、多发骨及皮肤)受累。

教学要点

非典型分枝杆菌是指除人型、牛型分枝杆菌和麻风分枝杆菌以外的分枝杆菌。1959年,Runyon提出将非典型分枝杆菌分为四组:①光产色菌;②暗产色菌;③不产色菌;④速生菌。其中,最常见的使人类致病的是鸟型—细胞内菌株和堪萨斯分枝杆菌。

近几年,结核病发病率已有明显下降趋势,但以前不被人们注意的非典型分枝杆菌感染发病率却有上升趋势。在结核病发病率较低的国家,如英、法、美等国,每年被确诊为分枝杆菌感染的病例中,非典型分枝杆菌感染约占10%;而在结核病发病率较高的国家或地区,如印度、非洲等,非典型分枝杆菌感染仅占0.4%～1.0%。我国非典型分枝杆菌感染占分枝杆菌感染的2.6%～5.1%。

非典型分枝杆菌广泛分布于自然环境中,土壤是其最主要的来源,其也可在水源、层尘、牛奶中被发现。部分菌株常在鸡、猪等动物体上被发现。非典型分枝杆菌致病力较弱,感染大多发生于患者局部或全身抵抗力降低时。易感人群包括年老体弱者、嗜酒者、糖尿病患者、贫血患者、使用激素及服用免疫抑制剂的器官移植接受者和AIDS患者。非典型分枝杆菌可以感染人体多个部位,且以肺部感染最常见,占94%;肺外器官和组织(包括淋巴结、皮肤、皮下组织、关节、肾脏、眼睛及骨骼等)感染仅占6%。偶有全身播散累及肝、脾者。

非典型分枝杆菌感染与结核病的临床症状十分相似。非典型分枝杆菌的特征如下:①其在显微镜下和培养基上均不能与结核菌相区别,只有进行菌型鉴定才能确诊;②大部分对现有抗结核药物呈原始耐药,需与耐药结核菌区分;③其感染的肺部X线表现与结核病十分相似;④与结核菌感染皮肤试验呈交叉反应;⑤感染后可引起卡介苗样作用,因而难以判断卡介菌效力。

大多数非典型分枝杆菌感染者结核菌素试验呈阴性,且与结核病之间有很高的交叉反应。因此,结核菌素试验对非典型分枝杆菌感染的诊断无帮助。根据我国1987年制定的非典型分枝杆菌病的诊断条件,即痰培养分枝杆菌阳性,生长情况与人型结核菌不同,初治使用异烟肼等药物疗效不佳,痰菌持续阳性,则可诊断。最终诊断取决于对合适的组织标本(如骨/骨髓、淋巴结、皮肤等)做培养取得的阳性结果。治疗应根据细菌药敏来选择联合用药。

非典型分枝杆菌感染的治疗原则是应根据不同的菌型使用相应敏感的药物。但因条件所限,一般医院不易做菌型检测,大多采取经验治疗,临床上通常使用异烟肼、利福平、乙胺丁醇等药物;对于疗效不佳者,可加用链霉素。抗结核药物用量适当加大,疗程较长,一般为2年左右。对于细胞内型疗效极差者,部分还需行手术治疗。此外,也可辅以干扰素、白细胞介素-2及营养支持治疗。同时,应注意肝、肾功能变化,及时采取相应措施。Runyon Ⅰ、Ⅱ组3年后治疗好转率为60%以上,Ⅲ组为24.5%。总之,非典型分枝杆菌感染因缺乏有效的药物,所以患者病情有赖于机体抵抗力的增强而获得好转。若机体抵抗力下降,则患者病情可恶化甚至致死,患者病死率约为6%。

临床上若出现下述情况,则应考虑非典型分枝杆菌感染的可能:①抗酸菌涂片阳性,而临床表现不能以结核解释的;②初次分离的结核杆菌即耐受多种抗结核药物者;③初治的结核病例,化疗效果极差;④患者有久治不愈、反复发作的肺结核或肺部其他感染;⑤结核病患者肺切除标本病理结果与结核病不符。

参考文献

[1] Youmans G P. Mechanisms of immunity in tuberculosis[J]. Pathobiol Annu, 1979 (9):137-162.

[2] 陶仲为. 对几种结核病的认识[J]. 中国实用内科杂志, 1994, 14(1):10-12.

[3] 苏焯. 肺部非典型分枝杆菌感染[J]. 天津医药, 1981(5):318-320.

(牟 达 楼 岑)

Case 98　结核病(1)

> **简要病史**

　　患者,男性,34岁。4个月前,发现右颈部肿物,大小为20mm×20mm,伴发热,体温最高达39.5℃,曾于当地医院行抗感染治疗,病情好转后反复发作。

> **实验室检查**

　　血常规检查:单核细胞百分比12.1%(↑)。

> **PET/CT影像**

　　PET/CT影像见图98-1～图98-5。

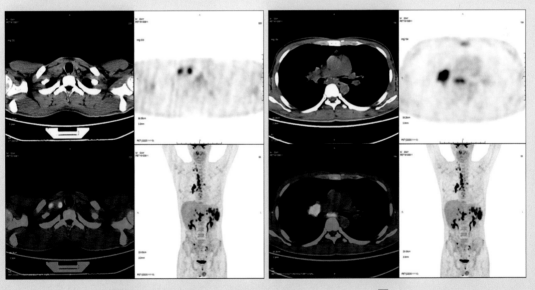

图98-1　　　　　　　　　　　　　　　　　　　图98-2

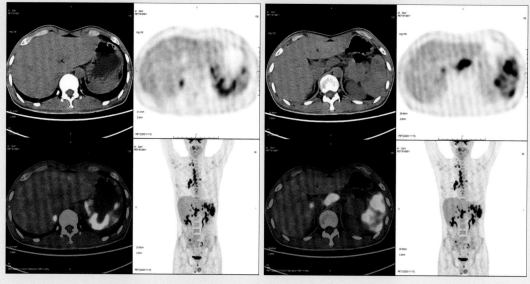

图98-3   图98-4

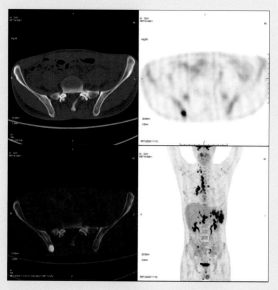

图98-5

影像解读)))) --

　　PET/CT影像示：右颈部、纵隔及右肺门多发肿大淋巴结影，SUV$_{max}$为12.1（见图98-1和图98-2）。肝右叶局限性代谢增高结节灶，SUV$_{max}$为5.8（见图98-3）。脾内多发低密度灶，代谢增高，SUV$_{max}$为8.5；肝门部肿大淋巴结伴代谢增高，SUV$_{max}$为11.4（见图98-4）。右髂骨耳状面局限性代谢增高，SUV$_{max}$为7.4，骨质未见异常破坏（见图98-5）。

最终诊断)))) ⁣——————————————————————————————————

　　行右颈部肿物切除术,病理:(颈部)淋巴结上皮样肉芽肿伴干酪样坏死,考虑结核的可能性大。

鉴别诊断)))) ⁣——————————————————————————————————

　　1. 淋巴瘤。

　　2. 结节病。

教学要点)))) ⁣——————————————————————————————————

　　机体感染结核菌,经过菌血症的亚临床期后,结核菌到达机体各个器官。肺是结核菌经血行进入的首个器官,其次是淋巴结、肾、骨、附睾等,肝、脾、胰发病的机会较少。肺外结核根据发病部位大致可分为四大类,即"膜性"结核、淋巴结结核、骨结核和脏器结核。肺外结核包括多系统、多脏器、多种类型的结核病变,PET/CT 显像阳性,极易被误诊为恶性肿瘤,特别在影像征象不典型、临床中毒症状不明显时,此时应密切结合患者的临床表现、实验室检查等,必要时仍需进一步行活检或手术病理证实。

参考文献)))) ⁣——————————————————————————————————

[1] 柳伟坤,李向东,尹吉林,等. 肺外结核 ^{18}F-FDG PET/CT 显像的诊断价值[J]. 南方医科大学学报,2013,33(7):1083 - 1086.

[2] Wang Q, Chen E, Cai Y, et al. A case report: systemic lymph node tuberculosis mimicking lymphoma on ^{18}F-FDG PET/CT[J]. Medicine(Baltimore),2016,95(9):2912.

　　　　　　　　　　　　　　　　　　　　　　　　　　　　　　　　　(任胜男)

Case 99　结核病(2)

简要病史))

　　患者,男性,73岁。40天前,在无明显诱因下出现左腰部疼痛,腰部活动受限,无头晕、头痛,无胸闷、气急,无腹胀、腹痛,至当地医院就诊,予以"针灸治疗"后疗效不佳。后来我院就诊,拟"腰痛"收住入院。既往有高血压病史10年,服用维拉帕米,自诉血压控制可;40年前,患血吸虫病,现痊愈。余既往史无殊。无烟酒史。

实验室检查))

　　血常规＋超敏CRP＋形态学:PT 16.3s,INR 1.31,FIB 5.35g/L。

　　肿瘤标志物检验:PSA 4.14ng/mL。

　　大、小便常规检查正常。

其他影像检查资料))

　　腰椎MR影像见图99-1。胸部CT影像见图99-2。

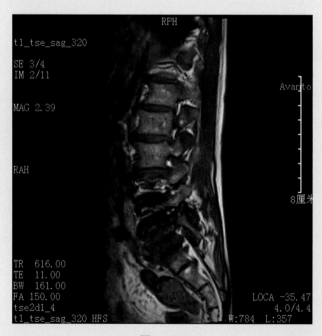

图 99-1

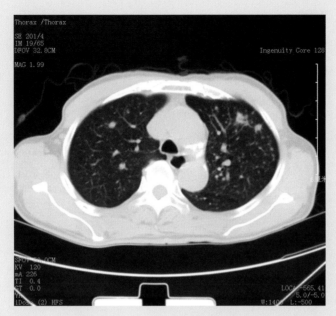

图 99 - 2

PET/CT 影像

PET/CT 影像见图 99 - 3～图 99 - 9。

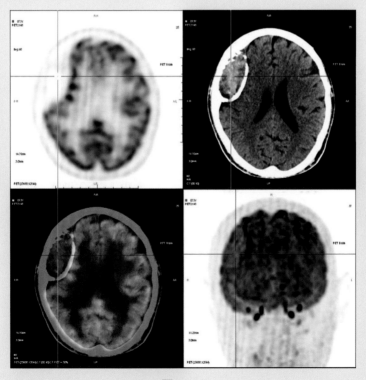

图 99 - 3

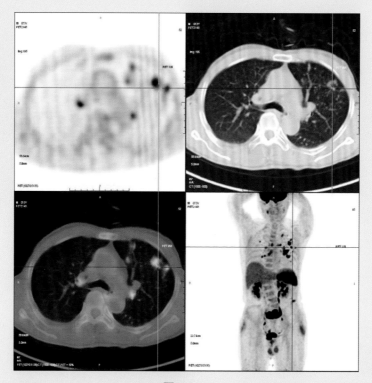

图 99 - 4

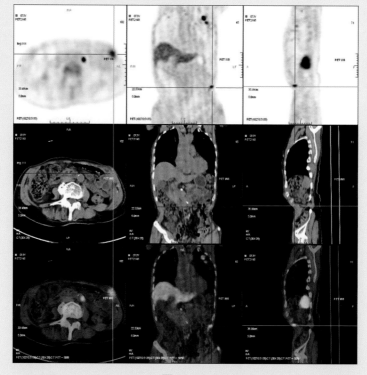

图 99 - 5

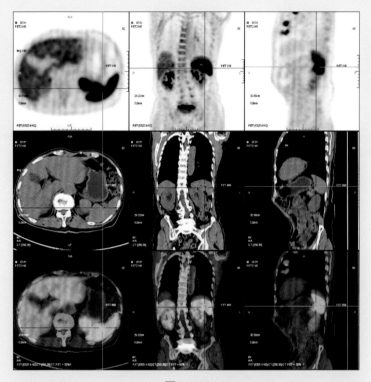

图 99 - 6

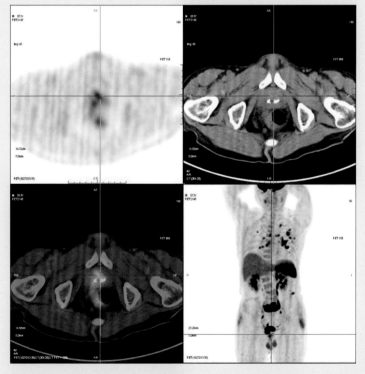

图 99 - 7

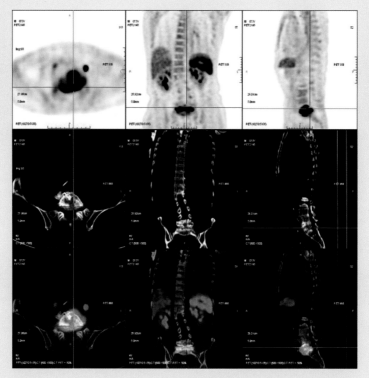

图 99 - 8

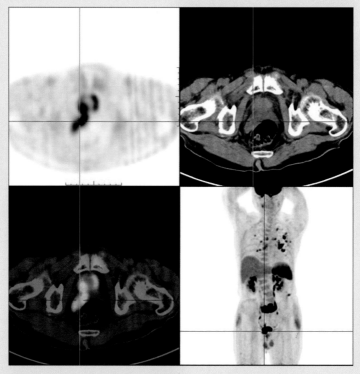

图 99 - 9

影像解读))

行腰椎MRI检查(见图99-1),示:腰椎退行性改变,考虑L₅、S₁椎体相对缘终板炎。

行胸部CT检查(见图99-2),示:两肺多发结节,转移?炎症?

PET/CT影像示:右侧额颞叶内见卵圆形混合密度占位伴邻近组织受压,大小为61mm×30mm,边缘可见环形钙化灶,其内见点状致密影(见图99-3)。两肺多发结节状、斑片状高密度影,部分放射性摄取增高,SUV_{max}为4.6(图99-4)。左侧第11肋骨见放射性摄取增高,伴周围软组织轻度肿胀,SUV_{max}为4.0(见图99-5)。脾大,弥漫性放射性摄取增高,SUV_{max}为5.2(见图99-6)。前列腺内见结节状致密影,局部放射性摄取增高,SUV_{max}为3.2(见图99-7)。L₅、S₁椎体骨质破坏,伴椎间隙狭窄及周围软组织肿胀,放射性摄取增高,SUV_{max}为16.5(见图99-8)。右侧精囊腺增大,放射性摄取增高,SUV_{max}为6.5(见图99-9)。

最终诊断))

结核杆菌T细胞免疫反应阳性,诊断为结核病。

鉴别诊断))

1. 化脓性脊柱炎。
2. 转移性脊椎肿瘤。
3. 强直性脊柱炎。

教学要点))

脊柱结核居全身骨关节结核的首位,其中以椎体结核占大多数,附件结核十分罕见。在整个脊柱中,腰椎活动度最大,腰椎结核的发生率也最高,胸椎次之,颈椎更次之,而骶、尾椎结核甚为罕见。脊柱结核起病缓慢,患者有低热、疲倦、消瘦、盗汗、食欲不振与贫血等症状。疼痛常是最先出现的症状,通常为轻微疼痛,患者在休息后症状减轻,劳累后则加重。早期疼痛不会影响患者睡眠,病程长者夜间也会有疼痛。

(姜　婷　温广华)

Case 100　胃癌颈胸部皮肤转移

简要病史 》》》

　　患者,男性,61岁。1年余前,发现背部肿块,隆起于皮肤表面,肿块质硬,活动度差,无明显红肿、疼痛,无皮肤破溃、流血和流脓,无发热、腹痛、恶心、呕吐等,未行进一步治疗。1年来,患者背部肿块呈进行性增大。患者10年前曾患胃癌,行远端胃癌根治术,术后病理:(胃幽门管)低分化腺癌,部分印戒细胞癌伴淋巴结转移性癌。余既往史无殊。有长期吸烟、饮酒习惯。

实验室检查 》》》

　　血 CEA 5.9ng/mL(0～5ng/mL);AFP、CA19-9、CA125、T-PSA、铁蛋白水平均未见异常;血常规、肝肾功能、凝血功能、大小便常规检查未见异常。

其他影像检查资料 》》》

　　B超检查见图100-1和图100-2。

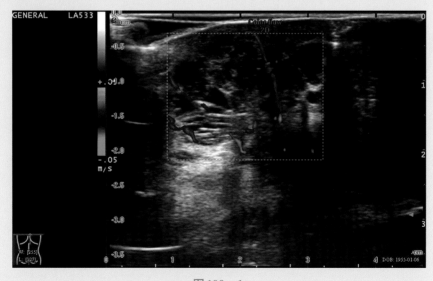

图100-1

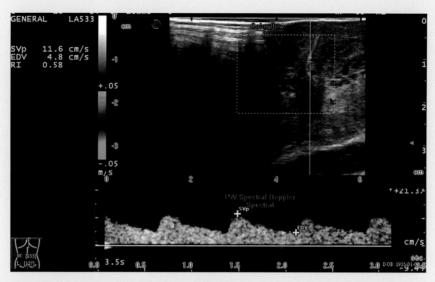

图 100 - 2

PET/CT影像 》》

PET/CT影像见图 100 - 3～图 100 - 5。

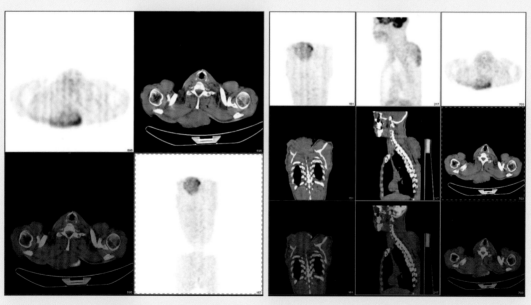

图 100 - 3   图 100 - 4

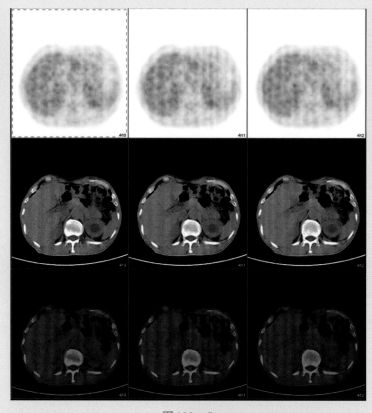

图 100 - 5

影像解读

B 超检查:背部体表包块处探及一枚低回声肿块,厚约 34mm,深部边界不清,内探及丰富的血流信号,测得动脉频谱,流速为 11.6cm/s,RI:0.58(见图 100 - 1 和图 100 - 2)。

PET/CT 影像示:下颈部至上后胸部两侧肩胛骨之间巨大软组织密度肿块影,大小为 121mm×109mm×50mm,边界较清,边缘不光整呈菜花样,密度不均;CT 平均值为 46Hu,^{18}F-FDG 代谢不均匀增高,SUV_{max} 为 4.5(见图 100 - 3 和图 100 - 4)。胃部分切除术后,残余胃腔充盈不佳,胃壁略增厚、僵硬,^{18}F-FDG 代谢轻度增高,SUV_{max} 为 3.2(见图 100 - 5)。

最终诊断

(体表肿瘤)低分化腺癌浸润或转移。结合原胃癌术后病理,诊断为胃癌皮肤转移。

鉴别诊断 〉〉〉--

1. 皮肤原发肿瘤。
2. 淋巴瘤。

教学要点 〉〉〉--

　　皮肤转移性肿瘤的发病率很低,仅为0.8%,发生率与肿瘤的原发部位和类型相关,但多数恶性程度极高。胃癌发生皮肤转移较少见,国外文献报道其发生率为5.3%,转移机制尚未研究清楚,一般转移到腹壁(包括脐部)、胸部、头部及颈部,可伴有或不伴有其他部位的转移,临床上以坚实无痛的圆形结节最为多见,可单发或多发。胃癌皮肤转移多在数年之内发生。本例患者在胃癌术后10年发生皮肤转移,较为少见。胃癌出现皮肤转移提示预后极差,并且其早期诊断有一定困难,易被误诊,主要通过皮肤病灶的病理组织学特点来提示肿瘤来源。治疗方法一般包括局部切除、放疗和化疗,具体选择取决于原发肿瘤的大小、转移灶的数量以及患者的整体状况。

　　本例患者因自身原因行PET/CT检查时,常规及延迟扫描胃均未充盈,胃壁形态及代谢显示情况不佳,且后续并未行胃镜检查,残余胃的具体情况未知。患者的皮肤病灶形态较大伴 ^{18}F-FDG 代谢增高,范围由颈部至胸部,临床表现为单发、无痛、凸出于皮肤表面的肿块,且有胃癌病史,因此在进行影像学诊断时须给予重视,为临床下一步诊治提供相关指导。

参考文献 〉〉〉--

[1] Krathen R A, Orengo I F, Rosen T. Cutaneous metastasis: a meta-analysis of data[J]. South Med J, 2003, 96(2): 164 - 167.

[2] Lookingbill D P, Spangler N, Helm K F. Cutaneous metastases in patients with metastatic carcinoma: a retrospective study of 4020 patients [J]. J Am Acad Dermatol, 1993, 29(2 Pt 1): 228 - 236.

[3] 陶瑞雨,余稳稳,李正凯,等. 胃癌皮肤转移2例[J]. 中国现代普通外科进展, 2016, 19(4): 334 - 336.

[4] 刘安,谭升顺,张江安,等. 胃癌皮肤转移1例[J]. 临床皮肤科杂志, 2003, 32 (12): 730.

（赵　欣　赵　葵）

Case 101　蕈样肉芽肿

简要病史))) ----------------------------------

　　患者，女性，42岁。全身弥漫性红斑伴剧烈瘙痒2年，多发斑块、肉芽肿样肿物半年。曾予以中药、激素治疗，病情无好转。查体：双侧耳前、颈前、颈后、腋窝、腹股沟可触及多发淋巴结肿大，黄豆至蚕豆大小，边界清，质稍硬，活动度可，无压痛。心、肺、腹部查体无殊。头面部、躯干、四肢见广泛浸润性红斑，表面覆糠秕状鳞屑，部分红斑间见毛细血管扩张、色素沉着或色素脱失斑，呈皮肤异色症样改变。在胸腹部红斑基础上见散在大小不一的斑块、肉芽肿样肿物，呈圆形或类圆形，部分中央可见糜烂渗出、坏死结痂。头皮多发大小不一结节、肿块，大者为30mm×30mm，质稍硬，边缘尚清，呈肤色或红色，表面粗糙，部分糜烂渗出、结痂。双下肢红斑表面见抓痕。

实验室检查))) ----------------------------------

　　LDH 286U/L(71～231U/L)(↑)，CA125 141.5μg/L(0～35.0μg/L)(↑)。血白细胞总数 19.61×10⁹/L(3.50×10⁹/L～9.50×10⁹/L)(↑)，淋巴细胞绝对值6.0×10⁹/L(1.1×10⁹/L～3.2×10⁹/L)(↑)，中性粒细胞绝对值9.14×10⁹/L(1.80×10⁹/L～6.30×10⁹/L)(↑)。

PET/CT影像))) ----------------------------------

　　PET/CT影像见图101-1～图101-9。

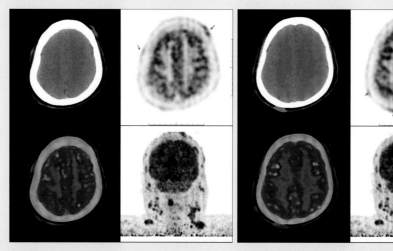

图101-1　　　　　　　　　　　　　图101-2

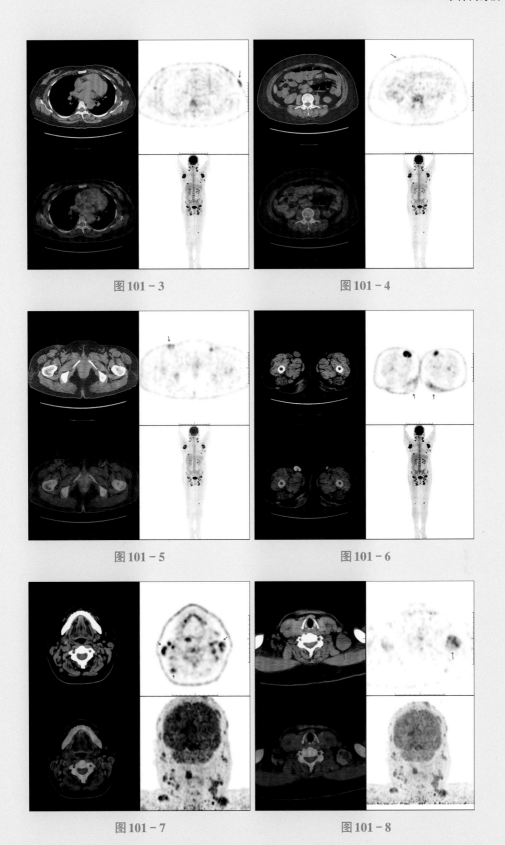

图 101 - 3 图 101 - 4

图 101 - 5 图 101 - 6

图 101 - 7 图 101 - 8

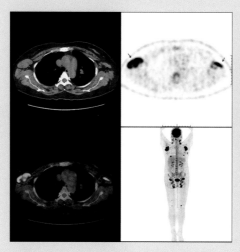

图 101 - 9

影像解读

PET/CT影像示:头部(见图101-1和图101-2)、左侧胸壁(见图101-3)皮肤见多个结节状突起,较大者为23mm×16mm,可见放射性浓聚,SUV_{max}为5.7(头部)。全身皮肤(见图101-4和图101-5)弥漫性放射性摄取增高,SUV_{max}为3.2(见图101-6)。双侧腮腺区、双侧枕后、双侧颈部Ⅰ～Ⅴ区(见图101-7和图101-8)、双侧腋窝(见图101-9)、前胸壁、左侧背部皮下、腹腔右侧、双侧髂血管旁、双侧腹股沟、双侧大腿肌间隙、双侧腘窝见多个肿大淋巴结,部分淋巴结融合成团,较大者为57mm×29mm(右侧腋窝),可见放射性浓聚,SUV_{max}为14.2(右侧腋窝)。

最终诊断

(左胸部皮肤肿物、腹部红斑)送检皮肤组织,镜下见中等大淋巴细胞样细胞片状分布,细胞有异型性,核圆形或不规则形,部分呈脑回样,可见核分裂,细胞浸润表皮、真皮及皮下脂肪层,表皮内偶见Pautrier微脓肿,符合T细胞淋巴瘤,结合临床考虑蕈样肉芽肿(GF)。

免疫组化:①CD3(弥漫,+),CD45RO(弥漫,+),CD20(散在少许,+),CD79a(散在少许,+),CD4(弥漫,+),CD5(弥漫,+),CD7(散在少量,+),CD8(散在少量,+),CD30(散在,+),ALK-1(-),CD56(-),Ki-67(45%+);②CD3(弥漫,+),CD20(散在个别,+)。

鉴别诊断))) --

1. 皮下脂膜炎样 T 细胞淋巴瘤。
2. 皮肤恶性黑色素瘤。

教学要点))) --

GF 是一种原发于皮肤淋巴网状系统的特殊类型淋巴瘤,是以皮肤损害为突出表现的恶性 T 细胞淋巴瘤,与真菌无关。目前认为,GF 是一种恶性辅助性 T 细胞疾病,常始于皮肤,而后累及骨髓、血液淋巴细胞、淋巴结和内脏器官,并发展为全身性疾病,表现为全身皮肤瘙痒,进而发展为剥脱性红皮病,即 Sézary 综合征(SS)。

本病在发病初有一个自然过程,病情发展缓慢,往往在出现非特异性皮疹数年后才能确诊。根据皮肤病变形态,GF 可分为 3 期。①非特异性期:病史可由数月达数年之久,瘙痒持续存在,皮肤病变可散在分布于全身,以四肢为主,很像牛皮癣、玫瑰糠疹或固定药疹,病变部位皮肤多为湿疹样边界清晰的红斑。②浸润期:皮肤形成不规则、边界清晰的斑块,此期病理改变具有诊断价值,镜下除可见真皮浅层有多种细胞浸润外,可见 GF 细胞。③肿瘤期:皮肤出现肿块,隆起于皮肤,表面可形成溃疡,并累及淋巴结和侵犯内脏。

GF 临床少见,其每年的发病率约为 0.36/10 万,该病可以任何一期表现为首发症状,也可各期临床表现同时出现,早期极难确诊,有些患者只有皮肤瘙痒或仅有湿疹表现,反复取材活检多报告为"慢性炎症",常因确诊延误而影响预后。本病晚期侵犯淋巴结及内脏器官,常易被误诊为皮肤科疾病。PET/CT 可见临床早期病灶对 ^{18}F-FDG 轻微摄取,可用于病灶定位及指导病理活检;进展期,在病灶可见明显浓聚 ^{18}F-FDG。目前,对 GF 的治疗主要采取局部治疗、全身化疗及免疫疗法。GF 患者的免疫功能低下,故感染常为本病患者的死亡原因之一。

参考文献))) --

[1] Xu L, Pang H, Zhu J, et al. Mycosis fungoides staged by ^{18}F-flurodeoxyglucose positron emission tomography/computed tomography: case report and review of literature[J]. Medicine(Baltimore),2016,95(45):e5044.

[2] 夏大文,卢爱萍. 特殊类型非霍奇金恶性淋巴瘤——蕈样霉菌病五例报告[J]. 白求恩医科大学学报,1999,25(5):664.

(程木华　谢良骏)

Case 102　弥漫大B细胞淋巴瘤

简要病史

患者,女性,60岁。上腹胀伴纳差、体重下降2个月余。患者精神软,有胸闷不适感,无尿频、尿急,无尿痛,无血尿、黑便,无腹痛,无发热,无恶心、呕吐等。既往有卵巢囊肿切除史、子宫肌瘤病史;余既往史无殊。50岁绝经。

实验室检查

血生化:总蛋白57.1g/L(65.0～85.0g/L),白蛋白25.4g/L(40.0～55.0g/L),球蛋白31.7g/L(20.0～40.0g/L),白蛋白/球蛋白为0.80(1.20～2.40)。

谷丙转氨酶73.6U/L(7.0～40.0U/L),谷草转氨酶109.2U/L(13.0～35.0U/L),碱性磷酸酶205.0U/L(35.0～135.0U/L),乳酸脱氢酶2906.0U/L(100.0～248.0U/L)。

肿瘤各项指标无异常。

其他影像检查资料

超声检查:肝大、脾大。

PET/CT影像

PET/CT影像见图102-1～图102-4。

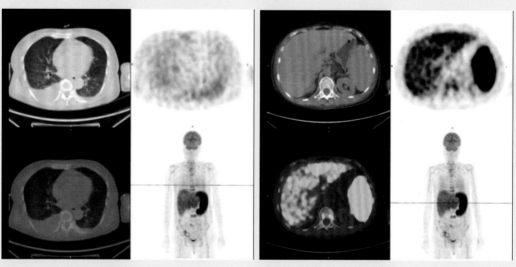

图102-1　　　　　　　　　　　　　　　图102-2

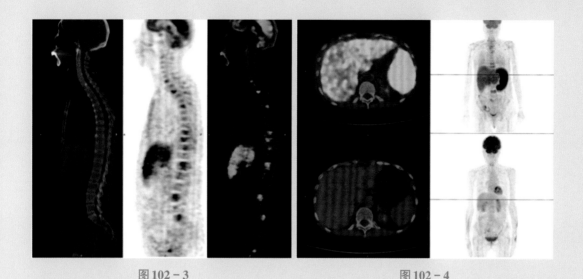

图 102 - 3　　　　　　　　　　　　图 102 - 4

影像解读 》》

PET/CT 影像示:双肺弥漫性间质性病变,^{18}F-FDG 摄取增高,SUV$_{max}$为 12(见图 102 - 1)。肝大、脾大,^{18}F-FDG 摄取明显增高,SUV$_{max}$为 13.4(见图 102 - 2)。脊柱多发椎体 ^{18}F-FDG 摄取增高,SUV$_{max}$为 5.5(见图 102 - 3)。治疗 4 个月后复查,病灶明显吸收(见图 102 - 4)。

最终诊断 》》

行骨髓穿刺术,病理诊断:弥漫大 B 细胞淋巴瘤。

鉴别诊断 》》

1. 血液系统疾病(白血病、传染性单核细胞增多症等)。
2. 转移瘤。

教学要点 》》

弥漫大 B 细胞淋巴瘤是非霍奇金淋巴瘤(NHL)中最常见的类型,几乎占所有病例的 1/3,且可以原发淋巴结或原发淋巴结外病变起病。50% 以上的患者在诊断时有结外病变侵犯。该病可涉及任何器官,最常见的结外病变部位为胃肠道和骨髓,各占 15%～20%。该病也可发生于任何年龄层,高峰年龄为 50～70 岁,男性稍多于女性。弥漫大 B 细胞淋巴瘤的诊断需要根据血液病理学活检报告和 B 细胞免疫表型确定。

(黄　佳　郑　勇)

Case 103　乳腺外 Paget 病

简要病史

　　患者,女性,65 岁。20 余年前,在无明显诱因下发现右腹股沟红斑,红斑大小约为 2cm×2cm,在红斑基础上可见鳞屑伴瘙痒,患者自行外搽复方醋酸地塞米松乳膏后未见好转。10 年前,右腹股沟红斑逐渐增大,大小约为 5cm×5cm,患者到某皮肤研究所就诊,考虑皮炎,予以曲安奈德益康唑乳膏外搽,瘙痒可缓解,但红斑继续增大。查体:右下腹、右腹股沟、会阴可见数个红斑,大小不等,2cm×2cm 至 13cm×12cm,形状不规则,在红斑基础上可见鳞屑。在右腹股沟红斑基础上可见糜烂、鳞屑,局部皮温升高。

实验室检查

　　ESR 44.0mm/h(0~20mm/h)(↑),CA125 103.0μg/L(0~35μg/L)(↑),CEA 9.1μg/L(0~5.0μg/L)(↑)。

　　皮屑镜检未见可疑真菌,梅毒不加热血清反应试验阴性。

PET/CT 影像

　　PET/CT 影像见图 103 - 1~图 103 - 5。

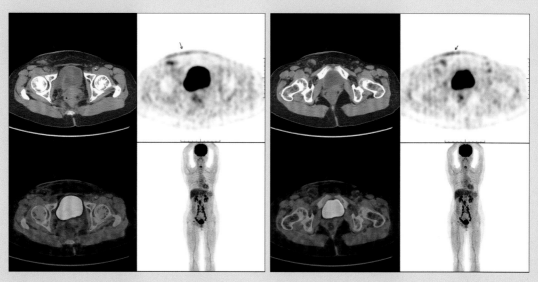

图 103 - 1　　　　　　　　　　　　　　　图 103 - 2

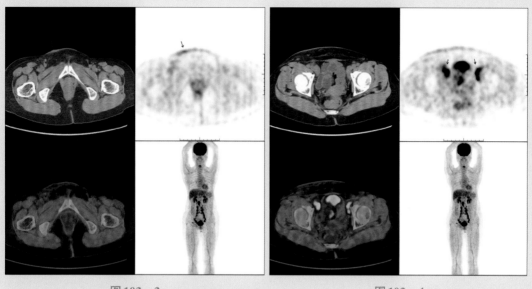

图 103 - 3　　　　　　　　　　　　图 103 - 4

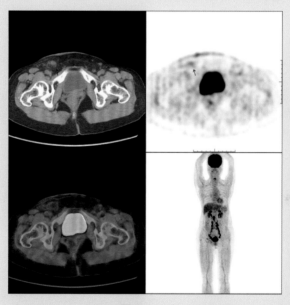

图 103 - 5

影像解读 》》〉 --

　　PET/CT 影像示：右侧下腹部（见图 103 - 1）、右侧腹股沟（见图 103 - 2）、阴阜部（见图 103 - 3）皮肤增厚，最厚处约 7mm，可见放射性浓聚，SUV_{max} 为 2.3，皮下脂肪间隙模糊。双侧髂血管旁及腹股沟见多个肿大淋巴结影（见图 103 - 4 和图 103 - 5），密度欠均匀，部分淋巴结融合，较大者为 21mm×15mm，可见放射性浓聚，SUV_{max} 为 6.1。

最终诊断 》》》

免疫组化：①CK7（＋），CK20（－），CEA（＋），P63（－），HER-2（＋），Ki-67（约20％＋），GCDFP-15（个别细胞，＋），ER（－），PR（－），Mammaglobin（－）；②HER-2 FISH 阴性。

（阴阜肿物）形态学结合免疫组化结果，符合乳房外 Paget 病的诊断。

鉴别诊断 》》》

1. 湿疹。
2. 慢性接触性皮炎。
3. 汗腺癌。
4. Bowen 病。

教学要点 》》》

Paget 病（Paget's disease），又名湿疹样癌（eczematoid carcinoma），病因未明，组织病理以表皮内有大而淡染的异常细胞（Paget 细胞）为特点，临床上表现为湿疹样皮损。乳房外 Paget 病（PMED）为 Paget 病的一种，以女性为多，常累及女阴、阴囊、会阴、肛周等，亦见于阴部以外的泌汗腺区（如腋窝等）。PMED 皮损与乳房 Paget 病相似，但面积更大，呈界限清晰的红色斑片或板块，表面呈湿疹样，常伴糜烂、渗出或结痂，有痛痒感。对 PMED 应进行广泛深切除，以免复发。

参考文献 》》》

［1］ 张学军. 皮肤性病学［M］. 7版. 北京：人民卫生出版社，2008.

（程木华　谢良骏）

Case 104　恶性黑色素瘤

简要病史))) ──────────────────────────

　　患者,女性,49岁。2周前,在无明显诱因下出现头痛,以右顶部为著,头痛逐渐加剧,无耳聋、耳鸣,无恶心、呕吐,无发热等不适。既往体健,无吸烟、饮酒史。

实验室检查))) ──────────────────────────

　　AFP、CEA、CA125、CA19-9、CA15-3水平均在正常范围内;血常规、血生化检查未见明显异常。

其他影像检查资料))) ──────────────────────────

　　MR影像见图104-1。

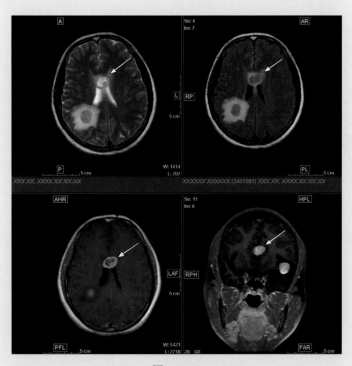

图104-1

PET/CT 影像

PET/CT 影像见图 104 – 2～图 104 – 4。

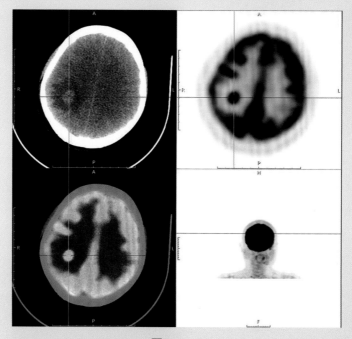

图 104 – 2

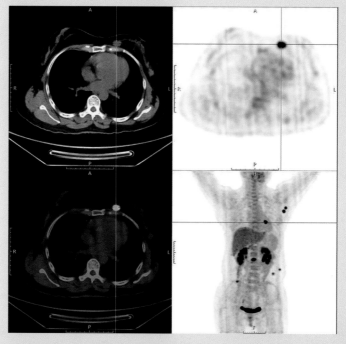

图 104 – 3

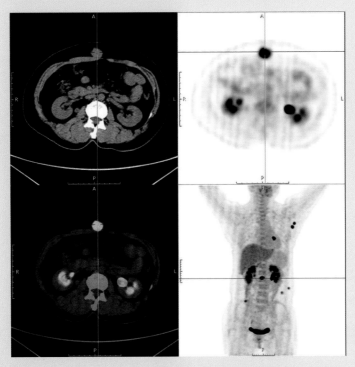

图 104 - 4

影像解读))) --

　　头颅 MRI T_1WI 影像（见图 104 - 1）示：胼胝体体部、右顶叶及左颞叶类圆形高信号结节，T_2WI 呈稍低信号，周围可见水肿带。

　　PET/CT 影像示：脑内多发类圆形高密度结节影，周围可见水肿带，^{18}F-FDG 代谢增高，SUV_{max} 为 14（见图 104 - 2）；左侧乳腺、腋窝、前腹壁、左腰部、右臀上部皮下多发结节影，^{18}F-FDG 代谢增高，SUV_{max} 为 12.6（见图 104 - 3 和图 104 - 4）。

最终诊断))) --

　　行左乳穿刺术，病理诊断：恶性黑色素瘤（见图 104 - 5）。

　　免疫组化：C-erbB-2(0)，ER(-)，GCDFP-15(-)，Ki-67(30%+)，P120(+)，PR(-)，HMB45(+)，S-100(+)。

　　追问病史得知该患者头部有黑斑，但 PET/CT 检查未见头皮有高代谢区。

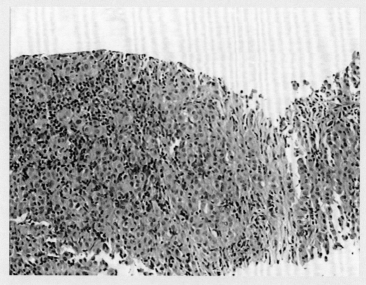

图104－5

鉴别诊断)))

1. 淋巴瘤。
2. 左侧乳腺癌伴转移。

教学要点)))

恶性黑色素瘤是一种高度恶性的黑色素细胞肿瘤,占全身恶性肿瘤的1%～3%,主要发生在皮肤、消化系统和生殖系统黏膜、眼球脉络膜等处。恶性黑色素瘤的发生部位广泛,早期区域淋巴结转移是恶性黑色素瘤最常见的表现,晚期经血流扩散至肺、肝、骨、脑等器官。治疗上以手术为主,对放疗、化疗不敏感,预后差,5年生存率低于10%。目前,我国恶性黑色素瘤的发生率较低,人们对其没有足够的认识,对长期存在且渐渐生长的黑痣、黑斑未予以重视,多采取激光或手术切除等措施,未对病变组织进行规范活检确定其病变类型。

参考文献)))

[1] 谢阳云,陈梅福,李国光.肝脏原发恶性黑色素瘤1例[J].世界华人消化杂志,2015,23(36):5903－5906.

（王　玎　耿才正　张　杰）

Case 105　朗格汉斯细胞组织细胞增生症多系统累及

简要病史)))

患者,男性,27岁。10个多月前,在无明显诱因下出现上腹部持续胀痛,以肝区痛为主,无放射痛,后自行缓解,无呕吐、反酸、腹泻、便血等症状。后在我院行CT检查,提示:肝弥漫性病灶。肝功能、甲状腺功能及其他肿瘤指标均无异常。甲状腺B超示:两侧甲状腺结节,性质待定。9个月前,于复旦大学附属华东医院行PET/CT检查,示:肝脏、甲状腺、纵隔、胃窦部^{18}F-FDG代谢异常增高,不能排除恶性病。同月,在上海交通大学附属瑞金医院行肝脏穿刺,病理无特殊异常发现。期间,患者无发热、盗汗、消瘦,未给予特殊治疗。1个月前,患者开始出现尾骶部疼痛,于我院行PET/CT检查。既往体健。

实验室检查)))

碱性磷酸酶568U/L(53～128U/L),丙氨酸氨基转移酶119U/L(5～55U/L),天冬氨酸氨基转移酶95U/L(5～60U/L)。各肿瘤标志物检查及余实验室检查均无异常。

其他影像检查资料)))

MR影像见图105-1和图105-2。

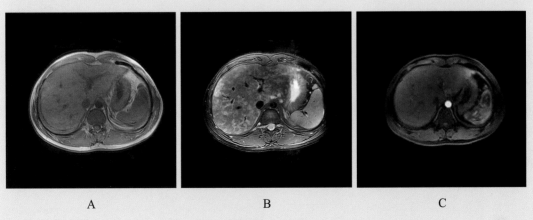

A　　　　　　　　　　B　　　　　　　　　　C

图105-1(1)

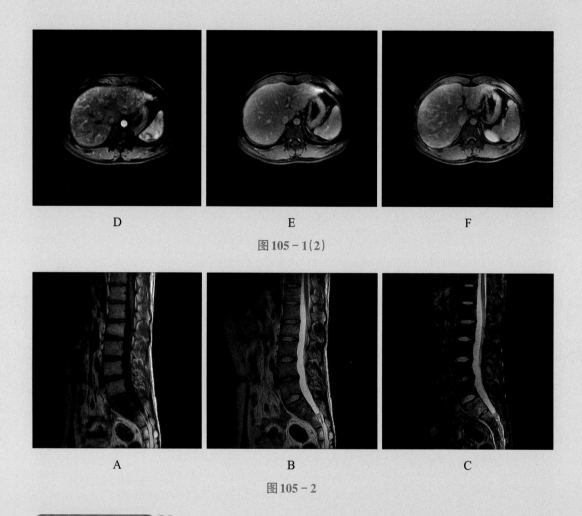

图 105 - 1(2)

图 105 - 2

PET/CT影像

PET/CT影像见图105-3～图105-7。

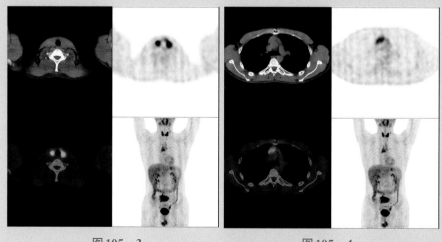

图 105 - 3   图 105 - 4

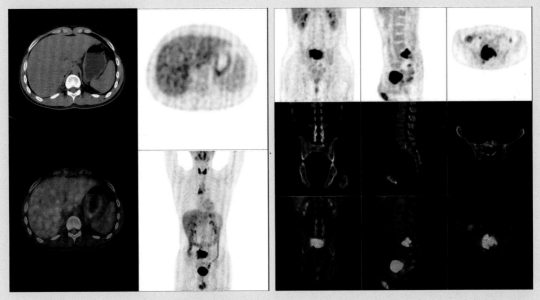

图 105 - 5　　　　　　　　　　　　图 105 - 6

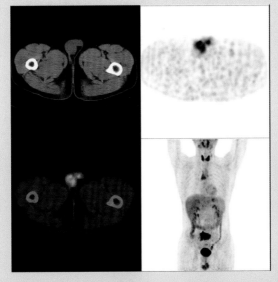

图 105 - 7

影像解读 》》 --------

　　肝脏MR平扫及增强影像示:肝内弥漫斑片、结节状异常信号影,T_1WI呈等、低信号(见图 105 - 1A);T_2WI呈高信号,部分呈靶样改变(见图 105 - 1B);增强后,动脉晚期病灶呈结节样、环状明显强化(见图 105 - 1C 和 D);门脉期呈相对等信号(见图 105 - 1E);延迟期仍见持续强化(见图 105 - 1F)。

　　腰骶椎MR影像示:S_1、S_2椎体骨质信号异常,T_1WI呈低信号(见图 105 - 2A),

T₂WI呈等信号(见图105-2B),STIR高信号改变(见图105-2C)。

PET/CT影像示:两叶甲状腺腺体密度弥漫性减低,放射性分布呈弥漫性浓聚,SUV$_{max}$为7.2(见图105-3);前上纵隔内见团块状软组织密度影,大小为17mm×51mm×55mm,与邻近大血管分界较清晰,其内放射性摄取异常增高,SUV$_{max}$为4.5(见图105-4);肝实质内见多发斑片及片状密度减低影,边界不清,肝内放射性分布不均匀性轻度浓聚(见图105-5);S₁、S₂椎体及其右侧附件可见骨质吸收破坏,放射性摄取显著浓聚,SUV$_{max}$为10.7(见图105-6);两侧阴囊内睾丸及附睾区放射性摄取不均匀性增高,SUV$_{max}$为4.9(见图105-7)。

最终诊断

临床诊断:朗格汉斯细胞组织细胞增生症多系统累及(累及肝脏、骨骼、甲状腺、纵隔、睾丸)。

甲状腺穿刺:甲状腺朗格汉斯细胞组织细胞增生症。

骶骨穿刺骨组织:骨髓纤维组织增生伴嗜酸性粒细胞及小淋巴细胞浸润,并可见多灶状小片的异型细胞浸润,细胞胞质较丰富,粉染至空亮,核圆形、卵圆形或略不规则,可见核沟及核分裂象。

病理诊断:朗格汉斯细胞组织细胞增生症(见图105-8)。

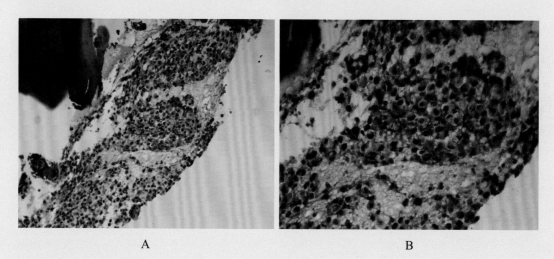

A   B

图105-8

鉴别诊断

1. 恶性肿瘤性病变。

2. IgG₄相关性疾病。

教学要点

朗格汉斯细胞组织细胞增生症(LCH)是一种临床罕见病,以朗格汉斯细胞大量增殖、浸润为主要病理学特点。国际组织细胞协会于1987年将其统一命名为LCH。LCH确诊主要依赖于组织学和免疫组织化学检查。病变细胞具有特征性朗格汉斯细胞形态及CD1a、CD207染色阳性,或电子显微镜下显示细胞内Birbeck颗粒。根据病变范围,LCH分为两大临床类型。①单系统LCH:可进一步分为单部位型和多部位型;②多系统LCH:指2个或2个以上器官和系统受累,可累及肺、骨骼、皮肤、垂体、淋巴结及其他多种组织、器官。由于其生物学行为与恶性肿瘤相似且能累及多器官系统,因此在治疗前进行正确的评估尤其分期评估尤为重要。PET/CT较传统影像对LCH诊断的灵敏度、特异度较高,尤其在全身病灶的检测、疾病分期以及治疗后评估等方面,PET/CT能提供更多有价值的信息。但亦有学者认为,骨骼小的溶骨性病灶由于代谢不活跃,PET/CT难以检测,需结合临床及相关检查才能作出诊断。本例患者骨质破坏范围相对较大,通过CT形态与^{18}F-FDG代谢情况均难以与恶性肿瘤相鉴别,但该患者年龄较小,并伴有甲状腺、肝脏、睾丸等多系统高代谢灶,且其代谢形态亦有别于恶性肿瘤,故应考虑LCH多系统累及的可能。

参考文献

[1] Zhou W, Wu H, Han Y, et al. Preliminary study on the evaluation of Langerhans cell histiocytosis using ^{18}F-fluoro-deoxy-glucose PET/CT[J]. Chin Med J(Engl), 2014, 127(13):2458－2462.

[2] Mueller W P, Melzer H I, Schmid I, et al. The diagnostic value of ^{18}F-FDG PET and MRI in paediatric histiocytosis[J]. Eur J Nucl Med Mol Imaging, 2013, 40(3): 356－363.

[3] Baumgartner I, von Hochstetter A, Baumert B, et al. Langerhans' cell histiocytosis in adults[J]. Med Pediatr Oncol, 1997, 28(1):9－14.

[4] Osband M E, Histiocytosis X. Langerhans' cell histiocytosis[J]. Hematol Oncol Clin North Am, 1987, 1(4):737－751.

(唐　坤　郑祥武　殷薇薇　林　洁)

Case 106　肝肺综合征

简要病史 》》》

患者,男性,25岁。气急半年。半年余前,患者爬3层楼后出现气急,伴恶心、呕吐,呕吐物为胃内容物,至当地医院住院治疗。血常规检查示白细胞升高,以中性粒细胞升高为主,生化示胆红素水平升高,凝血功能差。给予吸氧,恩替卡韦抗乙肝病毒,呋塞米注射液、螺内酯片利尿等对症处理,症状稍有好转。既往有乙肝病史20余年。

实验室检查 》》》

PaO_2 56.9mmHg,$PaCO_2$ 28mmHg,血氧饱和度88.3%。

其他影像检查资料 》》》

胸片:两肺纹理增多。胸部CT检查:双侧胸腔积液,右侧明显,肺组织压缩实变。腹部超声检查:弥漫性肝病,腹腔积液,脾大。

SPECT影像 》》》

SPECT影像见图106－1和图106－2。

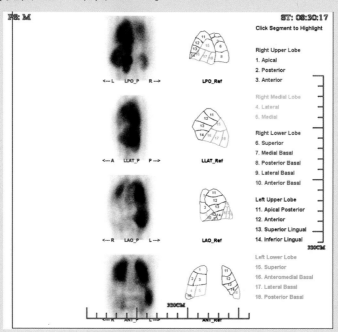

图106－1

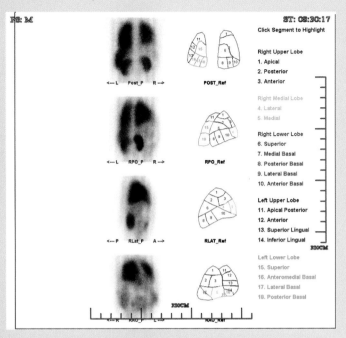

图 106 - 2

影像解读)))

SPECT 影像(见图 106 - 1 和图 106 - 2)示:除双肺显影外,亦可见脾及双肾显影。

最终诊断)))

最终诊断为肝肺综合征。

鉴别诊断)))

由其他原因引起的肺内分流。

教学要点)))

肝肺综合征(HPS)是指在无明显的肺脏疾患时继发于肝脏疾病的低氧血症,即以肝病、肺气泡-动脉血氧分压差上升、肺内血管扩张为三大主症的综合征。HPS 具有肝脏疾病的临床表现,如腹水、消化道出血、肝功能异常、肝大、脾大、门脉高压,以及低氧血症的临床表现,如呼吸困难等,故需通过血气分析及影像学检查来确诊。

在核医学显像中,正常的肺血流灌注双肾不常规显影。当肺内血管出现分流时,被标记的大分子聚合白蛋白则漏出肺毛细血管,随血液循环进入全身其他器官。本例患者因 HPS 引起肺血管分流,出现双肾及脾等显影。

参考文献))

［1］ 苏明华.肝肺综合征的研究进展［J］.广西医学,2001,23(4):829-831.

［2］ Tumgor G. Cirrhosis and hepatopulmonary syndrome［J］. World J Gastroenterol, 2014,20(10):2586-2594.

（翁婉雯）

缩略词表

（按英文字母顺序排序）

缩略词	英文全称	中文全称
AACT	alpha$_1$-antichymotrypsin	α$_1$-抗[胰]凝乳蛋白酶
AAH	atypical adenomatous hyperplasia	不典型腺瘤样增生
AAT	alpha$_1$-antitrypsin	α$_1$-抗胰蛋白酶
ACC	acinic cell carcinoma	腺泡细胞癌
AD	Alzheimer's disease	阿尔茨海默病
ADA	adenosine deaminase	腺苷脱氨酶
ADC	apparent diffusion coefficient	表观扩散系数
AFP	α-fetoprotein	甲胎蛋白
AIDS	acquired immune deficiency syndrome	获得性免疫缺陷综合征
AIP	autoimmune panereatitis	自身免疫性胰腺炎
ALK	anaplastic lymphoma kinase	间变性淋巴瘤激酶
ALP	alkaline phosphatase	碱性磷酸酶
AML	angiomyolipoma	血管平滑肌脂肪瘤
ANA	antinuclear antibody	抗核抗体
ANCA	anti-neutrophil cytoplasmic antibodies	抗中性粒细胞胞质抗体
ANCA	Antineutrophil cytoplasmic antibody	抗中性粒细胞胞浆抗体
ASO	antistreptolysin O	抗链球菌溶血素 O
ATP	adenosine triphosphate	腺苷三磷酸
BML	benign metastasizing leimyoma	良性转移性平滑肌瘤
CA	carbohydrate antigen	糖类抗原
cANCA	cytoplasmic anti-neutrophil cytoplasmic antibodies	胞质型抗中性粒细胞胞质抗体
CBD	corticobasal degeneration	皮质基底节变性
^{11}C-CFT	^{11}C-methyl-N-2β-carbomethoxy-3β-(4-fluorophenyl) tropane	^{11}C-甲基-N-2β-甲基酯-3β-（4-F-苯基）托烷

续表

缩略词	英文全称	中文全称
CD	Castleman' disease	Castleman 病
CDFI	color Doppler flow imaging	彩色多普勒血流显像
CDP	cytidine diphosphate	胞苷二磷酸
CEA	carcinoembryonic antigen	癌胚抗原
CgA	chromogranin A	嗜铬素 A
CK	cytokeratin	细胞角蛋白
CNS	central nervous system	中枢神经系统
^{11}C-PIB	^{11}C-Pittsburgh compound B	^{11}C-匹兹堡复合物 B
CR	calretinin	钙结合蛋白
CRP	C-reactive protein	C-反应蛋白
CT	computed tomography	计算机体层摄影
CTA	computed tomography angiography	计算机体层摄影血管造影
CTP	cytidine triphosphate	胞苷三磷酸
CTU	computed tomography urography	计算机体层摄影尿路造影
DA	dopamine	多巴胺
DAG	diglyceride,diacylglycerol	甘油二酯
DAT	dopamine transporter	多巴胺转运体
DLBD	diffuse Lewy body disease	弥漫性路易体病
DTC	differentiated thyroid cancer	分化型甲状腺癌
DTI	diffusion tensor imaging	扩散张量成像
DWI	diffusion weighted imaging	扩散加权成像
E	epinephrine	肾上腺素
ECT	emission computed tomography	发射计算机断层扫描
EF	ejection fraction	射血分数
EG	eosinophilic granuloma	嗜酸性肉芽肿
EHE	epithelioid hemangioendothelioma	上皮样血管内皮细胞瘤
EMA	epithelial membrane antigen	上皮细胞膜抗原
ER	estrogen receptor	雌激素受体

续表

缩略词	英文全称	中文全称
ET	ectopic thymoma	异位胸腺瘤
FDCS	follicular dendritic cell sarcoma	滤泡树突状细胞肉瘤
FDG	fluorodeoxyglucose	氟代脱氧葡萄糖
FIB	fibrinogen	纤维蛋白原
FISH	fluorescence in situ hybridization	荧光原位杂交
FLAIR	fluid attenuated inversion recovery	液体衰减反转恢复
FNA	fine needle aspiration	细针穿刺
FNH	focal nodular hyperplasia	局灶性结节增生
FOP	focal organizing pneumonia	局灶性机化性肺炎
F-PSA	free prostate specific antigen	游离前列腺特异性抗原
GBM	glioblastoma multiforme	多形性胶质母细胞瘤
GCDFP-15	gross cystic disease fluid protein-15	囊泡病液体蛋白15
Gd-DTPA	gadolinium diethylenetriamine penta-acetic acid	二乙烯三胺五乙酸钆
GF	granuloma fungoides	蕈样肉芽肿
GFAP	glial fibrillary acidic protein	胶质纤维酸性蛋白
GFR	glomerular filtration rate	肾小球滤过率
GIMT	gastric inflammatory myofibroblastic tumor	胃炎性肌纤维母细胞瘤
GLUT	glucose transporter	葡萄糖转运体
HCC	hepatic celluler cancer	肝细胞癌
HCG	human chorionic gonadotropin	人绒毛膜促性腺激素
HD	Hodgkin disease	霍奇金病
HIV	human immunodeficiency virus	人类免疫缺陷病毒
HL	Hodgkin lymphoma	霍奇金淋巴瘤
HPS	hepato-pulmonary syndrome	肝肺综合征
HPV	human papilloma virus	人类乳头状瘤病毒
HVCD	hyaline-vascular Castleman' disease	透明血管型Castleman病
IBC	inflammatory breast cancer	炎性乳癌

续表

缩略词	英文全称	中文全称
Ig	immunoglobulin	免疫球蛋白
IMT	inflammatory myofibroblastic tumor	炎症性肌纤维母细胞瘤
INR	international normalized ratio	国际标准化比值
IPCG	International PCNSL Collaborative Group	国际原发性中枢神经系统淋巴瘤协作组
IVP	intravenous pyelography	静脉肾盂造影
KUB	kidney ureter and bladder	泌尿系平片
LCH	Langerhans cell histocytosis	朗格汉斯细胞组织细胞增生症
LDH	lactic dehydrogenase	乳酸脱氢酶
Lip	lipid	脂质
MC	mesothelial cell	间皮细胞
MDP	methylenediphos phonate	亚甲基二膦酸盐
MF	mycosis fungoides	蕈样霉菌病
MIA	minimally invasive adenocarcinoma	微浸润性腺癌
MIBG	metaiodobenzylguanidine	间碘苄胍
MIBI	methoxyisobutylisonitrile	甲氧基异丁基异腈
MIP	maximum intensity projection	最大强度投影
MMSE	mini-mental state examination	简易智能状态检查
MN	metanephrine	间羟肾上腺素
MPO	myeloperoxidase	髓过氧物酶
MQ	memory quotient	记忆商数
MRCP	magnetic resonance cholangiopancreatography	磁共振胆胰管成像
MRI	magnetic resonance imaging	磁共振成像
MRS	magnetic resonance spectrum	磁共振波谱
MSA	multiple system atrophy	多系统萎缩
MSA	muscle specific actin	肌特异性肌动蛋白
NAA	N-acetyl-aspartate acid	氮-乙酰天冬氨酸
NAP	neutrophilic alkaline phosphatase	中性粒细胞碱性磷酸酶

续表

缩略词	英文全称	中文全称
Napsin A	noval aspartic proteinase of the pepsin family A	新天冬氨酸蛋白酶 A
NB	neuroblastoma	神经母细胞瘤
NE	norepinephrine	去甲肾上腺素
NET	neuroendocrine tumor	神经内分泌肿瘤
NHL	non-Hodgkin lymphoma	非霍奇金淋巴瘤
NL	neurolymphomatosis	神经淋巴瘤病
N-MID	N-terminal midfragment of osteocalcin	骨钙素 N-端中分子片段
NMN	normetanephrine	间羟去甲肾上腺素
NSE	neuron-specific enolase	神经元特异性烯醇化酶
NTM	nontuberculoaus mycobacteria	非结核分枝杆菌病
OP	organized pneumonia	机化性肺炎
PACC	pancreatic acinar cell carcinoma	胰腺腺泡细胞癌
pANCA	perinuclear anti-neutrophil cytoplasmic antibodies	核周型抗中性粒细胞胞质抗体
PAP	prostatic acid phosphatase	前列腺酸性磷酸酶
PCNSL	primary central nervous system lymphoma	原发性中枢神经系统淋巴瘤
PCP	pneumocystis carinii pneumonia	卡氏肺囊虫肺炎
PCR	polymerase chain reaction	聚合酶链式反应
PCT	procalcitonin	降钙素原
PD	Parkinson's disease	帕金森病
PEH	pulmonary epithelloid hemangioendothelioma	肺上皮样血管内皮瘤
PET	positron emission tomography	正电子发射断层显像
PHEO	pheochmmocytoma	嗜铬细胞瘤
PICP	carboxyl-terminal propeptide of type I procollagen	I 型胶原羧基端前肽
PMED	extramammary Paget disease	乳房外 Paget 病
PNET	pancreatic neuroendocrine tumor	胰腺神经内分泌肿瘤
PNFA	progressive non-fluent aphasia	进行性非流利性失语

续表

缩略词	英文全称	中文全称
POLMS	primary ovarian leiomyosarcoma	原发性卵巢平滑肌肉瘤
PPA	primary progressive aphasia	原发性进行性失语症
PPD	purified protein derivative	纯蛋白衍生物
PR	progesterone receptor	孕激素受体
PR3-ANCA	proteinase 3 anti-neutrophil cytoplasmic antibodies	蛋白酶3-抗中性粒细胞胞质抗体
PSA	prostate specific antigen	前列腺特异性抗原
PSP	progressive superanuclear palsy	进行性核上性麻痹
PT	prothrombin time	凝血酶原时间
PTH	parathyroid hormone	甲状旁腺激素
PWI	perfusion weighted imaging	灌注加权成像
ROI	region of interest	感兴趣区
SANT	sclerosing angiomatoid nodular transformation	脾硬化性血管瘤样结节性转化
SCC	squamous cell carcinoma	鳞状细胞癌相关抗原
SFT	solitray fibrous tumor	孤立性纤维性肿瘤
SND	striatal degeneration of substantia nigra	纹状体黑质变性
SPECT	single photon emission computed tomography	单光子发射计算机断层扫描
SS	Sézary's syndrome	Sézary 综合征
STIR	short time inversion recovery	短时间反转恢复序列
SUV	standard uptake value	标准化摄取值
Syn	synap-tophysin	突触素
T_1WI	T_1 weighted imaging	T_1加权成像
T_2WI	T_2 weighted imaging	T_2加权成像
T_3	triiodothyronine	三碘甲腺原氨酸
TB	tuberculosis	结核病
TCT	thinprep cytologic test	液基细胞学检查
TE	toxoplasma encephalitis	弓形体脑病

缩略词	英文全称	中文全称
TG	thyroglobulin	甲状腺球蛋白
TI-RADS	thyroid imaging reporting and data system	甲状腺影像报告与数据系统
TPPA	treponema pallidum particle assay	梅毒螺旋体明胶凝集试验
T-PSA	total prostate specific antigen	总前列腺特异性抗原
TRUST	toluidine red unheated serum test	梅毒甲苯胺红不加热血清试验
TSH	thyroid-stimulating hormone	促甲状腺素
T-SPOT	T cells spot test	T细胞斑点试验
TTF-1	thyroid transcriprion factor-1	甲状腺转录因子1
VATS	video-assisted thoracoscopic surgery	电视胸腔镜手术
VCA	virus capsid antigens	病毒壳抗原
VMA	vanillylmandelic acid	香草扁桃酸
WHO	World Health Organization	世界卫生组织
β-CTX	β isomer of the C-terminal telopeptide of type Ⅰ collagen	Ⅰ型胶原羧基端肽β特殊序列